KB179896

요가수업

요가 수업

건강하고 평화로운 삶을 위한
30일의 요가 여행

키노 맥그레거 지음
이보미, 김윤 옮김 | 홍승준 감수

침묵의 향기

이 책을 모든 진지한 요가 수련생에게 바칩니다. 나는 요가를 믿습니다. 하지만 그보다 더 중요하게는, 여러분을 믿습니다. 여러분은 요기(yogi, 요가 수행자)들의 세대이며 세상을 변화시키고 있습니다. 여러분이 없었다면 이 책은 세상에 나오지 못했을 것입니다.

가장 친한 친구이자, 인스타그램 요가 도전을 함께 즐기는 동료이며, 사람들에게 '비치 요가 걸(Beach Yoga Girl)'로 알려져 있는 케리 버나에게 특별한 감사를 전합니다. 케리, 당신은 진정한 요가 수행자예요.

세상의 어느 곳, 어느 상황이라도 아름다워 보이게 만드는 탁월한 사진작가이자 동영상 제작자인 아가트 파도바니에게 감사를 전합니다. 이 책의 모든 사진은 그녀의 비범한 눈으로 아름다움을 포착해 낸 결과물입니다.

두 분의 스승인 스리 파타비 조이스와 그분의 손자 샤랏 조이스는 아무리 감사해도 모자랄 은혜를 내게 주셨습니다. 그분들이 없었다면 수련을 계속할 힘을 얻지 못했을 것입니다. 산스크리트 어에 관해 자문해 주신 아제이 토카스에게도 특별한 감사를 전합니다.

남편 팀 펠드만에게 늘 감사합니다. 그는 이 성취욕 강하고 물구나무서기를 사랑하는 작은 정력가를 흔들림 없이 사랑하는 기적을 보여 주었습니다. 엄마가 없었다면 나는 아마 길을 잃었을 것입니다. 엄마의 한없는 에너지와 현명한 시각, 유머 감각은 내가 힘든 일을 겪을 때마다 늘 빛을 발합니다. 아빠를 존경합니다. 난초들과 도베르만들을 돌보던 가슴 따뜻한 아빠는 평생 나에게 사랑을 주기만 하셨습니다. 벌써 그리운 아빠, 우주보다 더 많이 사랑해요.

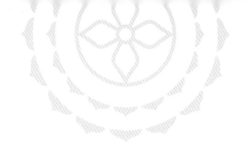

목 차

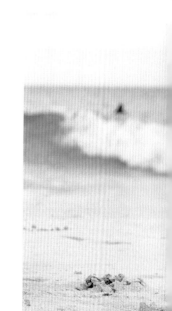

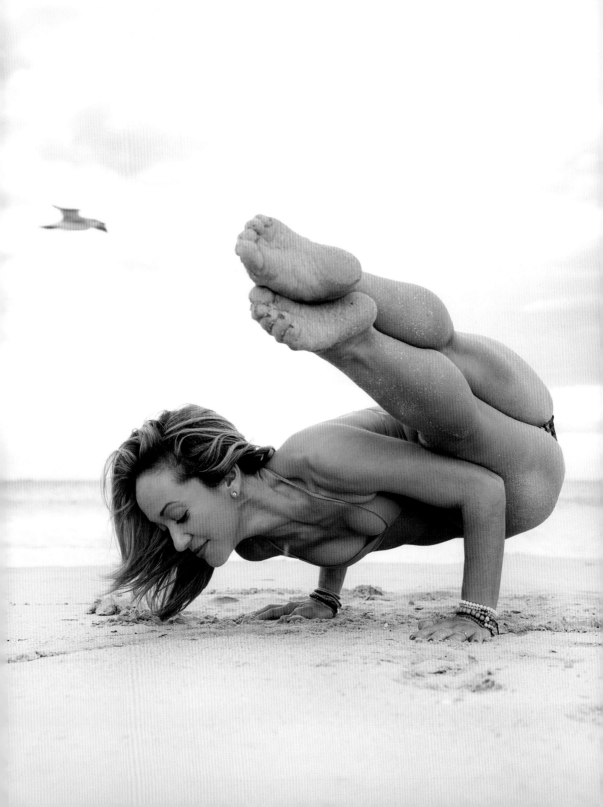

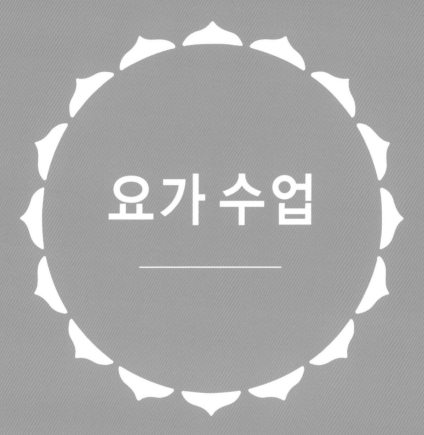

요가 수업

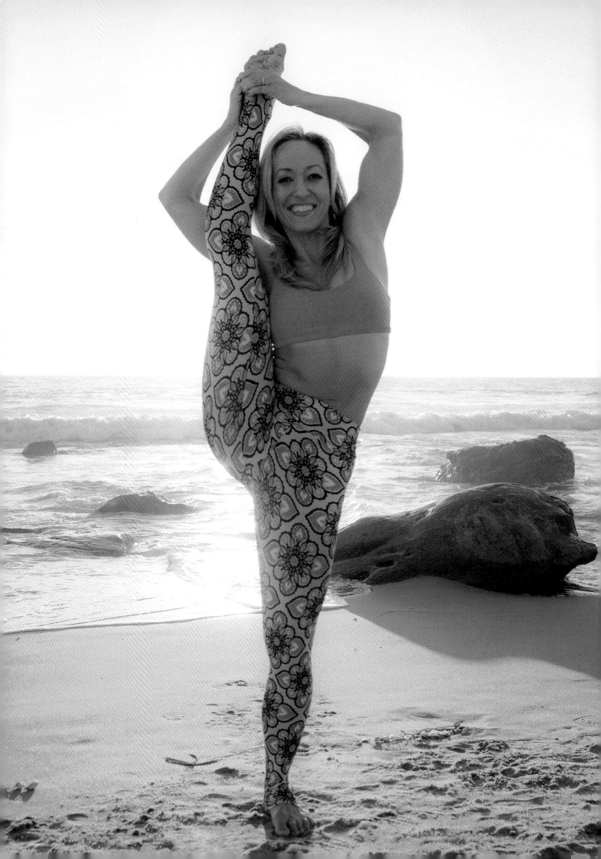

나는 지금 당신에게 나와 함께 요가 여행을 떠나자고 요청하려 합니다. 이 요가 여행은 어쩌면 당신의 요가 생활에서 아직 경험해 보지 않은 매우 도전적인—하지만 무척 특별하고 보람 있는—수련의 모험이 될 수도 있습니다. 이 여행은 인내하기 힘들 때 인내해 보자고, 화가 부글부글 끓을 때 부정적인 마음을 놓아 버리자고, 자기 자신이나 다른 사람을 향한 머릿속 판단의 목소리를 그쳐 보자고, 친절하거나 너그러울 수 없다고 느낄 때 그렇게 해 보자고 요청할 것입니다. 꽉 막힌 교통 체증, 예기치 못한 여행의 지연, 설거지를 기다리는 접시들, 시끄럽게 짖어 대는 개들, 소리 지르는 아기들, 처리해야 하는 청구서들, 바구니 가득한 세탁물 더미 등 수없이 많은 일들에 둘러싸여 있을 때, 요가의 가치와 지침들에 관심을 기울이며 일상생활에서 최대한 체계적으로 실천하는 일은 쉽지 않을 것입니다. 하지만 내가 요청하는 것은 바로 그것입니다.

요가 수련이라고 하면 대다수 사람들은 아사나(자세)와 동작의 순서를 연상합니다. 물론 그것은 이 전통의 중요한 부분이지만, 그래도 요가의 한 부분일 뿐입니다. 요가의 가치와 지침의 기준은 파탄잘리의 《요가 수트라》에 명시되어 있습니다. 2천여 년 전, 현인 파탄잘리는 4권의 책과 196개의 경구로 이루어진 《요가 수트라》를 쓰면서 전반적인 요가의 길을 설명합니다. 이 경전에는 요가의 내적 여행에 관한 정보가 풍부하게 실려 있지만, 아사나 기법에 대해 설명하는 책은 한 권도 없습니다. 파탄잘리는 요가를 한결같고 고요한 평정심이라는 목적지로 이어지는 영적 깨어남의 길로 제시합니다. 아쉬탕가 요가라는 이름은 《요가 수트라》의 두 번째 책에 나오는데, 여기에서 파탄잘리는 요가의 여덟 가지 길에 대해 설명합니다. 아쉬탕가(Ashtanga)는 산스크리트 어 아쉬토(astau, 여덟)와 앙가(anga, 가지)가 합쳐진 말입니다. 아쉬탕가 요가의 여덟 가지는 다음과 같습니다.

1. 요가 수행자의 사회적 관계를 명시한 도덕적, 윤리적 지침 (야마)
2. 요가 수행자의 개인적 준수 사항을 명시한 도덕적, 윤리적 지침 (니야마)
3. 신체 자세 (아사나)
4. 호흡 (프라나야마)

5. 감각 철수 (프라티야하라)
6. 집중 (다라나)
7. 명상 (디야나)
8. 궁극의 평화 (사마디)

이 가운데 야마와 니야마에는 요가 수행자의 삶에 전반적인 토대를 이루는 다섯 가지 하위 범주가 각각 포함됩니다. 야마의 하위 범주는 다음과 같습니다.

1. 비폭력 (아힘사)
2. 진실함 (사티야)
3. 훔치지 않음 (아스테야)
4. 성욕의 절제 (브라마차리야)
5. 무소유 (아파리그라하)

니야마의 하위 범주는 다음과 같습니다.

1. 정결 (샤우차)
2. 만족 (산토샤)
3. 훈련 (타파스)
4. 공부 (스와디야야)
5. 신에게 내맡김 (이슈와라 프라니다나)

이와 같이 요가의 가치와 지침에 관한 전통적인 가르침에 따르면, 아사나는 여덟 가지 길 가운데 하나입니다.

아쉬탕가 요가 수련을 시작한 지 20년 가까이 되는 지금, 내가 성공을 재는 기준은 '감정 센터를 얼마나 오랫동안 넓게 유지하여 진심으로 친절할 수 있는가'입니다. 그에 비해 매트 위에 올라가서 몸을 구부리고 비트는 일은 꽤 쉬운 편입니다. 일상생활에서 역경에 부닥치고 스트레스를 받을 때 친절하고 너그러운 가슴을 유지하는 일은 훨씬 어렵습니다. 모든 요가 자세의 목적은 실제로는—긍정적인 경험이든 부정적인 경험이든—삶의 축소판을 제시하려는 것입니다. 우리는 행복할 때는 행복에 너무 집착하지 않는 법을, 힘든 일을 겪을 때는 평화로운 마음을 유지하는 법을 훈련할 필요가 있습니다.

요가 수행자의 용감한 가슴은 세상을 더 나은 곳으로 만드는 행동으로 확인됩니다. 우리가 아사나에 쏟아붓는 모든 노력은 사실은 요가의 가치와 원칙을 실제 삶에 적용하기 위해 기울여야 할 노력의 시험장일 뿐입니다. 요가는 영적 의도와 목적이 있는 신체 훈련입니다. 자세들의 힘은 자세를 능숙하게 취하는 데 있는 것이 아니라, 각 아사나가 당신을 데려가는 여행 가운데에 있습니다. 모든 자세에는 저마다 배워야 할 수업이 있고, 그 수업은 엉덩관절(고관절)의 유연함이나 들어 올리는 힘과는 거의 관련이 없습니다. 각 아사나에 담긴 영적 수업은 늘 친절하고 너그러운 가슴에 관한 것입니다.

이 책은 30일간의 개인적, 영적 도전입니다. 나는 요가의 중요한 가르침들 가운데서 요가 수행자의 삶을 사는 데 도움이 될 서른 가지 주요 수업을 선별했습니다. 하루하루는 그날의 요가 수업에 관한 이야기로 시작되며, 삶에 적용할 몇 가지 과제와 개인적으로 수련할 요가 자세들이 포함됩니다. 228쪽부터 시작되는 '자세 모음'에서는 필요할 때마다 원하는 자세를 찾아볼 수 있습니다. 하루하루는 사실 그 자체가 하나의 여행이며, 우리로 하여금 자신의 감정적, 신체적, 정신적 한계를 탐구해 보도록 밀어붙입니다. 이 30일간의 요가 수업이 당신의 삶에서 희망과 변화를 이끌어 내기를 바랍니다.

내가 이 책을 쓰게 된 계기는 소셜 미디어(SNS)에서 얻은 아이디어와 영감 때문이었습니다. 인스타그램에 몇 년간 매달 '요가 자세 도전(yoga challenge)'을 올렸는데, 요가 수업에 관한 글을 나의 모든 소셜 플랫폼에 날마다 올려 달라는 권유를 받았습니다. 그래서 매일 아침, 요가의 길을 걸으면서 힘들지만 반드시 배워야 할 수업 주제를 찾은 뒤, 인스타그램과 스냅챗, 페리스코프, 그리고 가끔 유튜브를 통해 그 주제에 관한 글을 나누었습니다. 요가 수행자의 삶을 살아가는 것이야말로 진정한 요가 도전임을 깨달은 것은 그때였습니다.

하루 종일 친절하거나, 진실만을 말하거나, 힘든 일을 당했을 때 고요하고 평온한 마음을 유지한다는 것은 오를 수 없는 산처럼 느껴지고, 아쉬탕가 요가 자체와 마찬가지로 결코 온전히 이루지는 못할 것 같다고 느껴질지도 모릅니다. 나는 베다나 산스크리트를 연구하는 학자는 아니지만, 나 자신이 요가 전통에서 독특한 위치에 있음을 알아차립니다. 한 발은 먼 옛날부터 이어진 인도의 수련에, 다른 한 발은 서구의 물질세계에 딛고 있는 이 책은 나 자신을 아주 잘 반영하는 것 같습니다. 나의 삶과 가르침은 디지털 시대를 살고 있는 현대인으로 요가 수행자의 삶을 사는 것이 무엇을 의미하는지를 보여 주는 하나의 사례입니다. 나는 당신이 영적인 길이라는 요가의 역할과 책임을 이어받은 뒤 미래 세대에게 전달해 주어 온 세상을 더욱 평화로운 곳으로 만들기를 소망합니다.

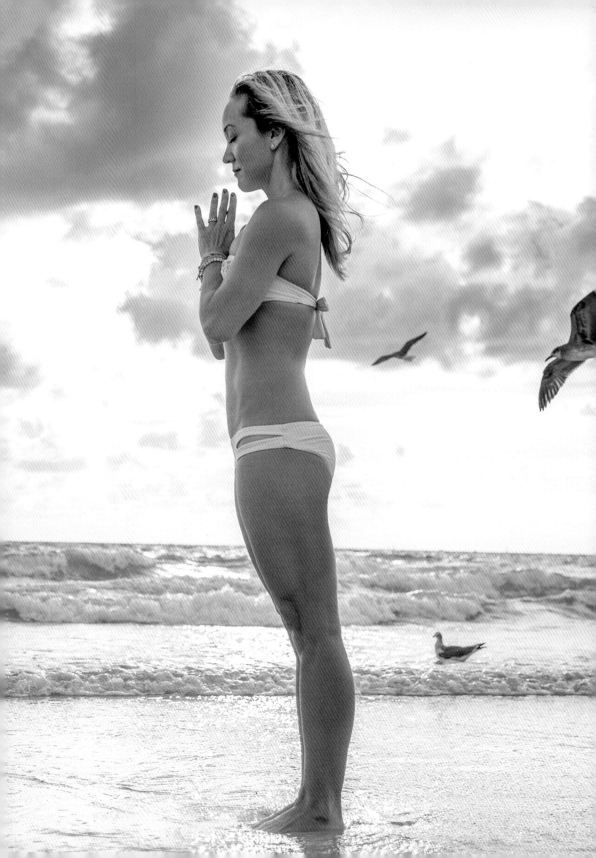

고요함
니로다 Nirodah

요가 수련을 처음 시작했을 때, 나는 능숙하게 해낼 수 있는 요가 자세를 늘려 가는 것으로 나의 가치를 증명하려고 했습니다. 그동안 내 삶에 깊이 배어 있던 물질주의 사고방식을 요가 수련에도 그대로 들여왔던 것이죠. 그전에는 가진 돈과 재산을 더 많이 늘리는 것으로 나의 존재 가치를 키우려 했다면, 이제는 얼마나 많은 요가 자세를 해낼 수 있는지 여부로 나의 가치를 평가했습니다. 요가 자세에 따라 나의 가치가 달라진다고 여겼기에, 더 많은 고난도 자세에 숙달할수록 영적으로 더 많이 성숙해질 것이라고 믿었습니다. 하지만 그것은 잘못된 믿음이었습니다. 수련을 할 때 나의 마음은 결코 고요하지 않았습니다. 요가 자세의 성공 여부에 나의 삶 전체가 좌우된다고 느꼈기 때문입니다. '머리서기'에 성공한 날이면 내가 괜찮은 사람이고 좋은 하루를 보냈다고 느꼈지만, 머리서기에 실패한 날이면 내가 형편없는 사람이고 좋지 않은 하루를 보냈다고 느꼈습니다. 그렇게 나의 감정은 롤러코스터를 타듯이 심하게 오르내렸습니다. 이것은 결코 요가가 아닙니다.

요가 자세가 당신의 가치를 올려 준다거나, 고난도 자세가 당신의 영적 성숙도를 증명해 줄 것이라는 생각은 잘못된 믿음입니다. 이것은 많은 요가 수련자가 빠지는 함정이며, 불안하고 불편한 마음 상태를 초래하는 물질주의의 일종입니다. 요가는 자신이 물질적인 상태와 상관없이 얼마나 귀중한 존재인지를 깨닫기 위한 영적인 길입니다. 기본적으로, 우리는 매일 수련을 하는 동안 어떤 요가 자세에 성공하든 실패하든 상관없이 좋은 사람이 되고 좋은 하루를 보내는 법을 배워야 합니다. 요가 자세를 물질적으로 추구하는 태도에서 해방되려면, 마음이 고요해져서 내면의 참된 자기 자신을 발견해야 합니다.

영적인 길과 물질적인 길 사이의 선택은 요기(yogi, 요가 수행자)의 마음속에서 매일 펼쳐지는 영웅적인 전투입니다. 요가의 영웅적인 길에 관한 가장 오래된 이야기 중 하나인 《바가바드 기타》에는 이 내면의 전투가 기록되어 있습니다. 대서사시 《마하바라타》의 일부인 이 경전에서, 전사이자 왕자인 아르주나는 판다바 형제의 군대와 카우라바 형제의 군대 간에 벌어질 건곤일척의 전투를 앞두고 들판에 서 있는데, 이 전투는 선과 악, 또는 영적인 길과 물질적인 길 사이의 전투를 상징합니다. 아르주나는 그의 전차 몰이꾼이자 조언자인 신의 화신 크리슈나의 은총으로 그날에 벌어질 일을 미리 보게 됩니다. 아르주나는 자기편이 결국 승리하지만 수많은 죽음과 끔찍한 참상을 대가로 치러야 한다는 것을 알고는 낙담하며 환멸을 느낍니다. 그래서 크리슈나에게 말하기를, 그의 승리가 피로 얼룩질 것이며 그의 마음은 혼란스럽고 비탄에 빠질 것이라고, 그러니 싸우지 않겠다고 선언합니다. 그리고 아르주나는 고요히 멈춥니다. 크리슈나가 요가의 길을 가르칠 수 있게 한 것은 바로 이 고요한 멈춤이며, 《바가바드 기타》의 나머지 부분은 이 요가의 길을 상세히 설명합니다.

고요함, 조용한 마음, 침묵은 내면의 소리를 듣고 내면의 앎에 이르는 길입니다. 이것은 요가 수행자에게 꼭 필요한 자질입니다. 종종 '아르주나의 낙담'이라고 불리는 위의 이야기는 모든 요가 수행자가 직면하는 고통의 전환점을 잘 보여 줍니다. 인생에서 감당하기 힘든 고통과 괴로움에 부닥쳤을 때, 우리는 아르주나가 그랬던 것처럼 포기하고 싶어집니다. 그러나 만일 우리가 그의 길을 따라 고요히 멈춘다면, 우리 안에 내면의 지혜를 들을 수 있는 공간이 생깁니다.

요가는 내면에 있는 참된 자기 자신 속으로 내려가는 것이라고 정의될 수 있습니다. 외부세계를 향하는 다섯 가지 감각 기관을 내면의 영역으로 돌리는 것은 마음의 고요함을 경험하기 위한 첫 단계입니다. 마음의 본성을 이해하는 한 가지 방법은 그것을 '드넓게 펼쳐진 의식의 바다'로 여기는 것입니다. 표면에 분명히 보이는 것은 시작에 불과하며, 바다의 진정한 힘은 그 깊은 곳에서 드러납니다. 물결이 고요히 멈출 때에만 더 깊이 물속을 들여다볼 수 있습니다. 그 고요함의 순간이 충분히 오래 지속되면 아마도 바다의 밑바닥까지 볼 수 있을 것입니다. 우리는 고요한 마음을 통해 내면의 참된 자기를 직접 알아차릴 수 있습니다. 진리를 찾는 사람이라면 누구나 참된 자기를 발견할 수 있다고, 요가 철학에서는 말합니다. 진리는 소수의 선택된 사람만을 위해 깊숙이 보관된 어떤 비밀스러운 원리가 아닙니다. 요가는 내면의 진실을 숨김없이 알려 주고 고요한 마음의 자유를 알게 합니다. 수련에 참여할 때마다 당신은 고요함을 찾기 위해 영웅적인 여정을 시작했던 수많은 요가 수행자의 대열에 합류합니다.

파탄잘리는 《요가 수트라》에서 요가는 '마음을 고요히 멈추는 것'이라고 했습니다. 일상의 활동은 마음을 자극하고 우리의 관심을 외부세계로 끌어당깁니다. 우리가 세상과 상호 작용을 할 때마다 브리띠(vritti)라는 물결이 마음이라는 바다의 표면에 파문을 일으킵니다. 브리띠는 잔물결처럼 마음의 평온을 방해하며, 우리가 충분히 알아차려서 멈추지 않으면 습관적, 무의식적 행동의 일부가 될 수 있습니다. 브리띠가 많아진다는 것은 감정과 생각, 좋아함과 싫어함이 많아진다는 뜻이며, 그러면 깨끗하고 맑은 마음의 본래 상태가 가려져 보이지 않게 됩니다. 우리가 외부세계로 인한 작용과 반작용의 악순환에 더 깊이 사로잡힐수록, 우리 의식의 바다 위에는 감정의 폭풍우와 파도가 더 거세게 몰아칠 것입니다.

대안은 니로다(nirodah) 상태, 즉 고요함입니다. 마음의 방향을 내적 경험으로 돌리면, 마음의 물결이 잠잠해져서 내면의 자기를 깊이 알아볼 수 있습니다. 니로다 상태에 숙달된 훈련된 마음은 내면에 있는 자기의 참된 본성을 깨닫게 되며, 삶의 바다를 항해하는 동안 어떤 난관에 부닥치더라도 중심을 잃지 않습니다. 당신은 몸이나 생각, 직업이나 집은 자기 자신이 아님을 불현듯 깨닫게 됩니다. 당신의 내면에는 고요한 성소(聖所)가 있으며, 그 곳에서 참된 자기를 알아 갈 수 있습니다. 당신은 영혼(spirit)의 눈으로 자기 자신을 봅니다. 고요함은 내면의 세계로 들어가는 입구입니다.

이와 비슷하게, 우리의 피부 바로 밑에는 내적인 몸이 있습니다. 몸이 뼈와 조직, 체액으로만 이루어져 있다고 생각하기 쉽지만, 사실 몸은 깊은 에너지 저장소입니다. 요가는 우리가 육안으로는 볼 수 없는 몸의 가장 어둡고 내밀한 부분까지 느낄 수 있게 해 줍니다. 그것은 어떤 느낌일까요? 처음 수련을 시작했을 때 나는 내 몸을 둔하고 섬세하지 않은 방식으로 느꼈습니다. 예를 들어, 전굴(앞으로 구부리기) 자세로 들어가려면 오금줄(햄스트링)을 늘여야 한다고 알고 있었죠. 오랜 수련을 거친 지금, 전굴 자세로 들어간다는 것은 내게 고요함 속에 존재한다는 것을 의미합니다. 오금줄(햄스트링)을 늘이는 대신, 나는 고요해지고, 내적인 몸으로 들어간 뒤, 그 조용한 공간에서 무슨 일이 일어나고 싶어 하는지를 살펴봅니다. 때로는 엉덩관절(고관절) 부위가 편안하고 수월하게 움직이면서 마치 골격 구조가 공중에 떠 있는 것 같은 느낌이 듭니다. 때로는 다리 전체에서 폭포수가 발밑 대지 속으로 쏟아져 내리는 듯한 느낌이 들기도 합니다. 때로는 골반 중심부 깊은 곳이 텅 빈 듯 가볍게 느껴집니다. 때로는 그저 고요함, 존재, 그리고 깊은 평화가 있습니다. 고요한 마음 상태를 기른다면, 당신도 내적인 몸의 마법 같은 세계를 발견하게 될 것입니다.

요가는 내면 깊이 들어가 영원한 것을 언뜻 보는 방법을 가르쳐 주는 수단입니다. 내적인 몸의 영원한 공간에서 일어나는 어떤 경험들은 무척 심오해서 당신을 영원히 변화시킬 것입니다. 이런 순간은 당신의 삶에 중요한 전환점이 됩니다. 당신이 그런 순간을 알아보는 까닭은 자신의 삶이 변화될 것임을 직감하기 때문입니다. 당신은 더 강해지고, 더 자각하고, 더 자기다워지고, 덜 이기적인 사람이 되며, 남들에게 잘 보이려는 마음은 점점 줄어듭니다. 내면의 고요함은 변함이 없고 영원하며, 시간 밖에 있고 실재하며, 자비롭고 강렬합니다.

요가는 내면 깊이 억압된 감정들을 용감하게 직면할 수 있는 힘을 주며, 고요함의 깊은 받아들임과 확고부동함으로 나아가는 길을 느끼게 해 줍니다. 열린 가슴과 다정하고 받아들이는 마음으로 바라보고 귀 기울여 보세요. 내면의 고요함을 신뢰해 보세요.

1. 고요함을 길러 보세요. 편안하게 앉아서 눈을 감아 보세요. 가슴 센터(heart center)에 주의를 기울여 보세요. 가슴 중앙의 복장뼈(흉골)와 가슴 부위(chest)를 느껴 보세요. 아마 그 부위에 닿는 옷의 감촉이 느껴질 것입니다. 숨이 허파로 들어오고 나가는 것을 알아차려 보세요. 몸에서 느껴지는 실제 감각에서부터 시작하세요. 마음이 고요해지면, 피부 아래의 공간과 복장뼈에 주의를 기울입니다. 내면을 깊이 들여다 보면서, 내적인 몸에 있는 영적 가슴 센터를 발견해 보세요. 알아차리는 힘이 깊어지면, 무거움이나 가벼움 같은 미묘한 감각들과 슬픔, 행복, 화, 불안 같은 감정들을 알아차리게 될 것입니다. 한없는 깊음이나 순수한 빛, 평화의 현존을 인식할 수도 있습니다.

적어도 1분 동안은 마음이 지금 여기에서 편히 쉬게 하면서, 내면의 소리에 귀를 기울이고, 내면의 눈으로 보고, 내적인 몸을 느껴 보세요. 너무 격식을 차리거나 어렵게 생각할 필요는 없습니다. 그저 컴퓨터 앞에 앉아 1분 동안 눈을 감고 있거나, 출퇴근 전에 1분 동안 차 안에 가만히 있으면 됩니다. 아니면 명상 자세로 가만히 앉아 있기만 해도 됩니다. 마음을 고요히 하고, 어떤 기대나 집착 없이 내면의 소리에 귀를 기울여 보세요. 30일 동안 하루에 한 번씩 이렇게 해 보고, 그 경험을 일기에 기록해 보세요.

2. 고요함으로 반응해 보세요. 다음번에 어떤 짜증 나는 상황에서 몸이 반응하고 싶어 근질거릴 때, 잠시 멈추고 눈을 감아 보세요. 자세를 바꾸지 않고 몇 번 깊은 호흡을 한 뒤 반응해 보세요.

3. 고요히 있는 시간을 계획해 보세요. 바쁜 생활 탓에 고요히 있는 시간을 내기 어렵다면, 고요히 성찰하는 시간을 매일 5분씩 가질 수 있도록 일정을 계획해 보세요. 운전을 하는 동안 음악을 끄거나, 텔레비전을 끄거나, 노트북을 닫거나, 주변을 산책하거나, 주기적으로 하던 일을 멈추고 하늘을 바라보는 등 간단하게 할 수 있습니다. 하루 5분만이라도 고요히 내면을 들여다보는 시간을 가져 보세요. 그 시간을 일정에 넣고, 자신과의 약속을 지켜 보세요.

1. 사마스티티 — 바르게 서는 자세

매트 앞쪽에서 서서, 양쪽 엄지발가락을 나란히 붙이고 뒤꿈치 사이는 조금 벌립니다. 넓적다리 앞쪽 근육(넙다리 네 갈래근)을 부드럽게 끌어올리고, 골반 바닥을 조이고, 아랫배는 안으로 당기며, 어깨는 힘을 뺀 상태에서 몸의 중심축을 따라 에너지가 흐르게 합니다. 사마스티티에서 챈팅이나 명상을 할 때에는 두 손을 모아 합장합니다. 하지만 팔을 옆으로 내려 편안히 두면 긴장을 완화하는 데 도움이 됩니다. 사마스티티는 고요한 정지점을 상징하며, 여기에서 모든 동작이 시작됩니다. 그것은 미래와 과거 사이에 정확히 위치해 있는, 지금 이 순간 속에 있는 호흡과 호흡 사이의 공간입니다. 지금이라는 공간 속에서 고요함이 말을 합니다.

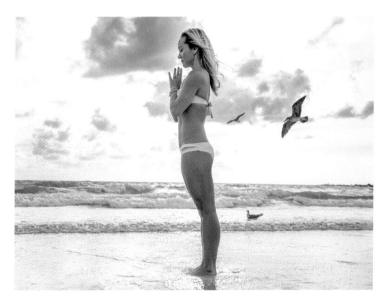

2. 우르드바 쿡쿠타아사나 — 공중을 나는 수탉 자세

이 자세를 처음 본다면, 어떻게 이 자세로 들어가는지 의아할 수 있습니다. 동작 자체는 생각만큼 어렵지 않지만, 이 자세로 들어가는 과정은 내면의 고요함이 요구됩니다. 이 자세로 들어가려면 고요하고 안정된 마음이 필요하기 때문입니다. 우르드바 쿡쿠타아사나를 이 장에 포함한 이유는 이 자세를 시도한 것 자체가 내게 마음의 힘과 고요함을 가르쳐 준 감정적인 여행이었기 때문입니다. 나는 몇 년 동안이나 이 자세에 성공하지 못했기에 스스로를 무능하게 여겼습니다. 아마 당신도 이 자세가 몹시 어렵거나 불가능에 가깝다고 생각할 것입니다. 그렇지만 만일 고요하고 평온한 마음을 유지하면서 이 불가능해 보이는 자세를 꾸준히 수련해 간다면, 그런 시도를 통해 더욱 강해질 것입니

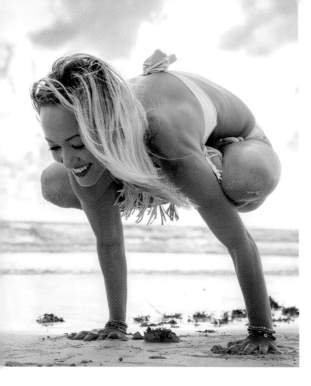

다! 아름다운 자세를 취할 수 있는지 여부로 자신을 판단하지 마세요. 내면의 여행을 계속하고, 고요한 마음 상태가 성공을 재는 척도가 되게 하세요.

이 도전적인 '팔로 균형 잡는 자세'로 들어가는 방법은 여러 가지가 있습니다. 가장 기초적인 방법부터 시작해 봅시다. 앉은 자세에서 두 다리를 접어 파드마아사나(연꽃 자세)로 들어갑니다. 무릎을 바닥에 대고 몸을 앞으로 기울이며, 양손을 무릎 바로 앞 매트에 짚습니다. 어깨를 안정시키고 아래쪽 갈비뼈를 척추 쪽으로 당깁니다. 어깨를 앞쪽으로 기울이면서 팔꿈치를 살짝 굽힙니다. 오른쪽으로 몸을 기울여 왼 무릎을 왼쪽 겨드랑이 쪽으로 들어 올립니다. 왼쪽으로 몸을 기울여 오른 무릎을 오른쪽 겨드랑이 쪽으로 들어 올립니다. 무릎이 실제로 겨드랑이에 닿지는 않을 수 있습니다. 무릎을 팔꿈치 위쪽의 팔 부분에 대고 자세를 유지할 수 있다면, 이 자세를 취할 수 있을 것입니다. 양팔을 쭉 펴면서 어깨에서부터 아래로 단단히 내리누릅니다. 코어 근육을 단단히 조이면서 엉덩이를 들어 위로, 뒤로 보냅니다. 그리고 코를 응시합니다. 이 자세를 유지하며 다섯 번 호흡합니다. 숨을 내쉬고, 뒤로 점프하여(jump back) 차투랑가 단다아사나(사지 막대 자세)로 들어가면서, 파드마아사나를 자연스럽게 풀어 줍니다. 아직은 파드마아사나를 취할 수 없다면, 그 대안으로 바카아사나(두루미 자세)를 이용할 수 있습니다.

3. 우르드바 무카 파스치마따나아사나 — 위로 얼굴 향한 전굴 자세

우르드바 무카 파스치마따나아사나는 파스치마따나아사나(앞으로 깊게 접은 자세)의 변형 자세이며 얼굴을 위로 향한 전굴 자세입니다. 이렇게 발을 공중에 띄운 상태로 하는 전굴 자세는 내적인 몸을 발견하는 데 필요한 고요한 멈춤을 나타냅니다. 만일 골반의 내부 공간을 자각하지 않고 오직 힘으로만 이 자세로 들어가려 한다면, 이 자세는 근본적으로 불가능합니다. 이 자세를 수련하기 위해서는 고요하고 안정된 마음이 필요합니다.

반듯이 누운 자세로 시작합니다. 숨을 들이쉬며, 두 다리를 들어 머리 뒤로 넘깁니다. 할라아사나(쟁기 자세)처럼 발가락이 머리 뒤 바닥에 닿게 합니다. 발을 살짝 구부리면서 양손으로 뒤꿈치 가까이 발을 잡습니다. 숨을 내쉬며 골반 바닥을 안정시킵니다. 숨을 들이쉬며, 척추 마디 하나하나를 굴리는 느낌으로 부드럽게 등으로 굴러 앉은 자세로 올라

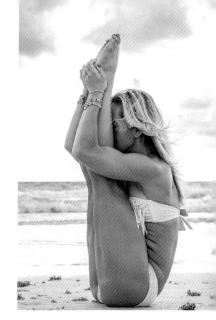

옵니다. 엉덩관절(고관절)이 동작을 시작하고 이끌게 합니다. 자세로 들어가는 과정 내내 두 다리는 곧게 펴고 양발을 잡은 손의 위치는 그대로 유지합니다. 팔과 다리를 곧게 편 채로 균형을 잡습니다. 숨을 내쉬고, 넙다리뼈(대퇴골)의 머리 부분을 아래로 당겨 골반의 절구 속으로 끼워 넣으며 가슴을 넓적다리 쪽으로 접습니다. 만일 다리를 곧게 편 채로 구르며 앉은 자세로 올라올 수 없다면 무릎을 굽히고 올라와서 앉은 자세를 취한 뒤, 할 수 있는 만큼만 다리를 펴세요. 이 자세로 다섯 번 호흡합니다. 숨을 들이쉬고 양팔을 곧게 폅니다. 숨을 내쉬고 브이(V) 자 모양의 자세를 유지한 뒤, 발을 풀고 앉은 자세로 돌아옵니다.

4. 크라운차아사나 — 왜가리 자세

크라운차아사나는 높은 수준의 엉덩관절(고관절)의 안쪽 회전(내회전)을 요구합니다. 안쪽을 향하는 대부분의 자세는 마음이 내면의 자각으로 더 깊이 들어가도록 돕고, 내면의 참된 자기에 대해 성찰해 볼 수 있게 합니다.

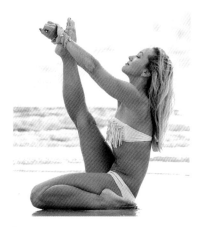

앉은 자세에서 시작합니다. 왼쪽 엉덩관절(고관절)을 안으로 깊이 회전하여 왼 무릎을 뒤로 접어 줍니다. 왼발은 왼쪽 엉덩이 옆 바닥에 놓이게 합니다. 오른 다리를 들어 올리며, 오른쪽 넙다리뼈(대퇴골)의 머리 부분을 아래로 당겨 골반의 절구 속으로 끼워 넣습니다. 가능하면 오른 다리를 곧게 편 채로 들어 올리고, 양손으로 발바닥을 잡습니다. 오금줄(햄스트링)이 심하게 당기면 오른 무릎을 굽혀 줍니다. 숨을 들이쉬어 몸의 내부를 확장해 주고 늘여 줍니다. 숨을 내쉬면서, 오른쪽 넙다리뼈(대퇴골)를 아래로 당기며 오른 다리를 몸의 중심선 쪽으로 접어 줍니다. 턱을 정강이 쪽으로, 또는 머리를 무릎 쪽으로 천천히 가져갑니다. 오른 무릎이 가슴 중앙의 복장뼈(흉골)와 정렬되게 하여 엉덩관절(고관절)이 부드럽게 안으로 회전되게 하고, 완전히 표현된 크라운차아사나 안에서 고요함을 발견합니다. 이 자세로 다섯 번 호흡합니다. 숨을 들이쉬며, 양팔을 곧게 펴고 머리를 오른 다리에서 떼면서 고개를 곧게 뻗어 위를 바라봅니다. 숨을 내쉬어 골반 바닥을 안정시킨 뒤, 양손으로 바닥을 짚고 자세에서 빠져나옵니다. 반대 방향으로 반복합니다.

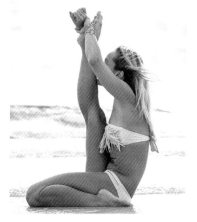

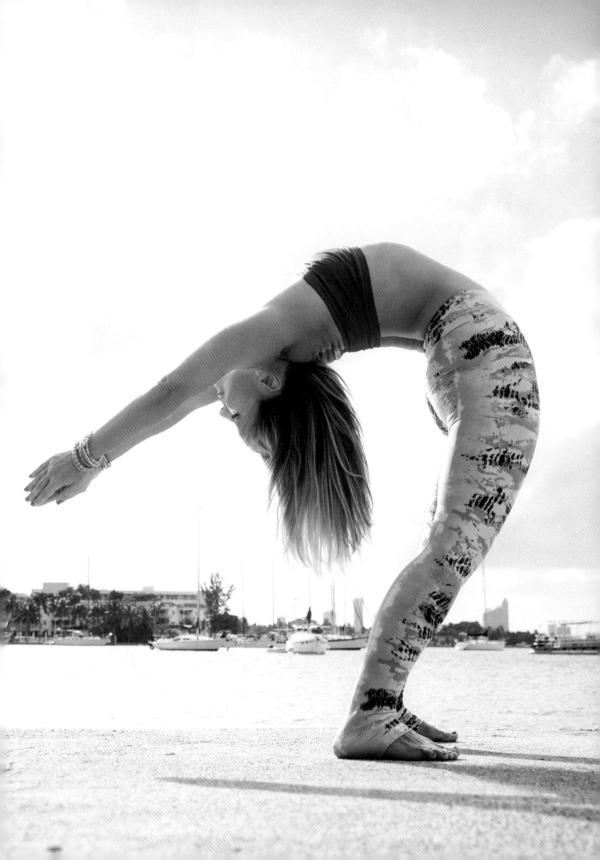

연약함
아 락 쉬 타 Arakshitah

우리 모두는 정도의 차이는 있지만 신체적이든, 관계(또는 인간관계)적이든, 환경적이든, 금전적이든, 또는 다른 어떤 형태로든 트라우마를 경험한 적이 있습니다. 트라우마를 안겨 준 이런 경험은 대개 가슴이나 마음, 또는 신체 여기저기에 일종의 감정적인 흉터(반흔 조직)를 남깁니다. 우리는 심한 공포나 슬픔, 걷잡을 수 없는 분노 같은 극심한 감정으로부터 자신을 보호하는 수단으로 이런 흉터(반흔 조직)를 키웁니다. 자기의 감정들을 내면 깊이 쑤셔 넣고, 자기의 연약함을 외면하며, 감정의 방어벽을 쌓아 올립니다. 하지만 이런 것들은 임시 조치일 뿐입니다. 화의 감정과 상처는 우리가 무시한다고 해서 정말로 없어지는 것이 아닙니다. 우리가 삼키는 모든 감정은 몸속에 머물면서 잠재의식에 저장됩니다. 해소되지 않은 그런 감정들은 여전히 우리 안에 있으며, 때로는 들끓어 표면으로 올라와서는 종종 우리의 내면세계를 보호하는, 별 문제 없어 보이는 우리 자아의 얇은 껍데기를 뒤흔들어 놓을 것입니다.

고통을 피하고 더 평화로운 삶을 찾기 위해 요가를 시작하는 사람들이 많습니다. 그렇지만 요가의 길은 도피가 아닙니다. 그와는 반대로, 요가를 통해 오는 평화는 자기 자신을 진실로 온전히 받아들일 때 찾아옵니다. 요가는 우리의 가슴이 아주 커져서 좋음과 나쁨, 행복과 슬픔까지 모두 담아 낼 수 있을 때 진정한 효과를 발휘합니다.

오늘의 요가 수업은 아락쉬타(arakshitah), 즉 연약함[1]입니다. 아락쉬타는 원래 '보호하지 않는'이라는 뜻이며, 고대 인도의 시인 칼리다사가 전사이자 왕인 두시얀타의 이야기를 다룬 산스크리트 어 작품 《샤쿤탈라를 알아봄》에 그 뜻이 가장 잘 예시되어 있습니다. 두시얀타가 사냥을 하면서 사슴 한 마리를 죽이려는 순간, 리쉬 칸바 아쉬람에서 생활하는 은둔 수행자가 그의 행동을 가로막습니다. 은둔 수행자는 설명하기를, 그 사슴은 영적 보호 구역에 살고 있으므로 해를 입히면 안 되며, 왕의 무기는 고난에 처한 사람들을 보호하는 데 쓰여야지 죄 없는 동물을 죽이는 데 쓰이면 안 된다고 말합니다. 여기에서 왕과 사슴은 힘과 연약함이라는 양쪽을 나타내는 상징입니다. 은둔 수행자는 힘의 목적은 연약함을 존중하기 위함이지 결코 해치기 위함이 아니라고 조언합니다. 왕은

---

1 vulnerability. 자기를 보호하지 않아서, 자기를 보호하는 무장을 해제한 상태여서 상처 받기 쉬운 여린 상태라는 의미가 있음.—옮긴이

은둔자의 조언을 따름으로써 사슴에 관한 시험을 통과하고 훌륭한 사람으로 인정받습니다. 그 뒤 아쉬람에 들어간 두시얀타는 궁극의 연약함에 직면하게 됩니다. 사랑에 빠지고 만 것입니다. 그는 샤쿤탈라를 만났고, 사랑의 징표로 왕의 반지를 건넵니다. 두시얀타가 영적으로 용감해진 것은 바로 이때입니다.

요가의 맥락에서 볼 때, 우리는 힘센 전사이자 왕인 동시에 무고한 사슴이며, 우리의 가장 큰 책임은 삶에서 자신이 맡은 복잡한 역할을 잘 해내는 것입니다. 우리는 지금껏 살아오면서 힘과 연약함의 불균형 때문에 자주 고통을 겪었습니다. 평온한 마음과 받아들이는 가슴으로 자기의 감정을 직면하는 것은 요가의 치유 여정에서 아주 중요한 단계입니다.

많은 요가 자세는 우리의 몸속 어딘가에 저장된 채 잠들어 있는 모든 감정을 느낄 수 있도록 특별히 고안된 것입니다. 어떤 면에서 많은 아사나는 표피적인 자아의 표층 아래에 숨겨진 두려운 감정들을 자극하는 방아쇠의 역할을 합니다. 요가 수련이라는 안전한 공간에서 우리는 자신의 연약함을 느끼고 자기 자신과 화해할 수 있습니다. 호흡과 자세, 응시점에 기반하여 반응하는 법을 기를 때, 우리는 자기 자신이 어떤 감정이나 과거의 경험보다 더욱 크고 강한 존재임을 배우게 됩니다.

나는 아홉 살 때부터 한 번씩 우울증에 시달리는 시기를 겪었고, 지금도 여전히 하루를 엉망으로 만들어 버리는 공황 발작이 일어날 때가 있습니다. 가끔 수련을 할 때면, 특히 깊은 후굴(뒤로 구부리기) 자세를 하고 나면 엉엉 울곤 합니다. 잠재의식의 금고 안에 단단히 가두어 놓았다고 여긴 과거의 기억들이 다시 떠오르기 때문입니다. 내게는 잊어버리려 무던히 애썼던, 남들에게는 차마 털어놓을 수 없었던 어린 시절의 기억들이 있습니다. 나 자신에게 완전히 정직해지기까지는 20년이 넘게 걸렸고, 10년이 더 지나서야 당시 일어났던 모든 일에 대해 마음껏 분노하며 슬퍼할 수 있었습니다. 어린 시절에 겪은 일련의 성적 트라우마에 대해 내가 취한 반응은, 누구에게도 말하지 않고 아무런 문제도 없는 척하는 것이었습니다. 하지만 그 트라우마를 실제로 제어할 수는 없었습니다. 왜냐하면 그 모든 해소되지 않은 슬픔과 분노는 공황 상태와 나르시시즘, 우울증, 그리고 마약 복용으로 나타났기 때문입니다. 사람들에게 거부당하고 비난받을까 봐 두려워서 나의 비밀들을 털어놓을 수 없었습니다. 그렇지만 내 모든 결점에도 불구하고 나 자신을 사랑할 수 있는 힘을, 정확히 있는 그대로의 나로, 결점들이 있는 채로 완전한 나 자신으로 존재할 수 있는 용기를 갖지 못한 것은 사실은 나의 결의가 부족했기 때문입니다. 요가 수련을 통해 나는 전사와 사슴이 친구가 되게 하는 법을 배웠습니다.

요가 수업 중에 눈물을 흘리는 것은 놀라운 일이 아닙니다. 깊은 후굴 자세로 들어가는 사람들은 거의 모두가 어느 순간 눈물 날 것 같은 감정이 안에서 솟아오르는 것을 느낍니다. 나의 스승 샤랏 조이스는 수련생들이 눈물을 흘릴 때면 "요가가 효과를 발휘하고 있는 겁니다."라고 말합니다. 우리를 서로 연결해 주는 것은 우리의 완벽함이 아니라 연약함입니다. 우리를 진정한 자기 자신으로 만들어 주는 것은 우리의 다치고 상한 가슴의 연약함 또는 여림입니다. 당신은 온전하고 완전하며, 당신이 경험한 모든 것은 신성한 계획의 일부입니다. 당신은 정확히 있어야 하는 자리에 있으며, 정확히 겪어야 하는 일을 겪고 있습니다. 오늘의 수련은 자신의 연약함을 인정하고, 연약함에 마음을 열고, 연약함을 받아들이는 것입니다. 설령 그 때문에 눈물을 쏟는다 해도……. 편집되지 않고 가공되지 않은 날것의 자기 자신에 대해 얘기해 보세요.

실천하기

1. 자기의 연약함을 인정해 보세요. 인생에서 힘들었던 순간들을 일기에 적어 보세요. 모든 감정을 허용하며 느껴 보세요. 어떤 감정도 억제하지 말고, 잔인할 정도로 정직해져 보세요. 내면에 있는 사슴의 천진무구함과 다시 연결되어 보세요.

2. 자기의 연약함을 다른 사람에게 얘기해 보세요. 자기의 비밀 가운데 하나를 다른 사람에게 얘기하거나, 자기의 연약한 면 가운데 일부를 드러내는 글을 소셜 미디어(SNS)에 써서 공개해 보세요. 이렇게 남에게 얘기할 때는 사람들의 반응에 대해 어떤 집착이나 기대도 없이 해 보세요. 자기의 진실을 사람들과 나누는 것은 자기 자신이 자유로워지기 위한 것이지, 다른 사람 또는 온라인 커뮤니티의 인정이나 동의를 얻기 위해서가 아닙니다.

3. 다른 사람에게 연약함을 드러낼 수 있는 공간을 제공해 보세요. 상대방에게 질문해 보고, 그를 판단하지 않는 열린 가슴으로 경청해 보세요. 공감해 주고, 그 또는 그녀가 감정을 방어하지 않도록 도와주세요. 내면의 전사이자 왕과 연결되어 상처받기 쉬운 내밀한 공간을 보호해 주세요.

| 1. 가르바 핀다아사나/쿡쿠타아사나 — 자궁 속 태아 자세/수탉 자세

이 두 자세는 함께 연결해서 하면 가장 난처한 수련 자세 중 하나가 됩니다. 양손을 두 다리 사이로 집어넣은 채 앞뒤로 굴러 대는 것보다 더 연약함을 드러내는 상태는 없기 때문입니다. 가르바 핀다 아사나를 시도한다는 것은 아기처럼 버둥거릴 각오를 한다는 뜻입니다. 이 자세의 연약함으로부터 쿡쿠타아사나의 강인함으로의 극적인 전환은 요가의 길에서 중요한 가르침입니다. 함께 연결해서 할 때, 이 두 자세는 힘과 연약함 사이에 필요한 균형을 보여 줍니다.

앉은 자세에서 시작합니다. 두 다리를 접어 파드마아사나(연꽃 자세)로 들어갑니다. 다리를 가슴으로 끌어당겨, 궁둥뼈와 꼬리뼈 사이의 공간을 바닥에 대고 균형을 잡습니다. 양팔을 두 다리 사이로 끼워 넣습니다. 먼저 오른손부터 시작합니다. 손가락들을 컵 모양으로 모아 쥐고, 오른 종아리와 넓적다리 사이의 공간으로 집어넣어 통과시킨 뒤, 몸의 중앙을 향해 최대한 가져갑니다. 팔꿈치가 다리 사이를 완전히 통과하면, 팔꿈치를 구부려 오른손을 얼굴 쪽으로 당겨 올립니다. 왼손과 왼팔로 이 과정을 반복합니다. 피부에 물을 조금 묻혀 마찰을 줄이거나 짧은 바지를 입으면 이 과정이 좀 더 수월해집니다. 양손을 턱 밑에 받치고 코를 응시하여 가르바 핀다 아사나로 들어갑니다. 이 자세로 다섯 번 호흡합니다. 만일 양손을 두 다리 사이로 통과시킬 수 없다면, 넓적다리만 가슴 쪽으로 잡아당깁니다. 파드마아사나(연꽃 자세)를 취할 수 없다면, 양발을 교차한 상태로 앉아서, 양손으로 반대쪽 발목을 잡고 두 다리를 가슴 쪽으로 당겨 붙입니다.

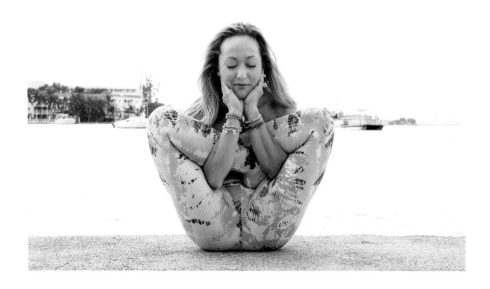

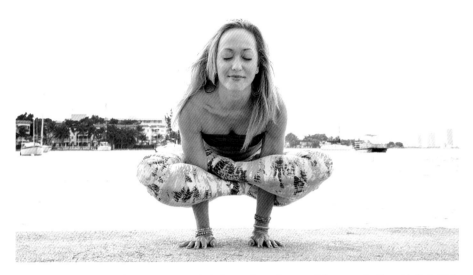

그 다음, 머리를 가슴 쪽으로 끌어당기고, 뒤로 앞으로 계속 구르며 매트 위에서 원을 그리며 돕니다. 숨을 내쉬며 뒤로 구르고, 숨을 들이쉬며 앞으로 굴러 올라옵니다. 설령 등을 바닥에 댄 상태에서 앞뒤로 구를 수가 없어 결국 마음이 연약해지고 도움이 필요하다고 느끼더라도 놀라지는 마세요. 무게 중심을 이용해 몸을 뒤로 굴리고, 혼자 힘으로 다시 굴러 올라오는 법을 터득해 보세요. 뒤로 앞으로 다섯 번 구른 뒤, 시작했던 위치로 돌아옵니다. 숨을 들이쉬며, 턱을 가슴에서 떼고 앞으로 구르며 양손으로 바닥을 짚고 올라옵니다. 양쪽 넓적다리가 미끄러져 내려가서 팔꿈치 바로 아래에 오게 합니다. 숨을 들이쉬며, 양손으로 바닥을 누르고, 팔이음뼈(어깨뼈와 빗장뼈. 견갑대)를 안정시키고, 골반 바닥을 안으로 당기며, 아랫배근육을 단단하게 하고 몸을 들어 올려 쿡쿠타아사나로 들어갑니다. 더 쉬운 자세로 하고 싶다면, 양손으로 넓적다리 옆 바닥을 짚고 엉덩이만 들어 올립니다. 이 자세로 다섯 번 호흡합니다. 엉덩이를 바닥으로 내리고, 양팔을 다리 사이에서 빼냅니다.

2. 트리코나아사나 B — 삼각 자세 B

트리코나아사나 B는 아쉬탕가 요가에서 첫 번째 실질적인 비틀기 자세입니다. 비틀기는 몸의 중심으로 들어가는 감정 여행이 될 수 있습니다. 트리코나아사나 B는 가슴 센터(heart center)를 확장하고, 몸의 중간부분을 해독하며, 다리를 안정시킵니다.

사마스티티에서 시작합니다. 숨을 들이쉬며 오른발을 오른쪽으로 벌립니다. 양발 사이 간격은 다리 하나 길이보다 조금 좁게 합니다. 이 간격은 자신의 키나 다리 길이, 유연성의 수준에 맞추어 조정할 수 있습니다. 오른발 뒤꿈치가 왼발바닥의 오목한 부분(장심)과 정렬되게 하고, 엉덩이는 정면을 보게 하며, 윗몸을 앞으로 접어 줍니다. 아랫배를 안으로 당긴 상태에서 왼손을 몸의 중심선을 가로질러 가져와 오른 발날 옆 바닥을 짚습니다. 만일 왼손으로 바닥을 짚기가 어려우면, 왼손을 정강이에 얹거나, 오른 발날 옆에 블럭을 놓고 그 위에 손을 짚습니다. 왼손의 새끼손가락과 오른발의 새끼발가락이 정렬되게 합니다. 숨을 들이쉬면서, 오른손을 들어 올리고, 가슴우리(흉곽)를 들어 엉덩이와 멀어지게 하고, 가슴을 확장하고, 척추를 축으로 윗몸을 비틀어 트리코나아사나 B로 완전히 들어갑니다. 이 자세로 다섯 번 호흡합니다. 숨을 들이쉬며 위로 올라오고, 양발을 축으로 회전하여 왼쪽으로 동작을 반복합니다.

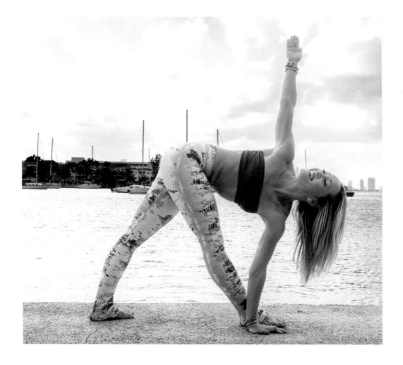

균형을 유지하면서 가슴 부위를 여는 것은 매우 어려운 도전이 될 수 있습니다. 이런 가슴 부위의 확장은 가슴 센터를 열고 감정들을 느낄 수 있는 비결 중 하나입니다.

3. 아누비따아사나 — 선 후굴 자세
아마도 수련에서 힘과 연약함 사이의 가장 큰 도전은 후굴(뒤로 구부리기) 자세일 것입니다. 전사의 강인하고 대담한 용기는 사슴의 가슴이 해방되어 열리기 위한 토대입니다.

양발을 엉덩이 너비로 벌리고, 손을 모아 합장하고, 발로 바닥을 단단히 디디고 섭니다. 넓적다리 앞쪽 근육(넙다리 네 갈래근)을 수축하고, 골반 바닥을 위로, 안으로 들어 올리고, 아랫배를 당깁니다. 가슴을 펴고, 갈비뼈와 골반 사이, 그리고 척추뼈 마디마디 사이의 공간을 최대한 넓혀 줍니다. 숨을 내쉬며, 엉덩이를 앞으로 밀어내면서, 각각의 척추 관절을 뒤로 접고, 머리를 뒤로 떨어뜨립니다. 양손은 합장한 채로 계속 가슴의 중앙에 둡니다. 이 자세가 편안하게 느껴지면, 두 팔을 들어 정수리 뒤로 넘기며 쭉 뻗어 줍니다. 정수리 너머 뒤쪽 바닥을 응시합니다. 이 자세를 유지하며 적어도 다섯 번 호흡합니다. 이 자세로 들어올 때와는 반대 순서로 천천히 선 자세로 돌아옵니다. 골반을 앞으로 밀어내고, 가슴우리(흉곽)를 골반 바로 위에 쌓아 포개고, 양손을 합장하여 가슴의 중앙에 두고, 숨을 들이쉬며 다시 올라옵니다.

감정들을 지켜보세요. 후굴 자세로 공중에 매달려 있으면 두려움이나 공포, 분노, 슬픔, 또는 다른 많은 감정이 일어나기 쉽습니다. 평정심을 유지하면서, 이런 힘겨운 감정들에 대해 반응하는 방식을 바꿔 보세요. 감정들이 표면으로 올라오도록 허용하고, 호흡과 자세, 응시점의 힘으로 그 감정들을 받아들여 보세요.

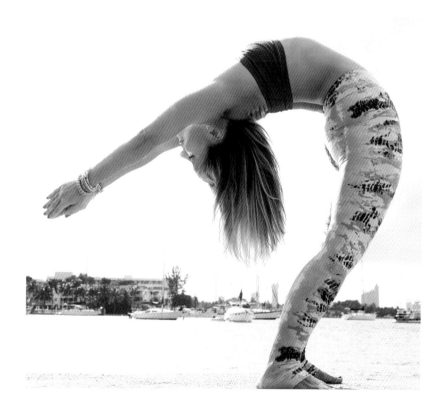

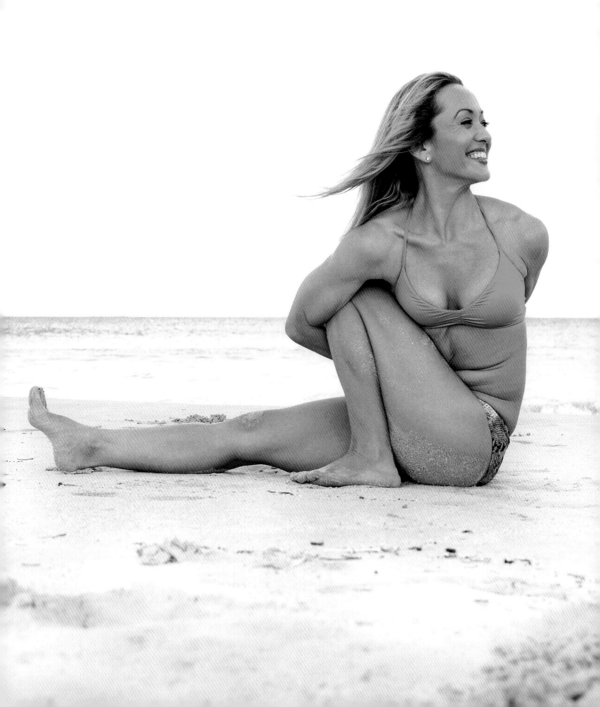

정결
샤우차 Saucha

오늘의 수업인 정결은 요가 전통 철학의 주요 원리입니다. 산스크리트 어로는 샤우차 (saucha)라고 하는 정결의 실천은 아쉬탕가 요가의 여덟 가지 길 중 도덕적, 윤리적 준수 사항(니야마)에 포함됩니다. 요가는 몸과 마음, 감정을 체계적으로 정화하여, 내면에 있는 참된 자기의 빛을 드러내는 정화 수련입니다.

정화는 여러모로 현대의 흐름 중 하나입니다. '해독'은 요가 수업뿐 아니라 수많은 전인적 건강 요법과 치료에서 내세우는 표어이기도 하죠. 그런데 요가의 전통에 따르면, 샤우차에는 영적인 의도가 있습니다. 파탄잘리는 《요가 수트라》에서 요가의 정결을 실천하면 주굽사(jugupsa)라는 상태에 이르게 된다고 말하는데, 주굽사는 흔히 '육신을 좋아하지 않음'으로 번역됩니다. 어떤 사람들은 이를 몸에 대한 혐오라고 오해하지만, 실은 그런 뜻이 아닙니다. 샤우차는 자기의 몸과 마음, 환경을 사랑하고 존중하는 방법을 알려 주는 순수함의 영적 원리입니다. 우리는 물질세계를 결코 완전히 통제하거나 길들일 수 없다는 것, 아마도 이것이 주굽사에 대한 더 올바른 이해일 것입니다.

정화를 위해 노력하다 보면 가끔, 물질세계의 모든 면을 깨끗한 상태로 유지하려면 끊임없는 노력이 필요한데 그런 노력이 너무 벅차서 감당할 수 없다고 느껴질 수 있습니다. 집안일을 돌보는 일만 해도 많은 관심과 행동이 필요하니까요. 더구나 우리의 물질적 환경은 우리가 물질세계에서 돌봐야 하는 모든 측면 가운데 한 가지에 불과합니다. 우리의 몸 자체도 물질세계의 일부이며, 몸을 외적으로나 내적으로 계속 가꾸고 깨끗이 하려면 거의 하루 종일 돌봐야 할 것입니다. 마음과 그 영역인 생각도 물질세계의 일부라고 할 수 있습니다. 마음은 영적 세계보다 물질세계에 뿌리를 둔 생각을 하는 경향이 있기 때문입니다. 그러니 마음 자체도 정화가 필요합니다. 이처럼 몸과 마음, 그리고 이 세상을 깨끗이 정화하려 하면 그 일이 너무 벅차게 느껴질 수 있습니다. 하지만 주굽사는 우리가 요가의 영적 탐구를 더 잘 이해하고 공감하게 하는 긍정적인 역할을 합니다.

처음 요가를 시작했을 때 나는 샤우차를 위해 집중적인 해독 치료를 받았고, 식단도 획기적으로 바꿨습니다. 이전에는 보통의 미국인과 비슷한 수준으로 고기를 먹었지만, 불과 두어 달 만에 철저한 생채식주의 식단으로 바꾸었습니다. 조금 강박적인 정도가 아니었죠! 그뿐 아니라, 요가 공동체 사람들이 몸에 저장되어 있다고 말한 독소를 제거하기 위해 일련의 단식과 장 청소, 관장까지 했습니다. 지금까지 20년가량 채식하는 사람으로 살아왔고, 생채식 식단의 많은 음식을 존중하고 정말로 사랑하며, 여전히 주기적으로 단식을 하고 있지만, 그처럼 급격하고 극단적인 변화는 나의 건강에 좋은 방법이 아니었습니다. 나는 내 몸을 사랑하는 대신에 벌을 주고 있었습니다. 그런데 샤우차는 결코 벌을 주기 위한 것이 아닙니다.

식사는 윤리 면에서도, 건강 면에서도 개인적인 훈련입니다. 요가의 샤우차 실천은 균형을 위한 것이며, 몸과 마음, 환경을 건강하게 하려는 것입니다. 그리고 우리가 내면에 있는 자기 자신의 영적 진실을 염원하도록 북돋아 줍니다. 오로지 몸에만 지나치게 집중하는 방식은 더 나아갈 수 없는 막다른 길입니다. 요가는 마음의 관점을 영혼의 관점으로 바로잡고자 합니다. 즉, 우리가 자기 내면의 본래 순수함을 알아차릴 때 샤우차 상태가 진정으로 가능해지는 것입니다. 음식이나 생각, 행위는 분명 우리가 물질세계와 더 깊이 동일시하게 만들 수 있고, 감각의 쾌락과 고통의 순환에 더 깊이 말려들게 할 수 있습니다. 우리가 선택하는 음식과 생활 방식은 우리 몸의 건강과 주변 세계, 곧 가정과 공동체의 전반적인 상태에 영향을 미칩니다.

샤우차를 실천하겠다는 요가 수행자의 다짐은 그가 개인적으로 선택하고 행동해야 할 때 어떻게 해야 할지를 판단하는 기준이 됩니다. 자신의 내면이 순수하기 때문에 무엇이든 원하는 대로 먹어도 된다고 말하는 것은 망상입니다. 순수한 음식을 먹기 때문에 자신이 온전하고 순수해졌다고 말하는 것도 역시 망상입니다. 어떤 음식을 선택하는지는 마음의 결심이 반영되는 것일 뿐입니다. 샤우차에 대한 다짐은 또한 자신의 행위가 세상에 미치는 영향에 대한 책임을 회피하지 않겠다는 것을 의미합니다. 정결은 개인적인 위생의 실천이자 사회적인 책임입니다. 지구를 오염시키는 행위에 참여하면서 순수한 음식을 먹는 것은 별 의미가 없습니다. 그렇지만 샤우차는 육체에 규칙이나 도그마들을 강제하여 영혼을 완전하게 하려는 것이 아닙니다. 샤우차는 자기의 정체성을 내면의 영원한 영혼 안에 뿌리내리도록 돕는 영적 실천입니다. 엄격한 도그마들을 따른다면 정화와 정결을 향해 노력하는 것이 더 쉬울지 모르지만, 샤우차는 따라야 하는 일련의 규칙이 아니라, 조건 없는 사랑이라는 내면의 상태입니다. 우리는 그 길이 무엇인지 스스로 발견한 뒤, 그 길을 성실하게 걸어가야 합니다.

영적 가슴은 언제나 순수합니다. 당신의 내면 깊이 신성(神性)이 자리하고 있으며, 그것은 어떤 행위로도 더럽혀질 수 없습니다. 은총과 아름다움이 당신 안에 있습니다. 모든 영혼은 예외 없이 환한 광명의 불꽃을 지니고 있습니다. 그러나 많은 사람이 자기 안에 있는 빛을 외면합니다. 우리는 자신의 나약함과 의심이 속삭이는 거짓말을, 우리가 사랑받을 자격이 없다는 거짓말을 믿어 버립니다. 하지만 그런 말은 어느 하나도 진실이 아닙니다. 당신의 영혼은 순수하며, 그것이 당신에게 필요한 모든 은총입니다. 다른 어떤 사람이 되기 위해 노력하고 애쓸 필요가 없습니다. 그저 100퍼센트 순수하고 온전하게 자기 자신으로 존재하며 그런 자신을 드러내기만 하면 됩니다.

1. 생각의 샤우차를 실천해 보세요. 생각을 정화해 보세요. 자기의 생각은 삶에서 자기의 의도를 반영합니다. 생각을 정화하는 좋은 방법은 자신이 하는 말을 지켜보면서, 자기의 세계에 평화와 사랑을 불어넣는, (자기 자신과 다른 사람을 향해) 삶을 긍정하는 말만을 하는 것입니다. 낮은 목소리라도 자기를 향한 부정적인 말들을 알아차리세요. 결코 자기를 벌주거나 질책하지 마세요. 자기의 모든 생각을 진실이라고 믿는지 자문해 보세요. 만일 그렇다면, 어떤 생각이 실제로는 견해일 뿐이며 절대적인 진실이 아닐 수 있는지 자문해 보세요. 자기의 생각이 진실한지 질문해 보고, 마음을 깨끗이 청소하세요.

2. 몸의 샤우차를 실천해 보세요. 규칙적인 요가 수련은 몸을 정화합니다. 수련 시간에 일련의 자세를 시도해 보세요. 건강에 좋고 영양이 풍부한 음식을 오늘 먹어 보세요. 좀 더 정화가 필요하다고 느껴지면, 과채즙 단식을 해 보고, 아니면 실험적으로 하루 동안 한 가지 종류의 음식(유제품이나 밀가루, 고기 등)을 뺀 식단으로 간이 정화를 해 보세요. 일 년 동안 일주일에 한 번씩 채식이나 완전 채식을 해 보는 방법도 고려해 보세요. 자신의 경험을 일기에 쓰고, 느낌이 어떤지 살펴보세요.

3. 세상의 샤우차를 실천해 보세요. 자주 가는 집 안의 어떤 공간이나 바깥의 장소에 약간의 관심을 기울여 보세요. 방치된 옷장을 찾아 정리하고, 냉장고와 식료품 저장실 안의 오래된 식품을 비우고 바닥을 쓸어 보세요. 집 밖으로 나갈 때는 거리에 버려진 쓰레기를 주워 보세요. 지구를 위해 긍정적인 행동을 해 보세요!

수련하기 1. 마리챠아사나 C — 현인 마리치에게 헌정하는 자세 C

비틀기는 가장 강력하게 내부를 정화시켜 주는 동작 중 하나이며, 이 자세는 비틀기의 기초를 익히기에 매우 좋습니다. 비트는 자세는 안에서 밖으로 몸을 씻어 주고 접어 주며, 몸의 내부를 더 깊이 자각하게 합니다.

단다아사나(막대기 자세)에서 시작합니다. 왼 무릎을 가슴 쪽으로 당깁니다. 왼쪽 엉덩관절(고관절)이 안쪽으로 부드럽게 회전되게 하여, 왼 무릎을 왼쪽 겨드랑이 쪽으로 부드럽게 당깁니다. 왼발을 바닥에 밀착시킵니다. 양쪽 엉덩이(궁둥뼈)는 바닥에 단단히 붙입니다. 아랫배를 안으로 깊숙이 당기고, 골반을 우묵하게 만든 상태에서 왼쪽으로 기울이기 시작합니다. 윗몸을 왼 넓적다리 바깥으로 붙이고, 갈비뼈를 안으로 당겨서 몸의 중심선에서부터 비틉니다. 숨을 내쉬며, 오른 팔꿈치로 왼쪽 정강이를 감쌉니다. 왼손을 들어 등 뒤로 뻗어서, 양손을 오른 엉덩이 위쪽에서 잡아 묶어 주어 자세를 완성합니다. 만일 양손을 맞잡을 수 없다면, 오른 어깨를 왼 넓적다리 바깥에 붙여 내리고, 오른손이나 손가락은 바닥을 짚고, 왼팔은 등 뒤 바닥을 향해 뻗어 지지한 상태에서 비틀기의 느낌에 집중합니다. 왼 어깨 너머를 바라봅니다. 적어도 다섯 번 호흡하는 동안 자세를 유지한 뒤, 단다아사나로 돌아옵니다. 오른쪽으로 반복합니다.

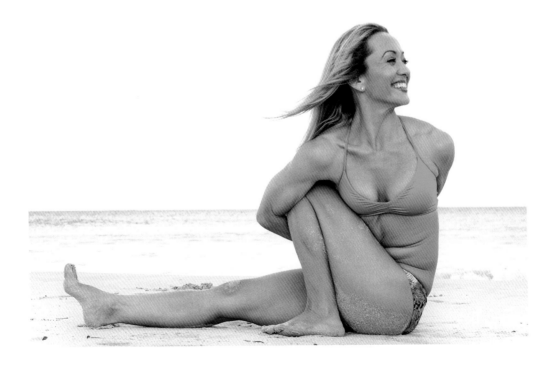

2. 파당구쉬타아사나 — 엄지발가락 잡는 자세

전굴 자세는 소화 기관의 정화를 촉진하고, 골반이 비어 있는 느낌이 들게 합니다. 파당구쉬타아사나는 몸을 정화할 필요가 있음을 실감하게 하는 깊은 전굴입니다.

사마스티티에서 시작합니다. 양발을 엉덩이 너비로 벌립니다. 두덩뼈(치골)를 뒤로, 위로 보내 엉덩관절(고관절)에서부터 몸을 접을 수 있게 합니다. 등이 굽지 않게 합니다. 윗몸을 앞으로 접어 손가락으로 엄지발가락을 잡습니다. 숨을 들이쉬며, 척추를 길게 늘이면서 가슴을 들어 올립니다. 숨을 내쉬며, 몸의 내부 깊은 곳에 만들어지는 공간 속으로 윗몸을 더 깊이 접어 줍니다. 만일 다리를 곧게 편 상태에서 발가락을 잡을 수 없다면, 무릎을 살짝 굽혀서 손가락으로 발가락을 단단히 잡은 뒤, 다리를 곧게 펴 봅니다. 골반이 비어 있는 느낌을 유지합니다. 이 자세로 다섯 번 호흡합니다. 숨을 들이쉬며, 팔을 곧게 펴고 부드럽게 고개를 들어 위를 바라봅니다. 숨을 내쉬며, 골반 바닥을 단단히 조인 상태에서 윗몸을 들어 올려 사마스티티로 돌아옵니다.

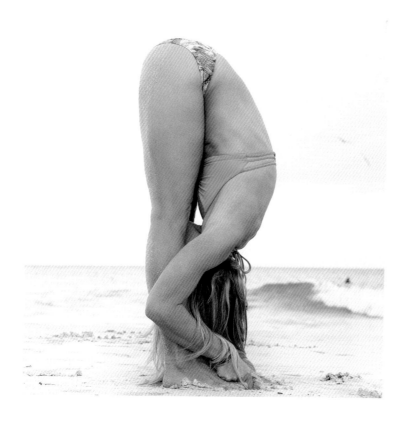

3. 바카아사나 — 두루미 자세

힘은 내부의 정화 과정에서 큰 부분을 차지합니다. 내부의 불과 정화의 열기를 키우는 것은 대개 '팔 균형 자세(팔로 균형 잡는 자세)'입니다. 바카아사나를 하기 위해서는 깊은 전굴에서 만들어지는 텅 비어 있음과 내부 불의 활성화가 필요합니다.

쪼그려 앉은 자세에서 시작합니다. 무릎을 겨드랑이 밑에 둡니다. 팔은 최대한 곧게 편 상태를 유지합니다. 만일 팔꿈치를 굽혀야 한다면, 팔이 바깥쪽으로 벌어지지 않게 합니다. 골반 바닥을 조이고, 아랫배근육을 단단히 조이고, 아래쪽 갈비뼈를 당긴 상태에서 몸무게를 앞쪽으로 보내 어깨를 안정시킵니다. 팔이음뼈(어깨뼈와 빗장뼈)를 견고하게 유지하면서, 엉덩이를 뒤로, 위로 보냅니다. 코를 응시합니다. 무릎을 앞쪽으로 누르고, 발을 엉덩이 쪽으로 끌어올리고, 손가락 끝으로 바닥을 쥐는 듯한 느낌으로 밀어내면서, 몸을 들어 올려 바카아사나로 들어갑니다. 만일 양발을 동시에 들어 올려 완전한 자세로 들어갈 수 없다면, 몸을 앞으로 기울인 상태에서 멈추고 한 번에 한 발씩만 들어 올립니다. 양발을 한꺼번에 들어도 될 만큼 힘이 충분히 강해졌다고 느껴지기 전에는 양발을 교대로 들어 올립니다. 이 자세로 다섯 번 호흡합니다. 숨을 내쉬고, 쪼그려 앉은 자세로 돌아옵니다. 위의 동작을 세 번 반복합니다.

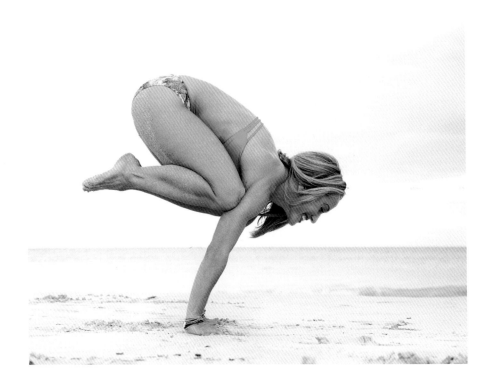

4. 마유라아사나 — 공작 자세

이 강력한 '팔 균형 자세(팔로 균형 잡는 자세)'는 아마도 요가 수련에서 가장 전통적인 정화 자세일 것입니다. 마유라아사나는 위장과 소화계를 강화하여 독성에 대한 면역력을 높이는 자세로 알려져 있습니다. 공작은 대개 독이 있는 동물을 먹이의 일부로 먹어도 해를 입지 않는다는 말이 있습니다.

무릎을 꿇은 자세에서 시작합니다. 양손을 뒤로 돌려 손가락이 발가락을 향하게 합니다. 새끼손가락과 팔꿈치가 일직선으로 정렬되게 합니다. 팔꿈치를 구부려 복부 중앙의 명치 아래에 둡니다. 팔이음뼈(어깨뼈와 빗장뼈)를 안정시키고, 배근육(복근)을 단단히 조이고, 몸무게를 앞쪽으로 보내면서 다리를 들어 마유라아사나로 들어갑니다. 등이 둥글게 굽지 않게 합니다. 그러는 대신 몸 앞면의 근력을 써서 자세로 들어가 안정시킵니다.

나는 이 자세를 제대로 해내기까지 여러 해가 걸렸습니다. 그러니 인내심을 가져 보세요. 만일 두 다리를 동시에 들어 올릴 수 없다면, 한 번에 한 발씩만 들어 올리고, 양발을 함께 들 수 있을 만큼 충분히 힘이 세졌다고 느껴지기 전에는 양발을 교대로 들어 올립니다. 이 자세로 다섯 번 호흡합니다. 자세를 세 번까지 반복합니다. 마유라아사나에서 빠져나오려면, 양발을 바닥으로 내리고, 무릎을 굽히고, 양손을 바닥에서 뗍니다.

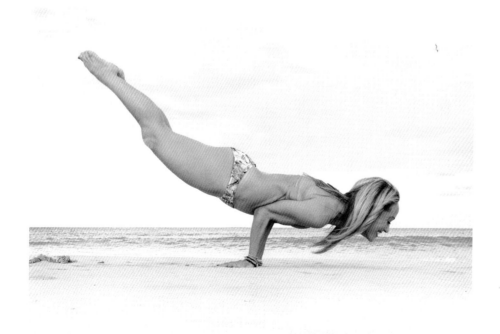

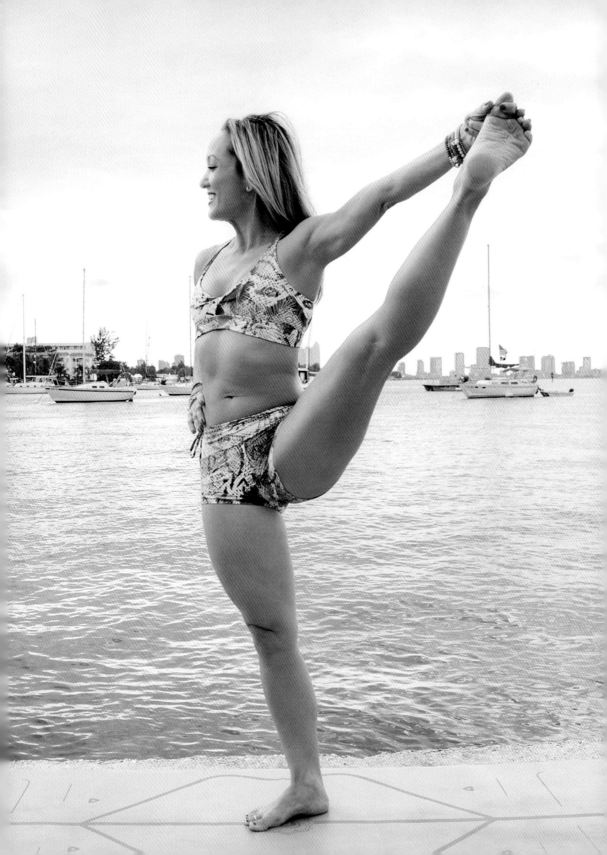

만족하기로 선택하기
산토샤 Santosha

"요즘 어떠세요?"라고 누가 안부 인사를 건넬 때, "바쁘네요."라는 대답이 자동적으로 나오나요? 바쁨은 중독성이 있습니다. 바쁨은 더욱더 많은 행동을 그 정신없는 소용돌이 속으로 끌어당기는 듯한 관성이 있습니다. 그것을 멈추기란 불가능한 것처럼 느껴지죠! 바쁨은 일종의 가벼운 조증(躁症)이며, 끊임없이 무언가를 하는 이유는 바쁘게 움직이는 동안에는 아무것도(예컨대 불편한 감정을—옮긴이) 느끼지 않아도 되기 때문입니다. 요가는 이런 바쁜 마음 상태를 거스르는 길입니다. 그리고 자기 마음의 세계, 감정의 세계에 쌓여 있는 잡다한 것들을 알아차릴 수 있도록 도와줍니다.

현대인의 삶에서 가장 강력한 브리띠(마음의 동요) 중 하나는 계속 이어지는 바쁜 생활로 인해, 또 계속해서 다음의 중요한 목표에 도달하려는 강박적인 추구로 인해 고조된 흥분 상태입니다. 이처럼 끊임없이 더 나아지려 하고 더 많이 하려는 태도는 우리의 신경계를 녹초로 만들어 공황 상태에까지 이르게 할 수 있습니다. 많은 사람은 스트레스를 받는 데 중독되어 있어서, 휴식을 취하고 스트레스를 줄이고 내면세계와 연결되어 보려는 생각을 아예 하지 못하는 것 같습니다. 스트레스에 중독된 마음은 그 어떤 것도 충분하다고 느끼지 못합니다. 그래서 우리는 결코 만족하지 못합니다. 우리는 스스로 일으키는 불행과 불만족이 반복되는 악순환에 사로잡힙니다. 회오리바람처럼 정신없이 빙빙 도는 바쁜 생활 방식은 우리가 마치 삼사라(samsara)의 수레바퀴—때로는 거짓 자아 즉 에고에 바탕을 둔 환상의 거미집을 짓는 시간의 물레로 이해되기도 하는—에 사로잡힌 듯한 느낌이 들게 합니다.

쳇바퀴처럼 돌아가는 바쁜 삶을 살게 되는 까닭은 우리의 행위들이 '나와 '나의 것'이라는 에고 의식, 즐거움과 고통, 집착과 혐오에 뿌리를 두고 있기 때문입니다. 에고는 늘 변화하는 삼사라의 수레바퀴 위에서 영원한 행복과 안정된 자리를 찾으려 하지만, 결코 찾지 못합니다. 삼사라는 미래의 약속된 성공이라는 어떤 미지의 목적지에 도달하기 위해 전면적인 무한 경쟁으로 들어가겠다는 결정입니다. 하지만 그 모든 바쁨의 표면 바로 밑에는 커다란 문젯거리가 있습니다! 슬픔이나 우울, 분노, 불안, 자기연민, 두려움 등 우리가 가급적 느끼고 싶지 않은 감정들이 잠재의식 속에 묻힌 채 기다리고 있는 것입니다. 관심이 필요하지만 바쁜 사람의 우선순위 목록에서 맨 뒷전으로 밀려나는 만성 통증이나 반복되는 부상, 질병, 또는 그 밖의 가벼운 질환 같은 신체의 문제들은 제대로 처리되지 않은 스트레스를 몸이 내면화하는 많은 방식 중 하나입니다. 흔히 에고가 바쁘게 활동하는 이유는 상처 입은 가슴속에 억눌려 있는 아픔과 고통 같은 단순한 진실을 직면하는 것이 두렵기 때문입니다.

당신의 세상이 아무리 빨리 돌아가고 당신이 실제로 아무리 바쁘다 해도, 이것은 당신의 삶이며 당신이 선택권을 쥐고 있습니다. 당신이 할 일은 오로지 감정을 보호하는 갑옷을 뚫고 숨을 쉴 수 있을 만큼, 자신이 회피하고 있는 것들을 직면할 수 있을 만큼 충분히 강해지는 것뿐입니다.

바쁨은 공허감에서 비롯되는 경우가 많습니다. 내면의 공허감은 자신의 '가치'를 증명하기 위해 활동이나 성취에 매진하도록 몰아갑니다. 나는 이런 상태를 충분히 경험했습니다. 나는 스스로 성취한 것들로, 이를테면 어떤 아사나들을 해내기 위해 얼마나 열심히 노력했는지로 인간으로서 나의 가치를 증명해야 한다고 느낀 시기들이 있었습니다. 그 뒤 아버지의 건강이 갑자기 악화되고 나의 결혼 생활에도 위기가 찾아왔는데, 그때 내가 처음 보인 반응은 더 많은 일을 하고, 정신없이 바쁜 일정 속으로 뛰어들어 잠시도 멈추지 않는 것이었습니다. 내 삶의 수레바퀴가 최대의 속도로 돌아가고 있었지만, 그 바퀴들은 곧 부서질 수밖에 없었습니다. 그것들은 내게 부족한 것의 관점에 기반을 두고 있었기 때문입니다. 고맙게도, 내가 걸어온 요가의 길은 나 자신의 문젯거리에서 빠져나오는 방법을 보여 주었습니다.

요가의 전통 철학에는 현대인의 바쁜 삶에 대한 해결책이 있습니다. 요가 철학에 따르면, 오로지 자기 자신을 정확히 있는 그대로, 자기 존재를 온전히 그리고 완전히 받아들이는 법을 배울 때만 참되고 오래가는 평화와 기쁨을 찾을 수 있다고 합니다. 이처럼 자기 자신을 온전히 받아들일 때 오는 만족을 산토샤(santosha)라고 합니다. 산토샤는 자기 안에 있는 영원한 진실의 자리와 연결될 때 찾아오는 행복입니다. 그곳에서는 필요한 모든 것이 이미 당신에게 있고, 모든 것이 좋고 완전하며, 당신은 우주의 모든 사랑을 만날 수 있습니다. 사실은 그곳이야말로 유일하게 실재하는 자리입니다. 산토샤는 불안함이 없고, 완전하고 온전하며, 충만한 가슴과 맑은 마음의 지혜 안에 있는 강하고 평온한 마음입니다. 산토샤는 아쉬탕가 요가의 여덟 가지 가운데 두 번째인 니야마에 포함되는데, 니야마는 요가의 길에 따라 개인적으로 지키고자 하는 지침입니다.

바쁨의 바다에는 마음을 산만하게 하는 무언가가 늘 있을 것입니다. 답장을 해야 하는 또 하나의 이메일, 또 다른 판촉 활동이 기다리고 있거나, 더 근사한 차나 더 넉넉한 은행 잔고, 더 큰 집을 갖고 싶을 수 있습니다. 그것들의 정체를 간파해 보세요. 그것들은 우리의 마음을 산만하게 만들어서 바른 길에서 벗어나 길을 잃게 하고, 정말로 중요한 것이 무엇인지를 착각하게 하며, 중요한 것에 집중하지 못하도록 방해하는 것들입니다. 산토샤라고 하는 마음 상태의 수련은 삶의 영적 목적에 계속 전념할 수 있는 힘을 줄 것입니다. 산토샤는 하나의 특정한 수련에 불과한 것이 아니며, 우리가 취하는 모든 행위에 영향을 미치는 인식 체계(패러다임)의 전환입니다. 그것은 마치 마음의 운영 체제를 업데이트하고 성공의 측정 기준을 재조정하는 것과 같습니다. 요가적인 삶에서 매일의 목표는 더 많이 사랑하고, 영적인 가슴에 충실하고, 사랑 안에서 서로를 존중하고 존경하며 소중히 여기는 것입니다. 요가 수행자는 지나치게 바쁜 삶 속에서 나타나는 크고 작은 불평불만들을 항상 방심하지 말고 경계해야 합니다. 만일 이것들을 알아차리지 못하고 내버려 둔다면, 겉으로 표현되지 않는 이런 생각들은 때로는 다른 사람(또는 자기 자신)을 향한 원망이나 반감, 질투, 반감의 씨앗을 심게 됩니다.

내가 요가 수련을 특별히 잘한다고 느낀 적이 없다는 것을 알면 당신은 놀랄지도 모르겠습니다. 사실은 너무 서투르다는 느낌에 패배감을 안고 매트를 떠난 적도 많습니다. 이제까지 20년 가까이 수련을 했지만, 지금도 여전히 새로운 자세를 시도하느라 허우적거릴 때마다 몸이 제대로 움직이지 않는다는 느낌을 받습니다. 하지만 예전과 다른 점이 있다면, 지금은 더 이상 그런 것에 신경 쓰지 않는다는 점입니다. 그것이 바로 산토샤의 힘입니다. 나는 이제 엉덩방아를 찧어도 완전히 만족합니다. 예전에는 그럴 때면 무척 화가 나고 기분이 안 좋았지만, 지금은 미소를 짓거나 웃음을 터뜨립니다. 만족은 자신의 참된 본성을 이해할 때 일어납니다. 그때 모든 행위는 자기 안의 온전함을 반영하게 됩니다. 자신이 길에서 벗어나고 있다고 느낄 때마다, 잠시 멈추고, 자신을 점검하고, 마음이 다시 더 깊은 삶의 목적을 향하도록 해 보세요. 산토샤를 선택하기로 결심하면, 바쁨은 순수한 있음으로 대체됩니다.

실천하기

1. 생각 속의 산토샤를 실천해 보세요. 평온한 마음을 기르는 연습을 해 보세요. 다음에 '좋은' 또는 '나쁜' 것으로 인식하기 쉬운 경험을 하게 된다면, 그런 이야기를 내려놓고 '지금 있는 것'을 아무 판단 없이 그저 지켜보세요. 열 번을 세는 동안 호흡에 집중하고, 자연스럽게 이루어지는 호흡을 지켜보세요. 숨이 자연스럽게 들어오고 나가도록 놓아두세요. 저절로 펼쳐지는 경험을 그저 지켜보고, 있는 그대로의 경험에 만족해 보세요. 지금 일어나는 일에 대해 아무 이야기도 하지 말고, 아무 가치 판단도 하지 말아 보세요. "지금 있는 것이 있을 뿐이야."라고 말하고, 느낌들을 있는 그대로 놓아두세요.

2. 자기의 세상에서 산토샤를 실천해 보세요. 일상생활에서 습관적으로 불평하는 분야—날씨, 정치, 또는 교통 등—가 무엇인지 알아차려 보세요. 막 불평을 하려 할 때면 스스로 점검해 보세요. 짜증이 나려 할 때는 먼저 '지금 있는 것'을 그저 지켜본 뒤, '지금 있는 것'을 받아들이는 연습을 해 보세요. 자신의 세상과 화해해 보세요. 하루를 돌아보면서 산토샤를 얼마나 실천했는지 확인해 보세요. 만일 교통 체증에 갇혀 있다면, 그저 지켜보세요. '나는 지금 교통 체증에 갇혀 있을 뿐이야.' 그 상황을 좋거나 나쁜 것으로 만들지 마세요. 그 상황을 있는 그대로 놓아두세요. 자신의 현재 상황에 대해 어떤 긍정적인 이야기도, 부정적인 이야기도 하지 말아 보세요. 그저 존재하세요.

3. "나는 충분하다."를 기억하세요. 가슴에 주의를 기울이세요. 자신을 빛으로 가득한 존재로 보고, 그 내면의 빛이 영혼의 양식이 되고 또 넘쳐흐르는 샘처럼 온몸을 가득 채우게 하세요. "나는 충분해."라고 말해 보세요.

수련하기

1. 웃카타아사나 — 의자 자세

이 자세는 우리가 힘든 일과 화해하고 영적 인내심을 키우게 해 줍니다. 사마스티티에서 시작합니다. 매트 앞쪽에 서서, 양쪽 엄지발가락을 나란히 붙이고, 뒤꿈치 사이를 조금 벌립니다. 무릎을 깊이 굽히면서 엉덩관절(고관절)을 바닥 쪽으로 낮춥니다. 넓적다리 앞쪽 근육(넙다리 네 갈래근)을 단단히 조인 채로 양 넓적다리 안쪽을 서로 당깁니다. 아랫배를 안으로 당겨 척추와 허리 부위를 지지합니다. 엉덩이를 뒤로 깊이 뺀 상태로, 가슴우리(흉곽)와 몸통을 들어 올립니다. 양팔을 쭉 펴서 천장 쪽으로 치켜들고, 양손바닥을 맞대 서

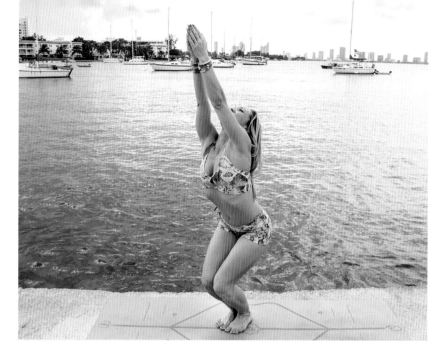

로 밀어 줍니다. 고개를 들어 엄지손가락을 응시하면서 웃카타아사나로 완전히 들어갑니다. 이 자세로 다섯 번 호흡한 뒤, 사마스티티로 돌아갑니다.

이 자세를 취하는 동안 넓적다리에 타는 듯한 느낌을 경험할 수 있습니다. 마음의 평정을 유지하는 연습을 하고, 넓적다리에 불가피하게 일어나는 약간의 통증에 만족하세요. 지켜보세요. '넓적다리가 타는 것 같아.' 그리고 그 자세에 머무릅니다.

2. 웃티타 하스타 파당구쉬타아사나 ― 뻗은 손으로 엄지발가락 잡는 자세

균형 잡는 자세를 할 때는 흔히 균형을 잡으려 애쓰는 동안 수없이 넘어지게 마련입니다. 이 과정은 마음의 산토샤 상태에 대한 도전이 될 것입니다.

사마스티티에서 시작합니다. 숨을 들이쉬며, 왼 무릎을 굽히면서 다리를 들고, 왼손의 손가락으로 왼쪽 엄지발가락을 잡습니다. 일단 균형을 잡으면, 왼쪽 엉덩관절(고관절)을 뒤로 당기면서 왼 다리를 위로 쭉 뻗어 올립니다. 다리를 쭉 펴는 데 성공했다면, 배를 안으로 당기고 숨을 내쉬면서 윗몸을 앞으로 접으며, 가슴 중앙의 복장뼈(흉골)를 무릎과 정렬시킵니다. 다리를 쭉 펼 수 없다면, 윗몸을 앞으로 접지 말고, 그대로 선 자세에서 균형을 잡아 봅니다. 이

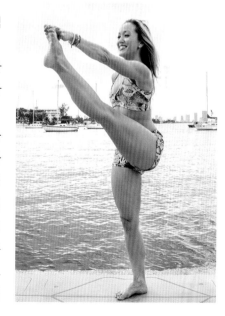

자세로 다섯 번 호흡합니다.

골반 바닥의 힘으로 자세를 안정시키면서, 숨을 들이쉬며 윗몸을 세웁니다. 숨을 내쉬며, 왼쪽 엉덩관절(고관절)을 바깥쪽으로 회전하면서 왼 다리를 옆으로 가져갑니다. 오른쪽을 바라봅니다. 아직 다리를 쭉 펼 수 없다면, 무릎을 굽혀 엄지발가락을 잡습니다. 이자세로 다섯 번 호흡합니다. 숨을 들이쉬며, 왼 다리를 다시 가운데로 가져온 뒤, 자세를 안정시킵니다. 숨을 내쉬고, 윗몸을 앞으로 접으며, 가슴 중앙의 복장뼈(흉골)를 무릎 쪽으로 낮추고 엉덩이는 뒤로 보냅니다. 숨을 들이쉬며, 다리를 들어 올린 채로 윗몸을 다시세웁니다. 양손을 허리에 짚고 균형을 잡습니다. 균형을 유지하며 다섯 번 호흡합니다. 사마스티티로 돌아옵니다. 오른쪽으로 반복합니다.

이 아사나는 높은 수준의 균형과 유연성을 요구하기 때문에 좌절하거나 조급해지기쉽습니다. 이보다 더 잘해야 한다는 생각을 버리고 자기의 현재 수준을 있는 그대로 받아들이는 태도로 산토샤를 수련해 보세요. 만일 넘어지거나 균형을 잃으면, 평정심을 유지하면서, 넘어지거나 균형을 잃는 모습을 그냥 지켜보고, 다시 시도해 보세요.

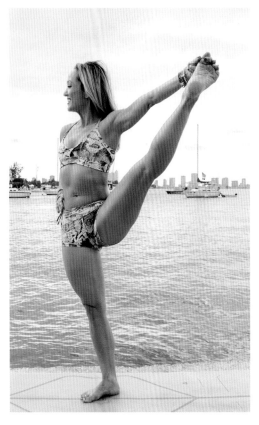 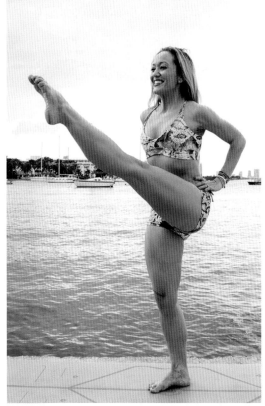

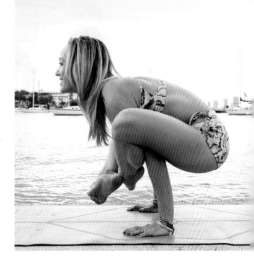

3. 부자피다아사나 — 어깨 누르는 자세

아도 무카 슈바나아사나(다운독, 아래를 바라보는 개 자세)에서 시작합니다. 숨을 들이쉬며, 앞으로 점프하거나 걸어서 양발을 양손 바깥쪽 바닥에 둡니다. 팔꿈치와 무릎을 살짝 굽혀, 넓적다리를 위팔 위에 올려놓습니다. 골반 바닥을 조여 몸을 들어 줍니다. 발을 바닥에서 들어, 종아리로 팔을 두르고 양 발목을 교차합니다. 발목을 쉽게 교차할 수 없다면, 정자세로 들어가지 않습니다. 그러는 대신, 자신의 현재 한계를 인정하고 산토샤를 실천해 보세요.

숨을 내쉬며, 몸을 앞으로 회전하여 내려가듯이 기울여 머리나 턱을 바닥으로 내리면서 양발을 양손 사이로 미끄러지듯 집어넣어 뒤로 뺍니다. 이 자세로 다섯 번 호흡합니다. 숨을 들이쉬며, 머리를 들고, 양발을 천천히 다시 앞으로 가져옵니다. 숨을 내쉬며, 발목을 풀고, 양발을 양팔 바깥으로 돌려 가져간 뒤, 뒤로 점프하여(점프 백) 차투랑가 단다아사나(사지 막대 자세)로 들어갑니다.

많은 수련자들이 이 자세를 시도하면서 실패감을 느끼게 될 것입니다. 엉덩이가 바닥으로 주저앉거나 뒤로 미끄러져 내려가는 경우는 흔히 일어나는 일입니다. 주저앉을 때마다, 주저앉는 모습을 지켜보고, 동작을 서둘러 진행해야 한다고 생각하는 대신, 자신의 현재 수준을 있는 그대로 받아들여 보세요.

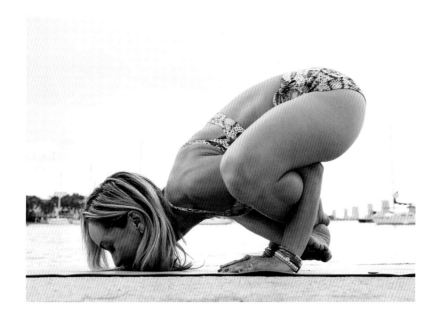

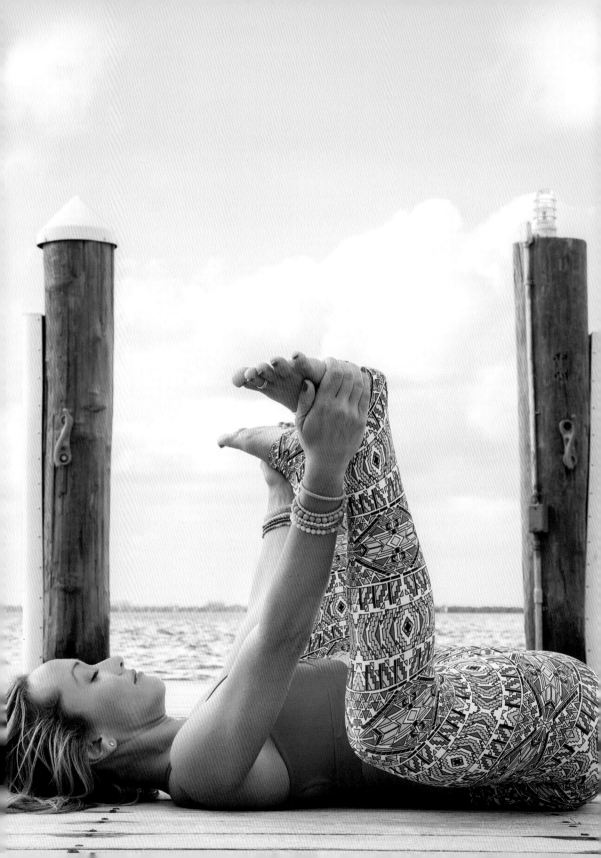

5일 비폭력
아힘사 Ahimsa

요가는 외적 자아의 그럴싸해 보이는 층들을 뚫고 들어가, 우리 각자 안에 있는 연민과 공감의 여리고 아픈 가슴을 드러냅니다. 요가 안에서 그런 고통을 허용하고 경험할 때마다 우리의 가슴은 더 넓어지고 더 크게 성장합니다. 모든 고통을 느낄 수 있을 만큼 용감해질 때 우리는 아힘사(비폭력)를 서약할 수 있을 만큼 강해집니다. 스리 파타비 조이스는 수련생들이 요가적인 삶의 도덕적, 윤리적 원칙에 대해 스스로 질문할 때까지 기다렸으며, 질문을 하면 비로소 설명을 해 주었습니다. 힘든 수련을 통해 그들의 가슴이 준비되기 전에는, 그들이 이미 고수하고 있는 어떤 규칙이나 지침을 대체할 새로운 원칙을 제시해 봐야 별 소용이 없음을 알고 있기 때문인 것 같았습니다.

오늘의 요가 수업은 아힘사입니다. 파탄잘리의 《요가 수트라》에서 아힘사는 요가적인 삶을 위한 첫 번째 도덕적, 윤리적 원칙입니다. 아힘사는 다른 여덟 개의 가지를 담으면서 요가 수련을 가능하게 하는 '그릇'입니다. 힘사(himsa)는 산스크리트 어로 '폭력'을 뜻하며, 아힘사(ahimsa)는 '비폭력'으로 번역됩니다. 그러나 아힘사는 비폭력뿐 아니라, 폭력의 반대인 연민과 자비, 평화, 사랑도 의미한다고 할 수 있습니다. 파탄잘리는 더 나아가 아힘사를 마하브리탐(mahavrtam)이라고까지 말하는데, 이 산스크리트 어는 '위대한 서약'이라는 뜻입니다. 이 위대한 서약은 다른 사람들에게 판단을 받는 율법적인 계율이 아니라, 요가 수행자가 가슴으로 충실히 따르는 것입니다. 수련생들은 순수 채식이나 환경 보호 등 아힘사의 일부 측면을 실천할 수 있지만, 만일 연민이 아니라 비판적인 태도로 그렇게 한다면, 그런 실천은 아힘사의 본래 취지를 완전히 벗어나는 것입니다. 폭력은 수많은 모습을 취하며, 더욱 평화로운 삶을 향한 첫걸음은 우리가 지금까지 살면서 다른 사람들에게 당했거나 가했던 폭력을 인식하는 것입니다. 그런 폭력성은 우리 자신이나 다른 사람을 향한 연민의 결핍이나 비난으로 나타나는 경우가 많습니다.

최고의 요가 수행자는 세상에서 치유의 힘이 됩니다. 자기 삶 속의 폭력을 끝내는 것으로 자신의 여정을 시작해 보세요. 자기 자신을 받아들이고, 너그럽게 포용하고, 연민의 눈길로 바라보는 태도를 기르는 것으로 시작해 보세요. 자기 자신, 자기의 몸, 자기의 성공, 그리고 자기의 실패와 화해해 보세요. 자기 자신을 향해 부정적인 말이나 생각, 행동을 하지 마세요. 수련을 할 때 자기 자신을 너무 다그치거나 질책하지 마세요.

자기의 몸을 있는 그대로 껴안으세요. 다른 어떤 사람의 몸처럼 만들기 위해 애쓰지 마세요. 수련을 위한 완벽한 몸은 지금 자신이 지니고 있는 몸입니다. 나는 너무 오랫동안 내 몸을 미워하면서 삶을 낭비했습니다. 자기를 향한 미움은 자존감을 갉아먹고, 자신이 먹거나 먹지 않는 어떤 음식보다도 훨씬 더 해로운 불행의 껍질을 남기게 됩니다. 그러는 대신, 자기의 몸을 신성한 경배의 장소로 대하고, 삶을 긍정하는 말만을 자기에게 해 주세요. 아힘사는 자기를 사랑하겠다는 깊은 결심과 함께 시작되어야 합니다.

자기 자신과 평화로운 관계를 이루기 시작했다면, 이제는 관심을 주변 세계로 돌려 보세요. 하루 동안 사람들과 교류할 때 아힘사의 태도로 말하고 생각하고 행동해 보세요. 반려자나 친구, 가족과 이야기할 때 자신의 말투와 어조에 세심한 주의를 기울여 보세요. 적어도 해를 끼치지는 않으려고 노력해 보세요. 부정적이거나 폭력적인 생각을 알아차리고, 그런 생각들을 책임져 보세요. 부정성에 뿌리를 둔 행동을 자제해 보세요. 다음에는 자신의 행동이 세상에 미칠 수 있는 영향에 관심을 기울여 보세요. 그러다 보면 세상의 바람직한 변화를 위해 불우이웃을 돕는 자원봉사를 하거나, 버림받은 동물들을 돌보거나, 정치 지도자들에게 청원을 하고 싶은 강한 바람을 느낄 수도 있습니다.

어쩌면 당신은 내가 그랬듯이 채식 위주의 식단으로 바꾸는 것이 좋겠다고 느낄지도 모릅니다. 내게 채식이나 순수 채식(비건)을 해야 한다고 말한 사람은 아무도 없었고, 나 역시 당신에게 이 길을 따라야 한다고 말하는 것이 아닙니다. 나는 수련을 하면서 자연스럽게 내가 먹는 음식이 건전한지 여부에 의문을 품게 되었습니다. 그리고 상업적인 대규모 축산업이 과연 윤리적인지, 또 환경에는 어떤 영향을 미치는지를 다룬 책들을 읽게 되었습니다. 나는 동물들과 지구에 대해 강한 연민을 느꼈고, 채식 위주의 식단으로 바꾸는 것이 내게 좋은 선택이라고 판단했습니다. 만일 당신이 요가적인 식단에 관해 스리 파타비 조이스에게 묻는다면, 그는 언제나 "소박한 채식."이라고 대답할 것입니다. 하지만 어느 누구에게도 그렇게 식단을 바꾸라고 강요하지는 않았습니다.

아힘사는 대개 채식이나 순수 채식 식단을 따르는 도덕적, 윤리적 선택과 연관되지만, 그보다 훨씬 이상의 것입니다. 내가 만난 사람들 가운데 가장 화가 많은 사람 중 일부는 채식을 하는 사람이었고, 가장 평화로운 사람 중 일부는 고기를 먹는 사람이었습니다. 요가 수행자의 삶을 산다는 것은 하나의 규범을 만든 뒤, 다른 사람들이 그 기준에 따라 살지 못할 때 그들을 비판하거나 비난하는 것이 아닙니다. 아힘사를 완벽하게 따를 수 있는 사람은 없습니다. 감정을 상하게 하는 모든 말이나 가혹한 생각, 모든 원망이나 질투의 씨앗, 재활용을 할 수 없는 모든 플라스틱 조각과 비닐봉지, 모든 원자력의 이용, 그리고 석유를 이용한 모든 차량 운행까지도 아힘사를 위배하는 것으로 여겨질 수 있기 때문입니다. 나는 요가를 믿지만, 진실로 당신을 믿습니다. 요가 수행자들의 세대는 세상을 바꿀 수 있습니다! 오직 문화적 가치들이 대규모로 변할 때, 우리는 지구를 치유할 수 있는 세계적인 변화를 목격하게 될 것입니다.

선함은 행동입니다. 우리의 가슴은 언제나 행동으로 분명히 드러납니다. 어떤 것을 중요하게 여긴다고 말할 수는 있지만, 우리가 시간을 실제로 어디에 쓰는지는 우리가 정말로 중요하게 여기는 것이 무엇인지를 보여 줍니다. 아힘사를 따르겠다는 결심은 자기의 영혼과 세상 사이의 살아 있는 약속입니다. 아힘사 원칙을 따르면서 참된 요가 수행자의 삶을 살아가세요. 요가 수행자가 된다는 것이 어떤 의미인지에 대해 다른 사람이 하는 말만 듣지 말고, 자기의 가슴을 따르세요. 자기의 세상을 더 평화로운 곳으로 만들겠다는 가슴의 결심을 행동으로 실천해 보세요.

---

1. 말과 생각에서 아힘사를 실천해 보세요. 하루 종일 삶을 긍정하는 말만 하고, 자기 자신과 자기의 세상에 대해 긍정적인 생각만 하겠다고 결심해 보세요. 자신이 부정적인 말을 하려고 하면 말을 멈춰 보세요. 거짓을 말하지 말고, 의도가 좋지 않은 이야기는 자제해 보세요. 이는 공격적인 말을 하지 않고, 소셜 미디어(SNS) 상에서 익명으로 부정적인 언급을 하지 않으며, 어떤 형태의 말다툼도 하지 않음을 의미합니다.

2. 아힘사 식단을 고려해 보세요. 자신이 어떤 음식을 선택하는지, 그리고 이런 선택이 세상에 어떤 영향을 미치는지를 주의 깊게 살펴보세요. 만일 자신이 고기를 먹는 사람이라면, 자신이 먹는 고기가 어떤 동물의 것인지, 그 동물이 어떤 과정을 거쳐 그 음식 속의 고기가 되었을지 생각해 보세요. 자신이 채식을 하는 사람이라면, 유제품과 같은 동물성 식품이 정말 윤리적인 생산 과정을 거친 것인지 생각해 보세요. 자신이 순수 채식을 하는 사람이라면, 자신이 먹는 음식을 만드는 생산 수단과 농업 과정에 대해 생각해 보세요. 하루에 한 끼만이라도 세상에 대한 폭력이 가장 적게 가해진 음식으로 식단을 짜 보세요.

3. 자기치유를 실천해 보세요. 우리가 행사하는 폭력의 가장 큰 근원은 아마 우리 자신일 것입니다. 우리는 자기의 단점이나 실패라고 여기는 것들을 이유로 자신을 가혹하게 벌주거나 부정성을 내면화합니다. 하루 동안, 마음속으로 자기와 긍정적인 대화만 하거나 자기를 긍정하는 시간을 가져 보세요. 순간순간 자신이 잘한 모든 일을 떠올려 보고, 자신이 저지른 모든 실수를 용서해 보세요. 자신을 의심하거나 판단한다는 것을 알아차릴 때마다, 곧바로 멈추고 그런 생각을 반대로 뒤집어 보세요. 자기의 좋아하지 않는 신체 부위에 관심을 기울이는 대신, 좋아하는 신체 부위에 관심을 기울여 보세요. 만일 자기에게 어떤 긍정적인 말도 도저히 해 줄 수가 없다면, 내면의 부정적인 대화만이라도 자제해 보세요.

4. 세상의 치유를 실천해 보세요. 지구는 더욱 평화로운 삶을 살겠다는 우리의 결심이 필요합니다. 자신의 행동 하나하나와 그 행동이 환경에 미치는 영향을 자원과 오염이라는 관점에서 평가해 보세요. 지구에 미치는 악영향을 줄이기 위해 우리가 바꿀 수 있는 것들은 무엇일까요? 열정을 갖고 시간과 에너지를 쏟을 만한 이상이 있나요?

수련하기   1. 아난다 발라아사나 — 행복한 아기 자세

아난다 발라아사나는 자신의 엉덩관절(고관절)과, 결국에는 자기 자신과 화해할 수 있는 기회를 줍니다. 반듯이 누운 자세에서 시작합니다. 숨을 들이쉬며 다리를 들어 올리고, 무릎을 구부리면서 넓적다리를 몸통 쪽으로 접어 내립니다. 넓적다리를 몸통보다 조금 넓게 벌리고, 아랫다리는 수직을 이루게 합니다. 양손을 뻗어 양쪽 발날을 잡습니다. 엉치뼈(천골)는 바닥에 최대한 가까이 붙이고, 양손으로 양발을 잡을 수 있을 정도로만 엉치뼈를 들어 올립니다. 일단 편안한 상태에 이르면, 양손으로 양발을 잡은 채 엉치뼈를 바닥으로 내립니다. 고개를 들어 천장을 응시하거나 눈을 감습니다. 아랫배를 안으로 당겨서 등 아랫부분을 지지합니다. 이 자세를 유지하며 적어도 다섯 번 호흡합니다. 반듯이 누운 자세로 천천히 돌아옵니다. 자기의 체구나 몸매, 또는 엉덩관절(고관절)의 한계 등에 대한 부정적인 생각들이 일어날 때, 그 생각을 알아차려 보세요. 자기의 몸을 향한 평화적인 태도, 회복시켜 주는 태도를 길러 보세요.

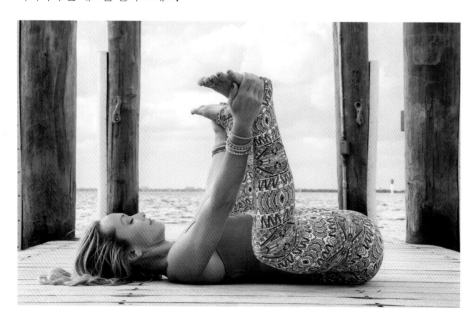

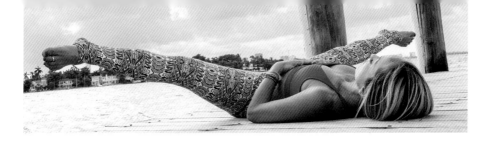

2. 숩타 사마코나아사나 — 누워서 다리 벌리는 자세

몸을 회복시켜 주는 이 자세는 자기를 받아들이는 평화로운 태도를 기르는 데 도움이 됩니다. 반듯이 누운 자세에서 시작합니다. 숨을 들이쉬며, 다리를 모아서 들어 올립니다. 엉치뼈(천골)는 바닥에 붙이고, 아랫배를 안으로 당깁니다. 숨을 내쉬며, 두 다리를 양옆으로 벌리면서 넓적다리 안쪽을 늘여 줍니다. 넓적다리 앞쪽 근육(넙다리 네 갈래근)을 수축한 채로 두 다리를 적극적으로 바깥쪽으로 뻗어 줍니다. 발가락을 모아 뻗어 주어 소극적인 자세가 되지 않게 합니다. 이 자세를 유지하며 열 번 호흡합니다. 천천히 숨을 들이쉬며 두 다리를 다시 모아 줍니다. 숨을 내쉬며 다리를 바닥으로 내립니다.

평화롭고 수용적인 태도를 길러 보세요. 몸에게 어떤 자세를 강요하거나 너무 깊은 자세로 들어가도록 요구하지 않는 연습을 해 보세요. 자신의 현재 상태를 있는 그대로 인정하고 받아들여 보세요.

3. 숩타 마첸드라아사나 — 누워서 척추 비틀기 자세

이 간단한 자세는 자기치유를 실천하기에 더없이 좋은 자리입니다. 반듯이 누운 자세에서 시작합니다. 숨을 들이쉬며, 오른 무릎을 굽혀 가슴 쪽으로 가져옵니다. 오른 무릎을 왼손으로 잡아 줍니다. 숨을 내쉬며, 오른 무릎을 몸의 중심선을 가로질러 왼쪽으로 가져가면서 몸을 비틀며, 오른 무릎을 왼쪽 바닥으로 내립니다. 왼 다리를 안정시키고 곧게 뻗은 상태를 유지합니다. 오른팔을 옆으로 뻗으며 어깨와 정렬되게 합니다. 배꼽 아래 부위를 안으로 당기고, 골반 바닥을 조입니다. 고개를 돌려 오른쪽을 바라봅니다. 이 자세를 유지하며 열 번 호흡한 뒤, 중앙으로 돌아와 왼쪽으로 반복합니다.

평화와 수용이 있는 내면의 공간을 발견하세요. 자신을 향한 모든 부정적인 태도를 놓아 버리고, 그저 존재하세요.

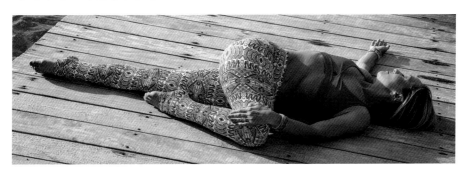

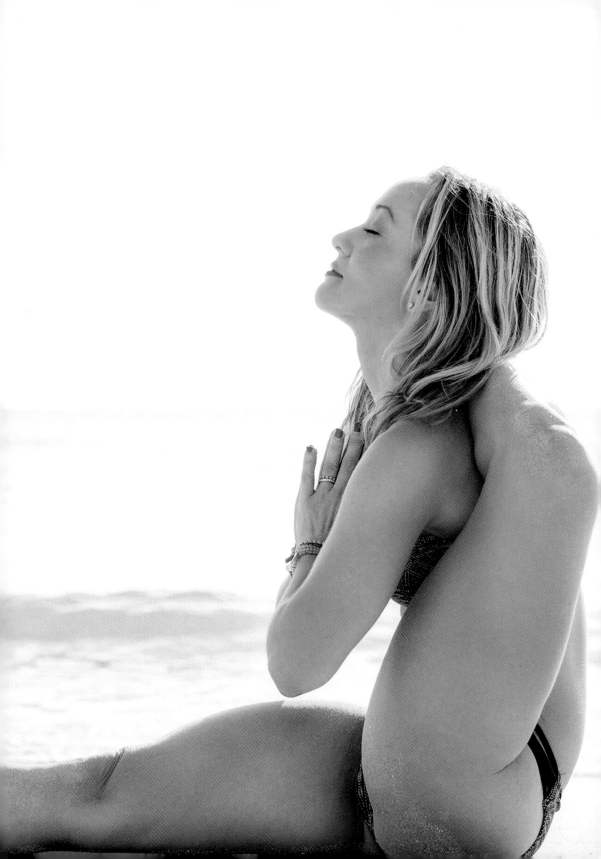

6일 | 인내
크샨티 Kshanti

나는 원래 잘 인내하는 사람이 아닙니다. 새로운 아이디어가 떠오르는 순간, 그 아이디어가 벌써 실현되어 있기를 바랄 정도죠! 과정이 아니라 결과에 관심을 쏟는 것이 내 천성이었습니다. 그래서 아쉬탕가 요가의 많은 고난도 자세를 처음 배울 때, 즉각적인 결과를 바라는 내 욕구에 부응하지 않는 새로운 장애물들을 만날 수밖에 없었습니다. 그럴 때면 날마다 "오늘은 나의 날이야!"라고 말하면서 각오를 다졌습니다. 어느 날은 아주 어려운 자세를 능숙하게 해내기 위해 스스로를 마구 다그치면서 그 말을 열다섯 번이나 반복하기도 했습니다. 하지만 그런 접근 방식은 나 자신을 기진맥진하게 만들고 패배감을 안겨 줄 뿐이었습니다. 20년 가까이 수련을 하는 동안, 나는 나 자신에 대해, 내 몸에 대해, 그리고 나의 세계에 대해 인내하는 법을 배웠습니다. 그러니 당신도 할 수 있습니다.

인도의 마이소르로 처음 요가 여행을 떠났을 때, 나의 스승들인 스리 파타비 조이스와 샤랏 조이스를 만났습니다. 수련을 시작한 지 여덟 달이 지나자, 나는 사마디(samadhi), 즉 궁극의 평화라는 높디높은 목표에 얼른 도달하고 싶어서 조바심이 났습니다. 내가 아쉬탕가 요가 체계에 대해 스리 파타비 조이스에게 질문했을 때, 그는 요가의 여정은 아주 길기 때문에 인내하면서 꾸준히 수련해야 하며, 나 자신과 이 요가 체계를 믿고 따라야 한다고 말했습니다. 내가 이제껏 그럴 수 있었던 것은 참 고마운 일입니다. 수련에 관해 가장 겸손해지게 하는 것 중 하나는, 어떤 일이 언제 어디에서 일어날지 결정하는 것은 우리가 아니라는 사실입니다. 각각의 자세는 자기만의 속도로 펼쳐지고, 몸은 자기만의 시간이 필요합니다. 한 송이 꽃이 싹을 틔우고, 꽃을 피우고, 혹은 열매를 맺는 데는 자기만의 시간이 필요하듯이, 당신의 몸도 열리고 풀리고 튼튼해지고 내맡기는 데는 자기만의 시간이 필요합니다. 더 심하게 밀어붙이고 강요할수록, 몸이 열리고 발전할 가능성은 더 줄어들 것입니다.

오늘의 요가 수업은 인내입니다. 《바가바드 기타》에서는 인내를 크샨티(kshanti)라고 하는데, 참을성 있는 자제력, 절제, 지구력의 함양을 뜻합니다. 인내는 영적 전사의 자질 가운데 하나입니다. 요가는 자기를 알아 가는 길이며, 요가 자세는 내면세계를 비추는 거울입니다. 우리가 수련에 접근하는 방식은 자기 자신의 삶에 접근하는 방식의 축소판입니다. 걱정과 좌절, 짜증, 우울을 불러일으키거나 심지어 화까지 나게 하는 요가 자세를 만났을 때 인내하는 법을 배우면, 삶의 상황이 그와 같은 감정들을 불러일으킬 때 인내하는 법을 배우게 됩니다. 우리의 삶에는 짜증스러운 상황이 무수히 많습니다. 항공기 지연, 교통 체증, 너무 맛없는 커피, 자신을 헐뜯는 말, 악취 나는 화장실 등 그 목록은 끝없이 이어질 수 있습니다. 어떤 일 때문에 괴로움을 많이 받을수록 거친 반응을 보이기가 쉬워지고, 절박해 보이는 개인의 고통에 삶의 운전대를 맡겨 버리기도 쉬워집니다. 그럴 때면 잠시 멈추고, 돌아보고, 호흡을 하기가 더 힘들어집니다. 불편한 것들을 견딜 수 있으려면 강한 영적 힘이 필요합니다. 다음에 사랑하는 사람에게 화가 치밀어 오를 때 화를 내는 대신 깊은 호흡을 열 번 하기로 결심하는 모습을 상상해 보세요. 출근길의 교통 정체 때문에 이미 지각해 버렸을 때, 경적을 울려 대는 대신, 골반 바닥을 조이고 신체 내부에 관심을 기울이기로 결심하는 모습을 상상해 보세요. 다음에 바리스타가 너무 맛없는 커피를 만들어 주거나 주문과 다른 커피를 줄 때, 당신이 이해한다는 의미의 미소를 지어 보이는 모습을 상상해 보세요. 당신의 세계는 더욱 평화로워질 것입니다.

어떤 요가 자세들은 나의 수련 경력 내내 숙달하기 위해 노력해 왔지만 여전히 잡히지 않는 상태로 남아 있습니다. 여러 면에서 나는 여전히 수련을 처음 시작했을 때와 같은 사람입니다. 나는 매일같이 이 어려운 자세들을 매트 위에서 만나며 신체적, 감정적, 영적으로 더욱 강해지려고 노력합니다. 나의 수련을 이런 식으로 바라볼 때는 어떤 아사나를 제대로 해내지 못한다는 이유로 나 자신을 책망하지 않습니다. 그러는 대신, 인내하며 이해하는 마음으로 나의 몸과 수련을 대합니다. 내 안의 자아가 성장하고 있기 때문입니다. 인내는 바라는 것을 즉시 얻으려 하는, 외적 성취라는 잣대로 자기의 가치를 평가하려는 욕구에 대한 해독제입니다.

크샨티(인내)를 기르는 것은 어쩌면 자기보다 더 큰 어떤 존재(세계의 참된 빛인 신)를—우주의 더 높은 힘에 대해 아무리 많이 생각해 보려 해도, 결국은—온전히 신뢰할 때만 가능할지도 모릅니다. 그런 신뢰가 없다면, 자기 삶의 매 순간 아름다움을 이해하기가 어렵습니다. 당신이 여기에 있는 데는 이유가 있으며, 모든 일은 정확히 그래야 하는 대로 펼쳐집니다. 그 이유가 늘 분명히 이해되지는 않겠지만, 만일 자신이 지금 이 순간 정확히 있어야 할 곳에 있음을 신뢰한다면, 당신은 원하는 것을 얻을 수 있는 인내심을 갖게 될 것입니다. 무한한 인내는 즉각적인 결과를 가져오기도 합니다. 인내는 사랑과 받아들임의 태도를 가져오기 때문입니다. 인내는 아직 오지 않은 '보이지 않는 것'들에 대한 약속을 기다리겠다는 결정입니다. 인내는 어떤 역경이 아무리 오래 지속되어도 온전히 신뢰하며 그것이 끝나기를 기다리겠다는 선택입니다. 다시 말해, 인내는 길고 구불구불한 영적 길입니다.

1. **수련에 대해 인내심을 가져 보세요.** 아직 해내지 못한다는 이유로 조바심을 느끼거나 자책하게 되는 요가 자세가 있나요? 자기의 몸과 자기 자신에 대해 인내하고 받아들이는 태도를 길러 보세요.

2. **걱정하지 말고, 인내심을 가져 보세요.** 자신이 어찌할 수 있는 일이 분명 아닌데도 자꾸 걱정하게 되는 상황이 있나요? 자꾸만 화나게 하는 사람이 있나요? 5~20분 동안 명상을 하면서, 그런 걱정의 짐이 가슴에서 내려지게 해 달라고 요청해 보세요. 이런 상황에 대해 인내하는 태도를 길러 보고, 이해할 수 있게 해 달라고 요청해 보세요.

3. **인내에 도움이 되는 생각을 이용해 보세요.** 목적지가 아니라 여정 자체에 관심을 기울여 보세요. 목표에 관심을 기울이는 대신, 그 과정을 즐기는 데에 관심을 기울여 보세요. 자신의 현재 삶이나 요가 수련의 과정에서 고마운 점 세 가지를 생각해 보세요. 여정의 작은 것들에 관심을 기울이며, 시간의 속도를 늦춰 보세요.

1. 에카 파다 쉬르샤아사나 — 한 발 목 뒤로 거는 자세

다리를 머리 뒤에 거는 동작은 생각하기만 해도 걱정되고 좌절감이 느껴질 수 있습니다. 어떤 수련생들은 엉덩관절(고관절)을 열기 위해 10년 넘게 수련을 해도 신체적으로는 그다지 나아지지 않기도 합니다. 자신의 수련 수준에 상관없이, 인내심을 기르기 위해 이 아사나 같이 어려운 자세들에 도전하는 시간을 가져 보세요.

두 다리를 곧게 펴고 앉은 자세에서 시작합니다. 숨을 들이쉬고, 왼쪽 엉덩관절(고관절)을 바깥으로 회전하면서, 무릎을 옆으로 열며 내립니다. 양손으로 왼발을 잡고, 왼쪽 어깨를 앞쪽으로 낮춥니다. 왼 정강이뼈를 왼쪽 어깨 주위로 들어 올리면서, 왼발을 머리 뒤쪽으로 가져갑니다. 왼손을 풀고, 오른손으로 왼발의 위치를 조절합니다. 골반 바닥을 안정시키고, 양손을 모아 가슴 중앙의 복장뼈 앞에서 합장하며, 위를 바라봄으로써 올린 다리를 그대로 고정시킵니다. 숨을 내쉬며, 윗몸을 앞으로 접으면서 가슴 중앙의 복장뼈를 오른 무릎

55

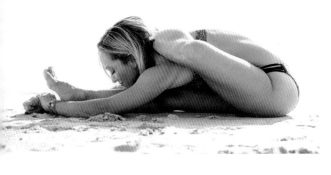

과 정렬시킵니다. 양손으로 오른발을 감싸고, 오른 발가락을 응시합니다. 이 자세로 다섯 번 호흡합니다.

　숨을 들이쉬며 윗몸을 세운 뒤, 숨을 내쉬며 양손으로 바닥을 짚습니다. 몸을 들어올릴 때는 다리가 머리 뒤에 계속 걸쳐 있도록 노력하고, 오직 뒤로 점프를 할 때만 다리가 미끄러져 내려오게 합니다. 숨을 들이쉬고 몸을 들어 올립니다. 숨을 내쉬고 뒤로 점프하여 차투랑가 단다아사나(사지 막대 자세)로 들어갑니다. 숨을 들이쉬고, 몸을 앞으로 밀어 올리면서 우르드바 무카 슈바나아사나(업독, 위를 바라보는 개 자세)로 들어갑니다. 숨을 내쉬고, 몸을 뒤로 밀면서 아도 무카 슈바나아사나(다운독, 아래를 바라보는 개 자세)로 들어갑니다. 숨을 들이쉬고, 점프 스루(jump through)를 하고, 오른쪽으로 위의 모든 순서를 반복합니다.

　설령 다리가 머리 가까이 가지 못한다고 해도 실망하지는 마세요. 할 수 있는 만큼만 하고, 억지로 무리하지는 마세요. 인내심을 갖고 수련하세요.

2. 브리쉬치카아사나 — 전갈 물구나무서기 자세

이 장에서 특별히 어려운 자세를 선택한 이유는 수련은 오래 지속해야 하며 여러 해 동안 꾸준히 계속해야 한다는 것을 강조하기 위해서입니다. 나는 5년 동안 꾸준히 수련한 뒤에야 이 자세에 어느 정도 성공하기 시작했고, 이 자세에 숙달하기 위해 지금도 여전히 노력하고 있습니다. 안정된 물구나무서기에서 시작합니다. 두 다리를 어깨로부터 최대한 멀리 밖으로 뻗어 내고, 척추를 길게 늘여 주면서 활처럼 뒤로 구부리고, 가슴은 앞으로, 위로 들어 올립니다. 이 부분을 할 때는 서두르지 않아야 합니다. 오직 척추가 최대한 길게 늘어난 뒤에만 양 무릎을 구부립니다. 숨을 내쉬며, 머리를 발 쪽으로 들어 올리고, 양팔로 바닥을 단단히 누릅니다. 이 자세로 다섯 번 호흡합니다. 숨을 들이쉬며 물구나무서기 자세로 돌아오고, 숨을 내쉬며 바닥으로 내려와 단순한 전굴 자세로 들어갑니다.

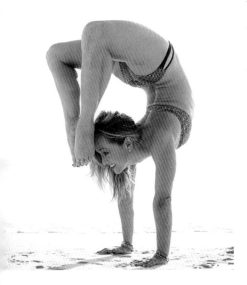

　양발이 머리에 닿게 하려고 무리하게 자세를 시도하면, 오금줄(햄스트링)이나 발가락에 쥐가 나거나 등에 무리한 압박이 가해질 수 있습니다. 만일 안정된 물구나무서기 자세를 취할 수 없다면, 우선 그 자세부터 연습하세요. 인내심을 가져 보세요. 느긋한 마음으로 충분한 시간을 가지며 수련하세요.

3. 나타라자아사나 — 춤의 왕 자세

이 자세는 쉬바 신을 떠올리게 하는데, 우주의 춤꾼인 그는 가슴속의 장애물과 망상을 파괴하고 신을 직접 경험할 수 있는 길을 준비해 줍니다. 그렇다면 나타라자아사나가 간혹 조바심과 좌절을 불러일으키는 것이 어쩌면 당연한 일일 수 있습니다. 이 자세를 위해서는 엉덩관절(고관절)과 등, 어깨의 유연성뿐 아니라 좋은 균형 감각과 코어의 힘이 필요합니다. 나는 이 자세를 수련하면서 얼마나 많이 넘어졌는지 모릅니다.

이 자세에는 많은 변형 자세가 있습니다. 아래의 사진은 난이도가 높은 자세 가운데 하나지만, 당신은 좀 더 기초적인 자세를 선택할 수 있습니다. 나는 나타라자아사나를 제대로 해내는 데 16년밖에 안 걸렸습니다! 아래 사진의 자세는 지도를 위한 것이 아니라 영감을 주기 위한 것입니다. 나타라자아사나를 수련하는 모든 수준의 수련자를 위한 한 가지 주요 비결은 윗몸을 앞으로 기울이고, 엉덩관절(고관절)을 축으로 회전하면서, 배꼽을 바닥 쪽으로 내려 보내는 것입니다. 몸이 너무 '곧게' 세워지지 않도록 주의합니다. 그리고 당연한 말이지만, 이 자세를 수련할 때는 언제든 넘어질 각오를 해야 합니다.

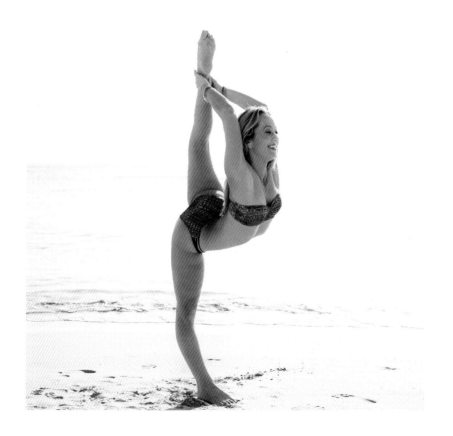

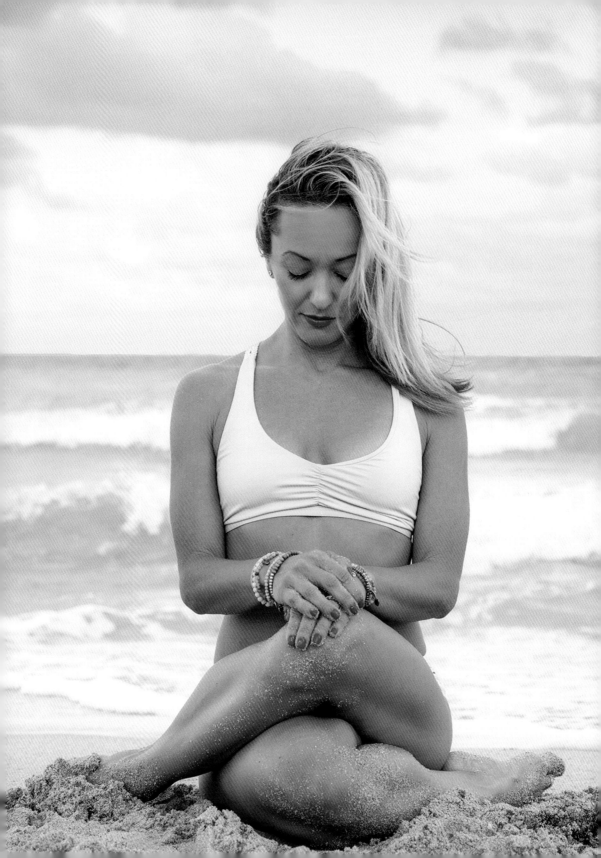

7일 | 사심 없는 봉사
세바 Seva

아사나 수련을 완벽하게 하는 데에 집중하기는 쉽지만, 진정한 요가는 삶에서 받는 것보다 더 많이 줄 수 있을 만큼 내면이 강할 때 이루어집니다. 요가는 그저 아사나를 수련하는 것만이 아니라, 세상 속에서 돌려주는 것입니다. 오늘의 요가 수업은 산스크리트 어로 세바(seva)라고 하는 요가의 봉사 원칙입니다. 세바는 남들이 알아주기를 기대하지 않으면서, 사랑으로 행하고 순수한 가슴으로 세상에 제공하는 사심 없는 봉사 활동입니다. 보상을 바라지 않으면서 이런 행동을 하는 것도 요가의 한 모습입니다.

세바란 봉사하고 돌보고 경배하고 경의를 표한다는 뜻입니다. 세바와 연관된 봉사는 적어도 두 가지 형태가 있는데, 신에 대한 경배와 인류에 대한 봉사가 그것입니다. 요가 수행자는 이 두 가지 형태의 헌신에 참여하는 것이 바람직합니다. 그리고 세바에는 세 가지 전통적인 범주가 있습니다. 첫째는 신체적인 것으로, 우리의 몸을 이용하는 활동으로 이루어집니다. 만일 어떤 좋은 목적을 가진 단체나 활동에 시간과 노력을 들여 자원봉사를 하거나, 어떤 사람을 위해 봉사하거나, 어떤 것을 거저 나누어 준다면, 그것은 세바의 한 형태입니다. 그런 활동을 가리켜 존엄한 육체노동이라고도 합니다. 세바의 두 번째 유형은 정신적인 것으로, 자기의 재능과 능력을 개인의 이익이 아니라 사회의 유익을 위해 이용하는 것입니다. 만일 과학의 훌륭한 성과가 자본가의 이익보다는 사회 정의를 극대화하는 목적으로 이용된다면, 그것은 이런 봉사의 한 예입니다. 세바의 세 번째 유형은 물질적인 것으로, 흔히 다나(dana)라고 불립니다. 여기에는 자선을 목적으로 한 금전의 제공, 또는 스승이나 영적 단체, 기관을 위해 제공하는 헌금이 포함됩니다. 다른 사람들에 대한 투자는 자기의 행복에 대한 투자입니다.

내가 스물두 살 때의 일입니다. 나는 그동안 모아 놓은 돈을 다 써 버려서 부모님이 지원해 주신 돈으로 인도 마이소르로 여행을 떠났고, 그곳에서 스리 파타비 조이스와 샤랏 조이스를 처음 만났습니다. 내 인생을 바꾸어 놓은 그 여행은 지원을 받았기 때문에 갈 수 있었던 여행이었습니다. 모든 사람이 나처럼 사회경제적 지원을 받을 수 있는 것은 아닙니다. 그래서 나는 '요기스 하트(Yogis heart)' 자선 단체와 협력하여 '인도로 가는 여행(Journey to India)'이라는 장학금을 만들었습니다. 이 프로그램은 매년 한 사람에게 파타비 조이스 아쉬탕가 요가 연구소에서 한 달 동안 수련하는 데 필요한 장학금 전액을 지급합니다. '요기스 하트'와 나는 인스타그램 캠페인을 통해 항공료와 숙박비, 수업료, 생활비를 전부 충당할 수 있는 5천 달러가 넘는 돈을 모금했습니다. 장학금은 지원자의 자격과 재무 상태를 이사회에서 검토하는 절차를 거쳐 수여되는데, 그것은 나의 삶을 바꿔 놓은 요가 공동체에 내가 받은 것을 돌려주는 방법 가운데 하나입니다.

어떤 사람들은 남에게 주기를 두려워합니다. 만일의 경우를 대비해 재산을 모아 두어야 한다고 느끼기 때문입니다. 또 어떤 사람들은 가진 것이 너무 적어서 남에게 줄 여력이 없다고 느낍니다. 세바라는 행위는 신뢰의 고백입니다. 자신이 가지고 있는 것이든 가지고 있지 않다고 느끼는 것이든 무언가를 기꺼이 줄 때, 우리는 자신에게 정말로 필요한 것이라면 모두 받게 될 것임을 신뢰한다는 고백을 하는 셈입니다. 모든 사람이 많은 돈을 가지고 있지는 않지만, 우리 모두에게는 마음대로 쓸 수 있는 시간과 자원이 있습니다. 너그러운 태도를 기르고 자신이 가진 것을 기꺼이 나눌 때, 우리의 가슴은 더 크게 자라나며 우리는 온전히 충족됩니다. 자기의 삶 전체가 거룩한 봉헌과 성스러운 기도가 되게 하고, 모든 호흡이 경배의 행위가 되게 하며, 모든 행동이 사랑에서 나오게 해 보세요. 세상에서 치유하는 힘이 될 수 있도록 충분히 강해지세요.

실천하기   **1. 무작위적으로 친절한 행동을 해 보세요.** 오늘 세상에 들어가서 자신이 봉사할 수 있는 곳을, 자신의 무작위적인 친절한 행동이 주변 세계에 긍정적 변화를 가져올 수 있는 곳을 찾아보세요. 누군가를 위해 문을 열어 주거나 엘리베이터를 잡아 주고, 모르는 사람의 식료품 바구니를 들어 주고, 자기 뒤에 줄 서 있는 사람을 위해 커피 값을 지불해 보세요.

2. 친구들과 가족에게 봉사해 보세요. 반려자나 자녀, 형제자매, 부모 등 자기와 가까운 사람들을 살펴보고, 오늘 그들을 위해 무엇을 할 수 있는지 자문해 보세요. 혹시 그들이 스트레스를 받고 있어서 약간의 마사지나 포옹이 필요하지는 않을까요? 그들의 삶이 조금이라도 편해지도록 오늘 그들의 짐을 덜어 줄 수 있는 일이 있을까요?

3. 자신의 세계를 바꿔 보세요. 자신의 세계를 더 나은 곳으로 만들어 줄 것이라고 여겨지는 자선 사업에 시간을 들여 자원봉사를 해 보세요. 자신의 마음을 잡아끄는 대상—도움이 필요한 아이들, 동물이나 자연 등—이 무엇인지 자문해 보고, 그들을 돕는 데 하루 중 일부를 써 보세요. 사회에서 받은 것을 의미 있는 방식으로 돌려주기에 알맞은 단체를 찾아보세요. 자신의 봉사 경험을 소셜 미디어(SNS)에 올리면 다른 사람들이 관심을 가질 수도 있고, 적어도 개인적인 활동 기록으로 간직할 수 있습니다.

1. 비슈바미트라아사나 — 비슈바미트라 자세

이 자세는 옛 현인 비슈바미트라에서 그 이름을 따온 것입니다. 왕이었던 그는 영적 희생과 봉사를 통해 능력들을 얻은 뒤 모든 재산을 포기했습니다. 비슈바미트라는 엄격한 타파스(tapas) 수련의 대가로 알려져 있습니다. 이 강력한 '팔 균형 자세'를 수련할 때는 어떻게 하면 세상에서 받은 것을 세상에 돌려줄 수 있을 만큼 강해질 수 있을지 한번 생각해 보세요.

아도 무카 슈바나아사나(다운독)에서 시작합니다. 숨을 들이쉬며, 왼발을 왼손 바깥쪽과 앞쪽으로 내디딥니다. 숨을 내쉬고, 자세를 안정시킵니다. 왼 엉덩관절(고관절)을 바깥으로 회전하면서, 왼 다리를 왼 어깨 뒤에 걸칩니다. 왼 무릎은 구부린 상태를 유지합니다. 숨을 들이쉬며, 몸무게를 왼쪽으로 보냅니다. 왼 다리를 왼 어깨에 계속 걸친 채로, 왼손은 바닥을 견고히 눌러 주면서, 왼쪽 웃티타 차투랑가 단다아사나(널빤지 자세)로 들어갑니다. 오른발을 땅속으로 뿌리내립니다. 숨을 내쉬고, 왼 어깨와 코어 근육을 단단히 조입니다. 만일 여기에서 편안하게 느껴지지 않으면, 그냥 멈추고, 정자세로 진행하지 않습니다. 숨을 들이쉬며, 오른팔을 들어 올리고, 왼 다리를 쭉 펴고, 고개를 위로 돌려 오른손을 응시하며 비슈바미트라아사나로 들어갑니다. 이 자세로 다섯 번 호흡합니다.

숨을 내쉬며 뒤로 점프하여 차투랑가 단다아사나(사지 막대 자세)로 들어갑니다. 숨을 들이쉬고, 몸을 앞으로 밀어 올리면서 우르드바 무카 슈바나아사나(업독)로 들어갑니다. 숨을 내쉬고, 몸을 뒤로 밀면서 아도 무카 슈바나아사나(다운독)로 들어갑니다. 반대쪽으로 반복합니다.

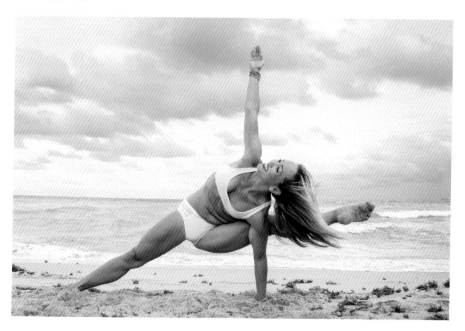

2. 바타야나아사나 ─ 말 자세

이 단어의 산스크리트 어 어원은 바타야나(vatayana)인데, '말' 또는 '바람과 함께 움직이는'
이라는 뜻입니다. 말은 고대 인도의 경전인 베다에서 중요한 동물이며, 데바(deva, 신)들
을 천상의 거처로 실어 나르는 마차를 끕니다. 말 자체는 우리의 삶의 강력한 추진력을 상
징한다고 할 수 있습니다. 바타야나아사나를 수련할 때, 이 내적인 힘을 이용해 사회에 공
헌하는 방법을 생각해 보세요.

　　사마스티티에서 시작합니다. 왼 다리를 접어 아르다 파드마아사나(반연꽃 자세)로 들
어갑니다. 만일 반연꽃 자세를 취할 수 없다면, 반연꽃 자세를 만들지 않은 채로 왼 무릎
을 꿇고 서는 자세로 변형합니다. 숨을 내쉬면서, 오른 다리를 구부리며 왼 무릎의 앞부분
으로 바닥을 짚습니다. 오른발 뒤꿈치를 왼 무릎 바로 앞으로 가져옵니다. 양손을 바닥에
짚어 균형을 잡습니다. 숨을 들이쉬고 몸통을 세웁니다. 양팔을 서로 꼬아 주되, 왼팔이
위에 놓이게 합니다. 양손바닥을 편 상태에서 마주 누르며, 양손을 위로 들어 올립니다.
엄지손가락을 응시합니다. 이 자세로 다섯 번 호흡합니다. 천천히 내려온 뒤 사마스티티
로 돌아갑니다. 오른쪽으로 반복합니다.

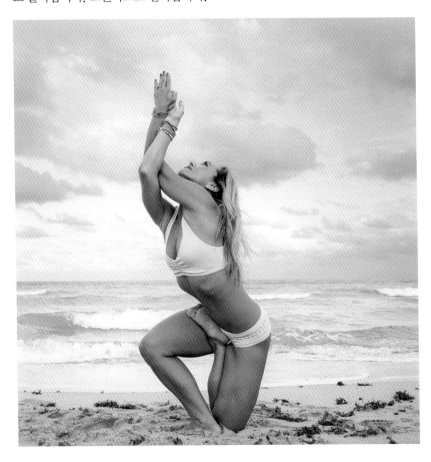

3. 수카 고무카아사나 — 편안한 소머리 자세

이 아사나 이름의 산스크리트 어 어원은 '소(고)'를 뜻하는 단어와 '얼굴(무카)'을 뜻하는 단어를 결합한 것입니다. 산스크리트 어 단어 고(go)는 '빛'이라는 의미도 있습니다. 따라서 이 자세에는 단지 소의 얼굴을 흉내 내는 것보다 더 깊은 의미가 있을 수 있습니다. 암소는 인도에서 신성하게 여겨지며, 사회에서 귀중한 목적을 위해 봉사합니다. 암소는 받는 것보다 더 많은 것을 기꺼이 내주는 온순하고 친절한 동물로 묘사됩니다. 암소의 젖과 기(ghee, 버터의 일종) 등의 유제품은 전통적으로 인도에서 사트바적인 음식, 몸을 치유해 주는 음식으로 여겨집니다. 암소는 모든 살아 있는 존재를 상징할 뿐 아니라, 대지에 거주하는 모든 존재에게 계속해서 음식물을 공급하는 대지 자체를 상징합니다. 그래서 암소는 인도 사회에서 화환으로 장식되고 존중받으며 특별한 지위를 부여받습니다. 하지만 대다수 나라의 낙농업에서는 암소를 존중하는 이런 문화가 거의 없다시피 하죠. 고무카아사나를 수련하는 동안, 당신이 받는 것보다 진실로 더 많이 내주기 위해 필요한 너그러운 성품, 살아 있는 모든 존재에 대한 존중, 영혼의 선함에 대해 곰곰이 생각해 보세요.

두 다리를 곧게 뻗고 앉은 자세에서 시작합니다. 자세로 들어가기 위해, 양 다리를 뒤로 접으며 왼 넓적다리를 오른 넓적다리 위에 포갭니다. 양 무릎은 위아래로 정렬되게 하고, 양발은 각각 골반 양옆에 놓이게 합니다. 양손을 왼 무릎 위에 얹어 포갭니다. 배를 안으로 당기고, 등이 부드럽게 활처럼 휘게 하고, 코끝을 응시합니다. 이 자세로 다섯 번 호흡합니다. 오른쪽으로 반복합니다.

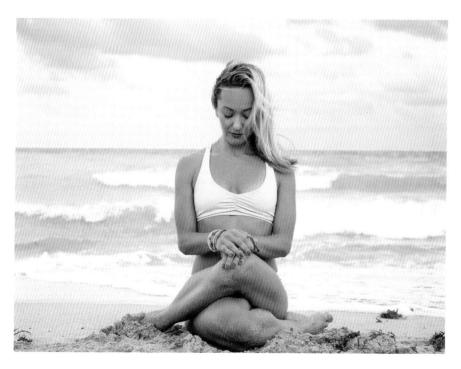

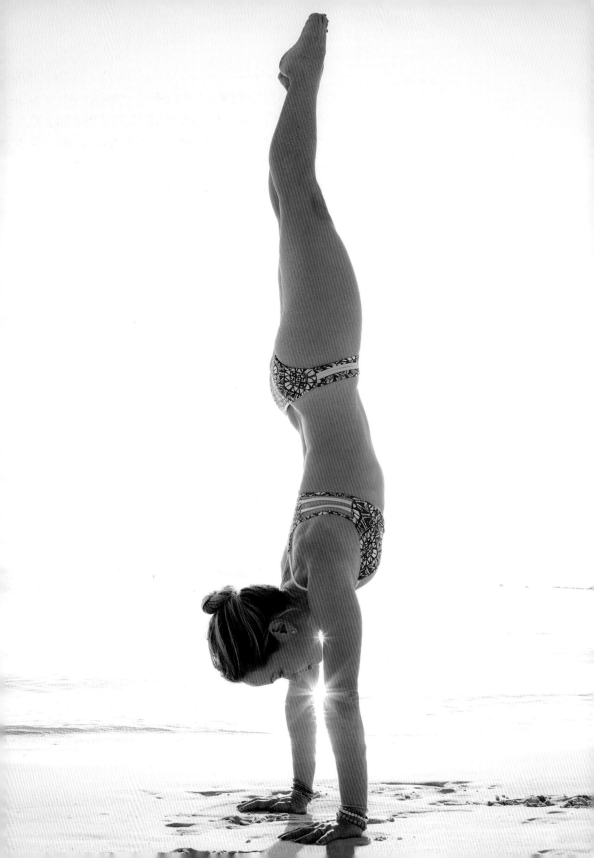

요가 수행자란 몸을 여러 가지 프레첼 모양으로 배배 꼬거나 비트는 능력만을 가리키는 것이 아닙니다. 요가 수행자란 삶의 불가피한 오르내림의 한가운데에서 마음이 흔들림 없이 균형 잡힌 상태로 있을 수 있는 사람입니다. 오늘의 요가 수업은 우펙샤남(upekshanam), 즉 평정심입니다. 평정심은 어려운 상황에 직면했을 때에도 마음이 고요하고 침착하며 차분한 상태를 가리킵니다. 요가의 전통 철학에 따르면, 요가 수행자의 마음은 즐거움과 고통, 애착과 혐오라는 두 가지 상반되는 힘의 방해를 받지 않습니다. 요가 수행자는 내면세계나 외부세계에 반응하는 대신, 언제나 평화롭고 평정한 마음의 상태를 유지합니다. 이것은 수련의 필수적인 부분입니다. 요가 매트에 오를 때마다 코어의 힘과 유연성을 수련하듯이, 요가적인 삶의 참된 수련은 삶의 모든 우여곡절 속에서도 마음이 균형을 유지할 수 있도록 연마하는 것입니다.

우펙샤남은 외부의 자극들이 주어질 때—그 자극에 대한 조건 지어진 반응이 일어나기 전의 공간에 있는—마음의 지켜보는 성질입니다. 평정심은 개인의 선호만을 따르는 것이 아니라, 깨어 있는 행동을 선택하는 자유입니다. 소셜 미디어(SNS)에서는 근사한 모습의 요가 자세들을 볼 수 있지만, 실제 요가 수련은 힘들고 고된 투쟁일 때가 많습니다. 매트에 올라 수없이 실패한 뒤에야 마침내 성공하게 됩니다. 깊은 후굴 같은 어떤 자세들은 사실 고조된 감정 반응을 불러일으키고 잠재의식을 깊이 자극하는 역할을 하도록 고안되었습니다. 요가는 이런 장애물들을 극복하며 나아가는 체계를 제공합니다. 나는 아사나 수련이 강렬한 감정을 불러일으키는 것을 수도 없이 경험했습니다. 그럴 때면 분노와 우울, 불안, 공포, 좌절 같은 감정에 사로잡혔고, 때로는 심신이 쇠약해지까지 했습니다. 그러나 다행히도 수련을 통해 마음의 평정을 유지할 수 있었고, 더욱 평화롭고 균형 잡힌 삶을 살 수 있는 힘을 얻게 되었습니다.

만일 자신의 수련이 늘 어떤 식으로 느껴져야 한다거나 자신의 삶이 어떤 식이어야 한다고 생각한다면, 당신은 자기 자신을 '어떠어떠해야 한다(should)'라는 영역 속에 묶어 두게 될 것입니다. 몸은 늘 변하는 덧없는 세계의 일부이며, 그런 영역을 벗어나 있습니다. 파탄잘리의 《요가 수트라》는 수카(sukha, 즐거움)와 두카(dukha, 고통)를 초월하는 자유를 제시합니다. 파탄잘리에 따르면, 우리는 수련의 성공 여부를 즐거움이나 고통이라는 경험에 비추어 규정할 수 없습니다. 우리는 평정심을 통해 초월적인 평화를 발견해야 합니다. 현실은 그저 있는 그대로 있을 뿐입니다. 우리가 현실에 대해 얘기하는 이야기, 그리고 우리의 신경계를 자극하는 다양한 촉발제에 우리가 반응하는 방식은 우리를 불행의 악순환 속에 얽어매는 사슬입니다.

　감정들은 본래의 맑고 깨끗한 마음을 흐리는 폭풍우와 같습니다. 만일 감정들의 요구에 무작정 따르기만 한다면, 때때로 신체적, 정신적, 감정적 고통을 초래하는 결정들을 하게 될 것입니다. 파탄잘리는 《요가 수트라》에서 요가 수행자에게 조언하기를, 우리가 나쁘거나 옳지 못하다고 여기는 어떤 사람이나 어떤 것—특히 몹시 분노하게 만드는 어떤 것—과 함께 있을 때 평정심을 길러 보라고 합니다. 요가 수행자의 과제는 즐거움과 고통 사이의 줄 위를 걸으면서 중심을 지키는 것입니다. 파탄잘리의 말은 대다수 현대 심리치료사들의 조언, 즉 '감정이 촉발되었을 때는 어떤 행동도 취하지 마라'는 말을 떠올리게 합니다. 먼저 평정심을 되찾고, 마음이 맑을 때만 행동을 취할 준비를 하라는 것이죠. 이처럼 쉽고 간단한 가르침이 우리의 삶을 변화시킬 수 있습니다. 일단 마음이 고요해지면, 우리는 분명히 보게 되며, 알맞은 행동과 반응이 찾아올 때까지 기다릴 수 있게 됩니다. 평정심은 궁극의 힘입니다. 일단 마음과 감정을 다스릴 수 있게 되면, 아무것도 당신의 영적 중심을 방해할 수 없기 때문입니다.

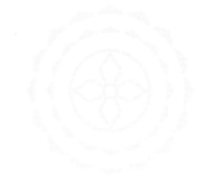

1. **분노 해독제를 먹어 보세요.** 화가 나서 행동하면 자신에게 해가 될 뿐입니다. 자신이 옳다는 것을 증명하기 위해 상대방에게 소리를 지른다면, 설령 그 다툼에서 이긴다 해도 실제로는 지는 것입니다. 왜냐하면 그로 인해 자기 자신과 인간관계에 오래가는 악영향을 받기 때문입니다. 그러니 감정이 홍수처럼 밀려들어 상황을 분명히 볼 수 없을 때면 감정에 휩쓸리지 않으면서 초연하게 지켜보는 법을 배워 보세요. 언쟁을 할 때 감정을 자극하는 미끼를 물지 않는 법을 배워 보세요. 만일 당신이 바르게 볼 수 없다면, 어떻게 현명한 행동을 취할 수 있겠어요? 과거에 화가 나서, 뭔가가 부당하게 느껴져서, 또는 어떤 사람이 잘못했다고 느껴서 행동했던 경험을 떠올려 보세요. 그런 상황에서 한 걸음 뒤로 물러나, 그렇게 행동하는 대신 평정심을 기를 수 있는지 한번 보세요. 싸움을 중단하고 그 자리를 벗어나려면 강한 마음의 힘이 필요합니다. 일단 자신의 고요한 마음을 되찾게 되면, 다음 단계를 안내해 달라고 요청한 뒤, 사랑의 자리에서 행동이 나올 때까지 기다려 보세요. 평정심을 되찾은 뒤 다시 돌아오겠다는 결심을 한다면, 자리를 벗어난다고 해서 그만두는 것은 아닙니다.

2. **자신을 향한 평정심을 수련해 보세요.** 우리는 자신을 가혹하게 평가하고 화와 좌절을 내면화하기 쉽습니다. 자기의 마음속에서 이루어지는 대화를 지켜보고, 자기 자신을 부정적으로 평가하고 있음을 알아차릴 때마다, 그렇게 평가하는 말투에서 벗어나 순수한 지켜봄이라는 중심선을 향해 나아가세요. 자기 자신을 차분하게 바라보는 사고를 길러 보세요. 어떤 감정도 개입시키지 말고 자기 자신을 지켜보세요. 피곤할 때는 피곤함이 있음을 지켜보세요. 행복할 때는 행복이 있음을 지켜보세요. 화가 날 때는 화가 있음을 지켜보세요. 싸우거나 통제하지 말고, 그저 고요한 평정심으로 지켜보세요.

3. **감정을 자극하는 요인을 알아차리세요.** 어떤 요가 자세가 당신의 감정을 촉발시키나요? 그 이유는 무엇인가요? 당신을 가장 화나게 하는 사람들은 누구인가요? 그 이유는 무엇인가요? 어떤 상황이 가장 대처하기 힘든가요? 그 이유는 무엇인가요? 평정심을 기를 필요가 있는 상황을 알게 되면, 그런 상황이 닥쳤을 때를 대비하는 데 도움이 됩니다. 자신의 감정이 촉발되었다고 느끼는 순간, 마음을 호흡 같은 중립적인 관찰 지점으로 다시 데려오세요. 다시 중심을 잡았다고 느껴질 때까지는 어떤 행동도 취하지 마세요.

1. 수카아사나 — 편안히 앉은 자세

두 다리를 교차하여 최대한 편안한 자세로 바닥에 앉습니다. 호흡에 마음을 집중합니다. 판단하지 않는 마음 상태를 유지하여 평정심을 길러 보세요. 어떤 특별한 경험에 대한 기대나 집착 없이 호흡의 경험만을 지켜보세요. 5분이 지난 뒤, 양손을 모아 합장하고 '옴(OM)' 소리가 울려 퍼지게 하면서 자세를 마칩니다.

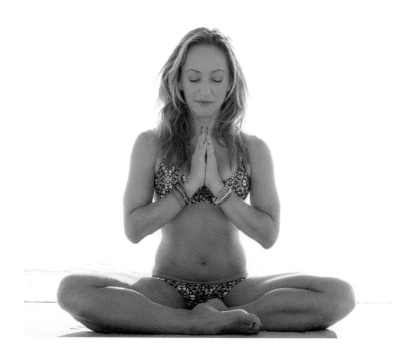

2. 아도 무카 브릭샤아사나 — 직선 물구나무서기 자세

직선 물구나무서기 자세—완벽한 평형의 전형—는 사실 힘과 유연성 사이의 균형입니다. 물구나무서기 자세를 취하며 균형을 잡으려 시도하는 동안, 평정심을 유지해 보세요. 목표로 하는 형태에 대한 집착을 내려놓고, 그저 그 경험을 지켜보세요. 만일 안정적으로 취할 수 있는 물구나무서기 자세가 아직 없다면, 이 자세를 처음 시작하는 가장 좋은 방법은 벽에 대고 연습해 보는 것입니다. 벽에 대고 자세를 취하면 몸을 정렬하고 힘을 기르는 데 도움이 됩니다. 벽을 이용하기로 마음먹었다면, 뒤통수와 엉덩이—가능하면 등 윗부분까지도—를 정렬할 수 있도록 몸을 벽에 최대한 가까이 붙입니다.

만일 벽 없이 자세를 시도할 준비가 되었다면, 양손을 바닥에 짚고 양발을 차올려 물구나무서기 자세로 들어간 뒤, 몸을 관통하는 수직선을 찾습니다. 양 어깨를 바깥으로 회전하여, 양팔이 머리에서 멀어지도록 밀어냅니다. 어깨뼈를 올리고, 어깨로 바닥을 눌러 줍니다. 이때 어깨가 귀에 닿는 것처럼 느껴져야 합니다. 갈비뼈 아랫부분을 안으로 당기고, 다리의 근육을 조이며, 발등을 곧게 펴고 발끝을 모아 위로 뻗어 줍니다. 엉덩이를 단단히 조이고, 몸의 중심선을 따라 균형점을 찾습니다. 양손 사이 바닥을 응시합니다. 이 자세를 유지하며 적어도 다섯 번 호흡합니다.

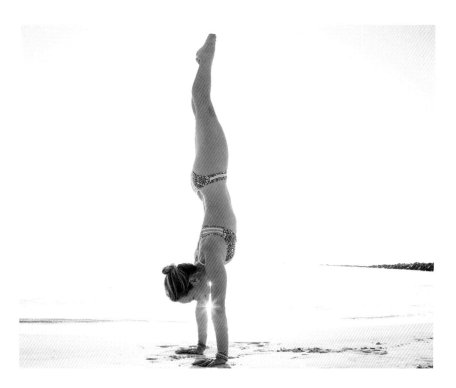

3. 카포타아사나 — 비둘기 자세

많은 수련생은 카포타아사나가 평정심을 뒤흔들어 놓을 수 있음을 발견합니다. 이 깊은 후굴 자세는 감정을 깊이 휘저어서 불안감이나 공포, 화, 슬픔을 불러일으킬 때가 많습니다. 그럴 때 수련생들은 이런 감정들을 피해 달아나기보다는 힘든 감정들을 직면하여 평정심을 기르라는 권유를 받게 됩니다. 이런 노력은 신경계를 재훈련시켜, 비슷한 감정 반응을 촉발하는 삶의 상황에서 더욱 쉽게 평정심에 이르게 해 줍니다.

무릎을 꿇고 서는 자세에서 시작합니다. 갈비뼈를 엉덩이와 멀어지게 들어 올리면서 숨을 들이쉬어 공간을 만들어 주고, 골반을 앞으로 보내며, 가슴 중앙의 복장뼈(흉골)를 들어 올리고, 양손을 머리 위로 뻗어 줍니다. 만일 여기에서 신체적, 감정적 한계에 도달하게 되면, 이 지점에서 자세를 중단하는 편이 좋을 수도 있습니다. 그럴 때는 자신의 현재 상태를 존중하고 평정심을 유지합니다. 이 자세로 다섯 번 호흡한 뒤, 발라아사나(아기 자세)로 들어가 편히 쉽니다. 무릎을 꿇은 채로 윗몸을 앞으로 접되, 무릎은 계속 굽힌 상태로 다리 사이에 가슴을 끼워 넣습니다. 이마는 무릎 앞쪽 바닥에 가볍게 닿게 하고, 양팔은 양쪽에 자연스럽게 늘어뜨립니다.

카포타아사나의 정자세를 시도할 준비가 되었다면, 숨을 내쉬며 양손을 발 쪽으로 뻗어서 결국에는 손가락으로 양발 뒤꿈치나 종아리를 완전히 감쌉니다. 양 팔꿈치를 바닥으로 내리고 양 어깨와 정렬되게 합니다. 양쪽 엉덩관절(고관절)은 안으로 회전하고, 양 어깨는 바깥으로 회전합니다. 아랫배를 안으로 당깁니다. 이 자세로 코를 응시하며 다섯 번 호흡합니다. 숨을 들이쉬며 발뒤꿈치에서 손을 떼고, 양손을 양쪽 발 옆 바닥에 짚습니다. 이 자세를 유지하며 다시 다섯 번 호흡합니다. 숨을 들이쉬고, 무릎 꿇는 자세로 돌아옵니다. 휴식이 필요하면 발라아사나(아기 자세)로 들어가고, 아니면 뒤로 점프하여 차투랑가 단다아사나(사지 막대 자세)로 들어갑니다. 숨을 들이쉬고, 몸을 앞으로 밀어 올리면서 우르드바 무카 슈바나아사나(업독)로 들어갑니다. 숨을 내쉬고, 몸을 뒤로 밀면서 아도 무카 슈바나아사나(다운독)로 들어갑니다.

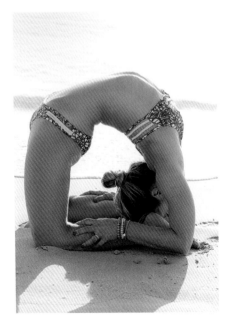
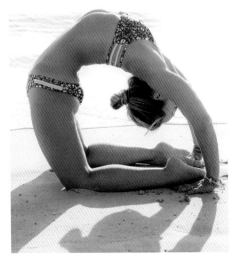

4. 사마나아사나 — 균형 잡는 프라나 자세

이 자세는 보기보다 어렵습니다. 이 이름의 어원은 균형 잡는 에너지(프라나)라는 뜻의 사마나(samana)이며, 이 자세는 내적 균형감을 강화하고 몸의 중심선을 향해 바르게 정렬되게 하려는 목적이 있습니다. 만일 중심선에서 조금이라도 벗어나면, 옆으로 굴러 넘어지고 말 것입니다. 사마나아사나는 쉬워 보이지만 우리를 겸손하게 해 주는 자세이며, 중심선이 잘 잡혀 있는지를 가르쳐 줍니다.

반듯이 누운 상태에서 시작합니다. 몸을 오른쪽으로 굴려 오른쪽 옆면이 바닥으로 가게 합니다. 오른손을 몸 아래에 둡니다. 오른 발날이 바닥에 놓이게 하고, 왼발을 오른발 위에 포갭니다. 머리를 바닥 쪽으로 누릅니다. 숨을 들이쉬며, 왼팔을 뻗고 그 상태에서 균형을 잡습니다. 이 자세로 균형을 유지할 수 있다면, 왼 다리를 위로 뻗고, 왼손의 손가락으로 왼발의 엄지발가락을 잡아 줍니다. 발가락을 잡기 위해 무릎을 굽힐 수도 있지만, 그러면 균형을 잃을 수도 있습니다. 발가락을 잡을 수 없다면, 그저 팔만 들어 올려도 됩니다. 코어를 안정시키고, 왼발 끝을 모아 곧게 뻗어 주고, 왼발을 쳐다봅니다. 이 자세로 다섯 번 호흡합니다. 자세를 풀고, 반대 방향으로 반복합니다.

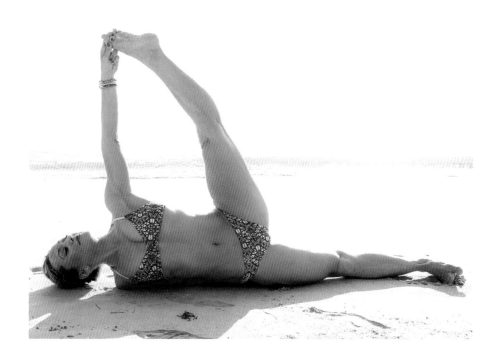

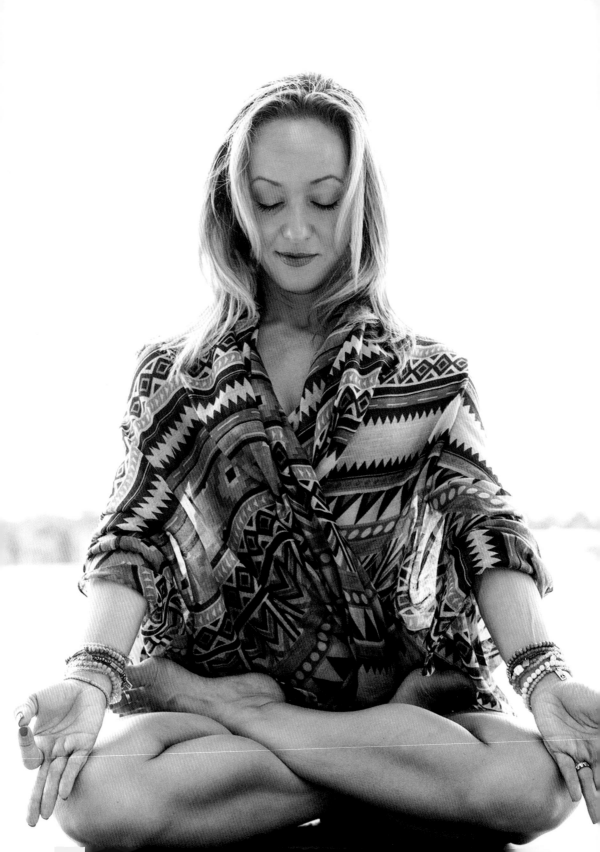

호흡의 마법
프라나 Prana

모든 요가 수련의 진정한 스타는 호흡입니다. 마음을 강력한 현존(現存, 지금 여기에 있음)의 상태로 내려놓는 데는 멋진 수련 장소가 필요한 것도 아니고, 물구나무서기(물론 재미있기는 하지만!)의 달인이 될 필요도 없습니다. 오직 열린 가슴이 필요할 뿐입니다. 몇 번의 호흡만으로도 내면의 평화에 이를 수 있습니다. 호흡과 다시 연결되는 시간을 날마다 갖게 되면, 마음과 감정이 고요히 가라앉고 내면의 알아차림이 자리를 잡게 됩니다. 호흡은 자신의 감정 상태를 보여 주는 내적 지표와 같습니다. 짧고 얕은 호흡은 고조된 감정 상태를 나타낼 수 있습니다. 깊은 한숨은 해방감이나 슬픔, 이완의 상태를 나타낼 수 있습니다. 고르게 이어지는 호흡은 집중된 상태를 나타낼 수 있습니다. 자신의 호흡을 알면 자신의 몸과 마음, 감정도 알게 될 것입니다.

오늘의 요가 수업은 호흡이며, 산스크리트 어로는 프라나(prana)입니다. 호흡은 산소를 공급하는 것만이 아니며, 프라나 바유(vayu) 곧 우리 생명력의 바람과 연관됩니다. 호흡에 집중하면 내면의 참된 자기에 대한 깊은 경험으로 이어질 수 있습니다. 아쉬탕가 요가의 빈야사(vinyasa) 방법은 호흡과 동작의 조화로운 결합에 기반을 둡니다. 스리 파타비 조이스는 요가란 실제로는 호흡 수련이라고 늘 말했습니다. 호흡은 마음을 훈련하는 비결입니다. 훈련되지 않은 마음은 텔레비전 채널을 획획 돌려 대는 것과 같고, 생각과 감정은 마음이라는 내면의 스크린 위에서 끊임없이 상영되는 '쇼'와 같습니다. 요가는 마음이 제멋대로 날뛰도록 내버려 두는 것이 아니라, 채널을 바꾸어 당신이 좋아하는 '프로그램'을 찾는 방법을 알려 줍니다. 마음의 고삐를 쥐고 다스리는 해법은 놀랍도록 간단합니다. 마음을 보내고 싶은 곳으로 주의를 돌리면 되는 것입니다. 먼저 호흡에 집중한 뒤 주의를 내면으로 돌리는 방법으로 마음을 면밀하게 훈련해 보세요. 꾸준히 호흡에 집중하면 마음이 내적인 몸을 느낄 수 있게 됩니다. 몸 자체가 점점 더 미묘한 층들로 느껴질 수 있고, 호흡도 더욱 미묘하며 정묘한 형태들로 느껴질 수 있습니다.

그렇지만 꾸준히 호흡에 집중하는 상태를 유지하는 일은 쉽지가 않습니다. 아사나 수련을 하는 동안에는 요가 자세 자체가 집중에 방해될 수 있습니다. 일상생활을 하다 보면 마음을 어지럽히는 일들이 수없이 많습니다. 호흡을 꾸준히 알아차리기 위한 첫 단계는 집중된 상태를 수련하는 것입니다. 이 상태를 산스크리트 어로는 다라나(dharana)라고 하며, 아쉬탕가 요가 체계의 여섯 번째 가지입니다. 다라나는 마음을 안정시키고 강화하기 위한 노력들로 이루어집니다. 명상은 아쉬탕가 요가 체계의 일곱 번째 가지이며, 산스크리트 어로는 디야나(dhyana)라고 합니다. 명상은 생각이 없는 침묵의 상태이며, 오직 마음이 한곳에 집중된 뒤에야 이 상태에 잠길 수 있습니다. 한곳에 집중된 상태로 있을 수 있는 마음의 능력은 요가 수행자의 마음의 힘을 헤아리는 분명한 척도입니다. 에카 탓트바(eka tattva)라고 하는 이 집중을 명상 상태의 마음, 또는 요가 수행자의 마음이라고 합니다. 고요하고 안정되고 평온한 요가 수행자의 마음은 한곳에 집중된 상태를 오래 유지할 수 있습니다. 우리 안에 있는 영혼의 가장 깊은 진실은 오직 고요한 마음만이 경험할 수 있습니다. 열 번 깊이 호흡하는 동안 한곳에 계속 집중해 보는 간단한 과제로 시작해 보세요. 그런 다음 마음의 힘을 키워 가세요.

많은 수련생에게는 5분 내내 끊임없이 호흡을 알아차리면서 앉아 있는 것이 요가 자세의 수련보다 더 어렵게 느껴질 수 있습니다. 하지만 이 간단한 과제를 통해 요가 수행자의 마음으로 들어가는 여행이 시작된다면, 당신의 아사나 수련만이 아니라 삶 전체가 변화될 것입니다. 아사나를 수련할 수 없는 때들은 있겠지만, 살아 있는 동안 호흡을 하지 않는 때는 없을 것입니다. 내가 서른 살 때 아버지는 두 번의 심장마비를 겪고 소생한 뒤, 삼중혈관 우회 수술을 받았고 몸에 제세동기를 심었습니다. 두 번째 심장마비를 경험한 뒤 혼수상태에서 깨어난 아버지는 자신의 몸에 관이 삽입된 것을 발견했는데, 심장마비나 수술에 관한 기억도 전혀 없었고 몸을 움직일 수도 없었습니다. 그 일이 일어나기 전 그 해에 아버지는 내가 진행하는 명상 수련회에 참여했습니다. 그 모임에서 나는 몹시 괴롭거나 힘든 순간에 호흡에 집중하여 마음을 안정시키는 법을 지도했습니다. 다시 말을 할 수 있게 되었을 때 아버지는 내게 얘기하기를, 그런 상황에서도 마음이 공포에 휩쓸리지 않고 계속 침착할 수 있었는데, 그 비결은 호흡에 주의를 기울이는 간단한 방법을 생각해 낸 것이었다고 했습니다. 아버지는 몸에서 일어나고 있던 혼돈 상태에는 관심을 끊고, 단순히 들어오고 나가는 숨에만 계속 주의를 기울였다고 합니다.

남편인 팀 펠드만은 외상 후 스트레스 장애(PTSD)로 고통 받는 참전 용사들에게 요가를 가르쳤습니다. 이 용감한 군인들 중 한 명은 다른 무엇보다도 요가의 호흡법을 좋아했습니다. 깊은 호흡을 처음 경험한 뒤 그는 마치 '전쟁을 겪기 전'으로 돌아간 것 같은 느낌이 들었다고 팀에게 말했습니다. 그는 자신의 신경계가 전쟁 스트레스로 너무나 긴장되어 있어서 '정상적'이라는 것이 어떤 느낌인지 잊고 있었다고 말했습니다. 몇 달 동안 요가를 수련한 뒤 그는 자신이 겪은 경험을 들려주었는데, 집에 있는 동안 외상 후 스트레스 장애(PTSD)가 일어났을 때, 평소라면 부인이 집에 돌아올 때까지 몇 시간이나 방 안에 틀어박혀 있었겠지만, 요가 수업에서 배운 대로 깊은 호흡을 계속하자 마음의 안정과 평온을 되찾을 수 있었다고 합니다.

호흡의 힘이 마음과 삶을 변화시킨 사례는 수없이 많습니다. 당신도 그 힘을 직접 경험해 보기 바랍니다. 열 번의 깊은 호흡이 자기의 내면세계로, 자기 안에 있는 평화의 자리로 들어가는 초대장이 되게 해 보세요. 훈련되지 않은 마음은 부정적인 쪽—두려움, 드라마, 화, 불행, 욕망, 불만족, 불안감, 짜증, 자기연민, 자기혐오—으로 방향을 트는 경우가 많습니다. 이것들은 훈련되지 않은 마음이 흔히 머무르는 곳이며, 고통을 일으키는 근원이 됩니다. 호흡에 집중할 때는 더 큰 무엇에 기꺼이 자신을 내맡기고 낡은 방식들을 놓아주게 될 것입니다. 호흡에 대한 집중은 스트레스를 받거나 피곤하거나 화가 나거나 괜히 짜증이 날 때처럼 힘든 일을 겪을 때마다 꺼내 쓸 수 있는 편리한 도구입니다. 열 번의 깊은 호흡만 할 수 있어도 당신의 삶이 변화될 수 있습니다. 강하고 확고한 마음으로 그 길에 계속 주의를 기울이고 날마다 한 걸음씩 앞으로 나아가세요. 헌신과 훈련, 굳건한 의지가 있다면 이루지 못할 일은 없을 것입니다.

1. 호흡을 알아차려 보세요. 오늘 어느 시점에 잠시 멈추고 자신의 현재 상태를 찬찬히 살펴보세요. 그런 다음 눈을 감고, 가만히 앉아서, 천천히 고른 속도로 열을 세는 동안 의식하면서 호흡을 따라가 보세요. 숨을 들이쉴 때마다 "열 들(들숨), 아홉 들, 여덟 들," 하면서 열부터 하나까지 거꾸로 세고, 호흡을 내쉴 때마다 "열 날(날숨), 아홉 날, 여덟 날," 하면서 같은 방식으로 세 줍니다. 이렇게 호흡을 알아차리면서 아사나 수련을 시작하거나 끝마치고, 일터에 있을 때나 귀가하기 직전에도 몇 분간 시간을 내어 이렇게 해 보세요. 하루를 마무리하거나 중요한 대화 중 반응을 하기 전에 이렇게 얼마간 정신적 여유를 가져도 좋습니다. 그저 의식하면서 열 번 호흡을 한 뒤, 눈을 뜨고 자신의 현재 상황을 다시 찬찬히 살펴보세요.

2. 스트레스 해독제를 먹어 보세요. 다음에 잔뜩 스트레스를 받을 때면, 마음을 제어하는 조종 장치의 일시정지 버튼을 누르고, 깊은 호흡을 열 번 해 보세요. 불쾌한 상황에서 평소처럼 말다툼을 하거나 반발을 하는 대신, 언제나 깊고 의식하는 호흡을 열 번 한 뒤에 행동하는 법을 스스로 훈련해 보세요. 만일 사람들이 감정적인 반응, 순간적인 반응을 즉각 따르지 않았다면, 개인 사이의 전쟁을 얼마나 많이 피할 수 있었을지, 얼마나 더 많은 사랑과 빛이 세상에 있었을지 한번 생각해 보세요. 다음에 감정이 촉발되면, 그 자리를 벗어나 열 번의 호흡을 할 수 있을 만큼 강해지세요.

실천하기

3. 웃자이 호흡을 해 보세요. 아쉬탕가 요가의 웃자이 프라나야마에 기초한 깊은 호흡법을 통해, 고요하고 맑고 현존하는 마음이라는 우리의 자연스러운 상태에 다가갈 수 있습니다. 이 깊은 호흡을 아사나 수련에 적용해 보세요. 이 놀랍도록 간단한 방법이 요가의 마법을 여는 열쇠를 쥐고 있습니다. 때로는 다스 베이더(영화 '스타워즈'의 등장인물) 호흡, 바다 호흡, 승리의 호흡이라고도 불리는 아쉬탕가 요가 특유의 이 호흡법은 소리를 내면서 하는 깊은 호흡이며, 삶을 변화시키는 도구가 될 수 있습니다.

척추를 곧게 세우고 편안한 자세로 앉습니다. 골반 바닥을 조이고 배꼽 아래 부위를 안으로 당깁니다. 입을 다물고, 후두덮개를 살짝 닫고, 최대 10초 동안 숨을 길게 들이쉬고 10초 동안 길게 내쉽니다. 숨을 들이쉴 때는 "사~"라는 소리가 나게 하고, 숨을 내쉴 때는 "하~"라는 소리가 나게 합니다. 들이쉬는 숨과 내쉬는 숨의 길이가 같아지게 합니다. 열 번 호흡합니다. 열 번의 깊은 호흡은 내적인 몸을 미묘하게 알아차릴 수 있게 하여, 신경계를 회복시켜 주고 평온한 상태로 돌아가게 합니다.

수련하기 **1. 파드마아사나 — 연꽃 자세**

편안하게 앉는 기본 자세를 찾는 일은 생각보다 어렵습니다. 대다수 사람들은 주로 의자나 소파에 앉아서 시간을 보내며, 바닥에 앉아 있는 시간은 그리 많지 않습니다. 하루에 적어도 5분 동안 바닥에서 앉은 자세를 취하고 있으면, 엉덩관절(고관절)이 서서히 열리고, 척추가 튼튼해지며, 가로막(횡격막)을 이용한 호흡이 원활해질 것입니다.

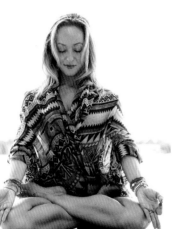

단순히 두 다리를 교차해 앉거나, 만일 엉덩관절(고관절)이 이미 열려 있다면 파드마아사나(연꽃 자세)로 앉습니다. 5분쯤 움직이지 않고 가만히 앉아 있어 보세요. 호흡에 주의를 기울입니다. 콧구멍 속의 공간, 윗입술, 코 주변 등 주의를 기울이는 부위를 세분해 봅니다. 만일 생각이 오가는 것을 알아차리면, 그저 마음에게 돌아오라고 요청하세요. 관심을 끄는 강한 감정들이 느껴지면, 그저 마음에게 돌아오라고 요청하세요. 강한 신체 감각들이 느껴지면, 자세를 그대로 유지하면서 움직이지 않도록 최선을 다해 봅니다. 고요하고 평온한 상태로 머무르면서, 마음이 호흡에 대해 어떤 가치 판단도 하지 않게 하세요. 일단 호흡에 주의를 기울일 수 있게 되면, 앞에서 설명한 깊은 호흡법을 적용하여 의식적으로 열 번 호흡을 해 보세요.

2. 능동적인 휴식 자세

반듯이 누운 자세에서 시작합니다. 무릎을 굽히고, 양발을 엉덩이 너비만큼 벌립니다. 양 무릎이 서로 맞닿게 합니다. 엉치뼈(천골)를 바닥에 붙이고, 어깨뼈를 등쪽으로 끌어내립니다. 양손을 아랫배 위에 올려놓거나, 엉덩이 양옆 바닥에 편안하게 내려놓습니다. 눈을 감습니다. 코를

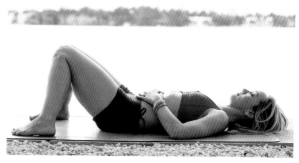

통해 숨을 들이쉬고 내쉬면서 깊이 호흡합니다. 호흡이 들어오고 나갈 때마다 배가 올라오고 꺼지게 합니다. 호흡에 맞춰 열부터 하나까지 거꾸로 셉니다. "열 들"과 "열 날" 같은 말을 소리 내어 말하면서 마음이 계속 안정되게 합니다. (이 호흡법은 휴식을 할 때만 사용하고, 몸을 움직이는 아사나 수련을 하는 동안에는 사용하지 않습니다). 원하는 만큼 많이 반복합니다. 스트레스를 받거나 등 아랫부분에 통증이 있을 때마다 이 호흡법을 이용해 보세요.

3. 사바아사나 — 송장 자세

아쉬탕가 전통에서 이 자세는 흔히 '휴식을 취하는' 자세로 알려져 있습니다. 사바아사나는 마음이 내면으로 향하고 몸이 스스로 회복되는 마지막 휴식 자세입니다. 등을 대고 바닥에 눕습니다. 양발을 엉덩이 너비보다 조금 넓게 벌립니다. 두 다리가 자연스럽게 바깥으로 회전되게 합니다. 엉치뼈(천골)를 바닥에 붙이고, 어깨뼈를 등 쪽으로 끌어내립니다. 양팔은 양옆 바닥에 내리고, 손바닥은 위로 향하게 합니다. 눈을 감습니다. 호흡에 주의를 기울입니다. 어떤 식으로든 호흡을 제어하거나 조절하려 하지 않습니다. 내적인 몸의 미묘한 감각들에만 주의를 기울입니다. 이 자세로 5~20분 동안 머무릅니다. 모든 요가 수련의 마지막에, 그리고 하루 중 휴식이 필요할 때마다 이 자세를 취해 보세요.

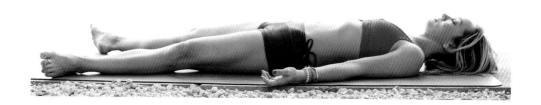

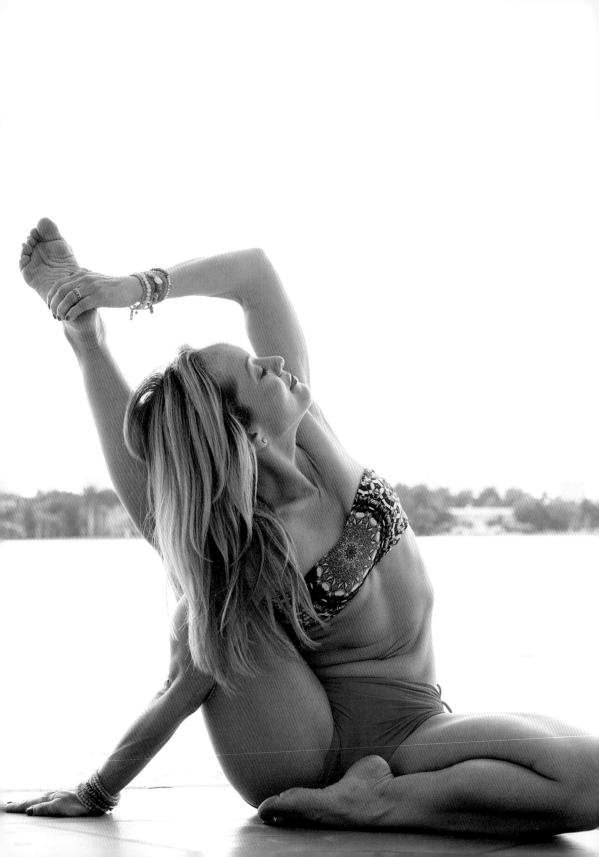

10일 진실함
사티야 Satya

오늘의 요가 수업은 진실함입니다. 산스크리트 어 사티야(satya)는 흔히 '진실함'으로 번역되며, '진짜임'을 의미할 수도 있습니다. 어느 날 잠에서 깨어나, 자신에게 필요한 것은 오직 자기 자신으로 존재하는 것뿐임을 깨달을 때, 당신은 마침내 자유로워집니다. 만일 바람직해 보이는 사람이 되기 위해, 또는 남들의 기대에 부응하는 사람이 되기 위해 인생을 허비한다면, 언제나 어느 정도의 공허함을 느끼게 될 것입니다. 자기의 진실을 당당하게 인정하는 사람들은 무척 매력적인 무언가가 있습니다. 당신은 온전하고 완전하며 축복 받은 신의 창조물입니다. 당신은 1등이 될 필요가 없고, 가장 중요한 사람, 가장 돋보이는 사람, 가장 나은 사람이 될 필요도 없습니다. 그저 자기 자신으로 존재하기만 하면 됩니다!

이제까지 살아오면서 나는 강하고 진실하기 위해, 나 자신으로 당당하게 존재하기 위해 온 힘을 다해 노력했습니다. 특히 요가 지도자로 사람들 앞에 나선 이후로……. 대중 앞에서, 자신의 모든 움직임을 지켜보고 있는 수많은 시선 앞에서 자기 자신을 솔직하게 드러내는 것은 몹시 두려운 일일 수 있습니다. 대중 앞에 설 때는 익명의 낯선 사람들에게서 부정적인 반응들을 받기 마련이고, 그러다 보면 너무나 쉽게 그런 반응들을 수용하면서 자기 자신을 의심하게 됩니다. 자기 자신에게 진실한 것, 진짜 자기 자신으로 사는 것은 유일하게 건전한 삶의 방식입니다. 그동안 요가를 수련하고 지도하면서 나는 재미없고, 내실이 없고, 엉터리고, 명성을 추구하고, 특권 의식이 있고, 무지하고, 무식하고, 제대로 배우지 못했고, 겁을 먹게 한다는 말을 포함해 수많은 비난을 들었습니다. 거기에다 내 엉덩이와 발, 셀룰라이트, 나이 등에 대한 온갖 언급까지 더하면, 그것은 내 자존감을 무참히 짓밟는 방법이 될 수 있었습니다. 남자들은 내게 부적절한 사진들을 보냈고 소셜 미디어(SNS)에 나에 대해 부도덕한 말들을 남겼습니다. 나는 이 모든 활동을 그만두고 내 모든 소셜 미디어 계정을 폐쇄할 생각까지 했지만, 그것이 해결책은 아님을 깨닫게 되었습니다. 내 삶에서 그리고 당신의 삶에서 그 해결책은 최대한 진실하게, '진심으로', 그리고 용감하게 사는 것입니다. 날마다 자신이 하는 일을 사랑하고, 자기 자신에게 진실해 보세요. 치열하게, 대담하게 살아 보세요.

눈을 감고, 깊이 호흡하고, 혼자 소리 내어 이렇게 말해 보세요. "나는 소중하다. 나는 충분하다. 나는 조건 없는 사랑으로 가득하다." 다시 한 번 반복해 보세요. 이 말은 진실입니다. 그렇지 않다는 말은 순전한 거짓말입니다. 당신은 본래 사랑받을 자격이 있는 사람입니다. 당신의 영적 유산은 결코 철회될 수 없습니다. 당신은 소중합니다. 당신은 충분합니다. 당신은 조건 없는 사랑으로 가득합니다. 오로지 눈을 뜨고, 가슴을 부드럽게 하고, 그 모든 것을 받아들이기만 하면 됩니다. 정확히 있는 그대로의 자기 자신으로 존재해 보세요. 편안히 이완하고, 놓아 버리고, 그저 자기 자신으로 존재하세요.

실천하기

1. 남들의 호감을 사려는 행동을 멈춰 보세요. 이제껏 살아오면서 남들의 호감을 사기 위해, 자신이 좋은 사람임을 증명하기 위해 얼마나 많이 행동을 바꾸거나 자기를 고치려 했는지 돌이켜 보세요. 잠시 자신의 가치를 확인하는 시간을 가져 보세요. 당신은 좋은 사람입니다. 당신은 최선을 다하고 있습니다. 당신은 완벽하지는 않지만, 당신의 가슴은 본래 선합니다. 자기 자신으로 존재하세요. 자기 자신에게 진실하세요. 좋은 일, 나쁜 일도 함께 받아들이고, 그런 일들 때문에 진실한 길에서 벗어나지 않을 만큼 충분히 강해지세요. 남들의 호감을 사기 위해 자기 자신을 바꾸지 마세요. 자신이 진짜 누구인지를 알 때 자기를 편안히 받아들이게 됩니다. 그렇게 자기를 받아들이며 자기의 곡조로 노래하세요.

2. 미워하는 사람들은 미워할 것입니다. 타협하지 마세요. 비열한 사람들과 비열한 말들을 알아차리고, 그들과 관계하지 마세요. 그들을 설득하기 위해 애쓰지 마세요. 오로지 당신을 헐뜯고 상처 주기 위한 의도로 내뱉은 고약한 말들을 계속 생각하면서 귀중한 시간을 낭비하지 마세요. 분명한 경계선을 정하고, 미워하는 사람들과 관계하지 마세요. 소셜 미디어(SNS)에서 하는 야비한 말들에 반응하지 마세요. 당신을 끌어들이는 것 말고는 아무 목적이 없는, 불평만 늘어놓는 이메일을 삭제하세요. 그런 관계를 모두 끊고, 감정을 자극하는 미끼를 물지 마세요. 그러나 만일 당신이 더 나은 사람이 되기를 바라는 마음으로 어떤 사람이 건설적인 비판을 한다면, 자신을 방어하지 말고 그 말을 숙고해 보세요. 하지만 어떤 사람의 마음에 들기 위해 자동적으로 자신을 바꾸지는 마세요. 진짜 자기 자신으로 존재할 수 있을 만큼 충분히 강해지세요.

3. 미안해하지 마세요. 자기답게 당당하게 존재하세요. 그저 자기답게 존재하고, 그 때문에 미안해하지는 마세요. 자신이 잘하는 부분에 대해 미안해하느라 또 다른 호흡을 낭비하지는 마세요. 그러면 누군가를 주눅 들게 할 수 있기 때문입니다. 그렇다고 해서 어떤 잘못을 저질렀을 때에도 진심으로 사과하지 말라는 말은 아닙니다. 그럴 때는 당연히 사과를 해야 합니다. 하지만 자기답게 존재한다는 이유로 미안해하지는 마세요.

1. 웃티타 파르쉬바코나아사나 A — 뻗은 측면각 자세

웃티타 파르쉬바코나아사나 A와 같은 단순한 선 자세는 요가 수련의 기초를 이룹니다. 다리를 통해 뿌리내리고 있음을 느끼고, 골반 바닥을 통해 내부 공간에 대한 감각을 기르다 보면, 시간이 흐르면서 당신의 중심에 견고한 기반이 갖추어집니다. 웃티타 파르쉬바코나아사나 A에서 양쪽 엉덩관절(고관절)을 부드럽게 바깥으로 회전하는 동작은 어렵지 않지만 쉽지도 않습니다.

숨을 들이쉬며, 양발을 다리 하나 길이만큼 벌립니다. 이 거리는 자신의 키와 다리 길이, 유연성의 수준에 맞추어 조정할 수 있습니다. 왼발을 바깥으로 돌려, 왼발 뒤꿈치가 오른발바닥의 오목한 부분(장심)과 정렬되게 합니다. 숨을 내쉬며, 왼 무릎을 왼 발목 위로 굽히면서 왼발의 중심 위로 오게 합니다. 이때 무릎이 발가락을 넘어가지 않도록 주의합니다. 몸통을 왼 넓적다리 쪽으로 천천히 내리면서, 윗몸을 넓적다리의 바깥쪽 가장자리를 따라 누이고, 왼손은 바닥 쪽으로 뻗습니다. 왼손을 왼 발날 옆 바닥에 나란히 내려놓고, 손가락 끝이나 손바닥 전체를 바닥으로 뿌리 내립니다. 오른발로 바닥을 단단히 누릅니다. 숨을 들이쉬면서, 오른손을 몸의 오른쪽 선을 따라 머리 위로 쭉 뻗어, 웃티타 파르쉬바코나아사나 A로 완전히 들어갑니다. 아래쪽 갈비뼈를 안으로 당기고, 배는 골반의 안쪽 공간으로 당기고, 오른 다리는 단단하게 만들어 견고하게 받쳐 주고, 양팔을 곧게 편 채로 오른 손가락을 응시합니다. 엉덩이가 너무 낮게 가라앉지는 않게 합니다. 그러는 대신 왼 넓적다리가 바닥과 최대한 평행하게 합니다. 이 자세로 다섯 번 호흡합니다. 그 뒤 오른쪽으로 반복합니다.

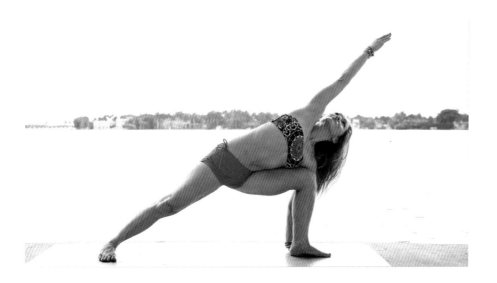

2. 마리챠아사나 A — 현인 마리치에게 헌정하는 자세 A

위대한 현인 마리치의 이름을 딴 이 앉은 자세는 엉덩관절(고관절)과 허리 부위를 강하게 열어 주며, 주의를 내면 깊은 곳으로 향하게 해 줍니다. 내적인 몸을 발견하는 것은 자신이 누구인지를 알아 가는 과정의 기본 단계입니다. 마리챠아사나 A와 같은 자세들은 자신의 영적 중심을 유지하는 데 도움이 됩니다.

단다아사나(막대기 자세)에서 시작합니다. 숨을 들이쉬며, 오른 무릎을 굽혀 발이 바닥에 밀착되게 하고, 무릎은 똑바로 위를 향하게 합니다. 오른발 뒤꿈치가 오른쪽 엉덩이의 바깥 가장자리와 정렬되게 하고, 오른발과 왼쪽 넓적다리 사이는 손 너비만큼 간격을 둡니다. 숨을 내쉬며, 몸통을 앞으로 뻗으면서 가슴 중앙의 복장뼈(흉골)가 왼 무릎과 정렬되게 합니다. 오른 어깨를 안으로 회전하여 오른팔로 오른 정강이를 감싸고, 오른 팔꿈치를 구부려 오른 넓적다리를 두릅니다. 왼팔을 위로 뻗으며 팔꿈치를 뒤로 구부리되, 왼 어깨가 바깥으로 회전되지 않게 합니다. 등 뒤에서 양손을 깍지 끼거나, 한쪽 손목을 다른 손으로 붙잡습니다. 양손을 맞잡을 수 없다면, 수건이나 스트랩(띠)을 이용해 자세를 완성합니다. 엉덩이 오른쪽을 바닥 쪽으로 내리되, 오른쪽 궁둥뼈를 억지로 바닥에 붙이지는 않습니다. 윗몸을 접어 턱을 왼 정강이 쪽으로 가져가고, 발가락을 응시합니다. 이 자세로 다섯 번 호흡합니다. 자세를 풀고 왼쪽으로 반복합니다.

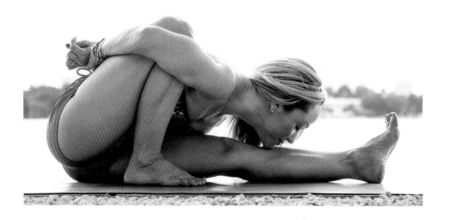

3. 파리브리따 수리야 얀트라아사나 — 나침반 자세

파리브리따 수리야 얀트라아사나는 엉덩관절(고관절)과 오금줄(햄스트링), 등 아랫부분을 강하게 열어 주는 자세이며, 이 자세를 위해서는 내적인 방향 감각을 찾아야 합니다. 나침반이 진정한 북쪽이 어디인지를 늘 말해 주듯이, 내면의 나침반은 진정한 자기 자신을 감지할 수 있는 곳이 어디인지를 늘 알려 줍니다. 파리브리따 수리야 얀트라아사나는 높은 수준의 유연성이 요구되는 매우 도전적인 자세입니다. 그러니 그 여정에서 조급해하거나 너무 서두르지 않아야 합니다. 그 대신 자신의 한계를 정직하게 인정하고 받아들이는 연습을 해 보세요.

다리를 꼬고 단순하게 앉은 자세로 시작합니다. 숨을 들이쉬며, 오른 다리를 바닥에서 들어 올리고, 오른 어깨를 오른 무릎 앞쪽으로 부드럽게 밀어 넣습니다. 오른 무릎을 굽혀 오른 어깨를 감싸며 걸칩니다. 오른손으로 오른 종아리 근육을 잡고, 왼손을 머리 위로 뻗어 오른발 뒤꿈치를 잡습니다. 오른쪽 궁둥뼈를 바닥으로 내리고, 오른쪽 엉덩이가 들려 어깨에 강한 압력이 실리지 않도록 합니다. 숨을 내쉬며, 오른손을 옆쪽 바닥에 짚어 몸을 지지하면서 팔꿈치를 곧게 폅니다. 숨을 들이쉬며, 아랫배를 안으로 당기고, 골반 바닥 속 깊이 공간을 만들어 주어 오른쪽 넙다리뼈의 머리 부분이 골반의 절구 속으로 깊이 들어갈 수 있게 합니다. 숨을 내쉬며, 오른 다리를 곧게 펴고, 왼팔로 견고하게 잡아당기고, 양쪽 궁둥뼈를 바닥에 붙인 채로 몸통을 왼쪽으로 비틀어 줍니다. 아직은 다리를 곧게 펼 수 없다면, 오른발만 잡고서 할 수 있는 만큼만 다리를 펴 줍니다. 가슴우리(흉곽)의 왼쪽이 올라가는 동안 오른쪽은 아래로 떨어지게 합니다. 고개를 들어 오른발 쪽을 바라봅니다. 이 자세로 다섯 번 호흡합니다. 자세를 풀고 왼쪽으로 반복합니다.

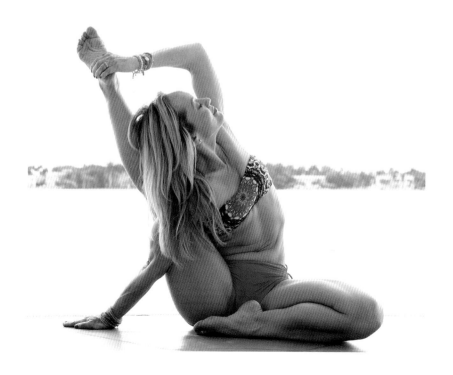

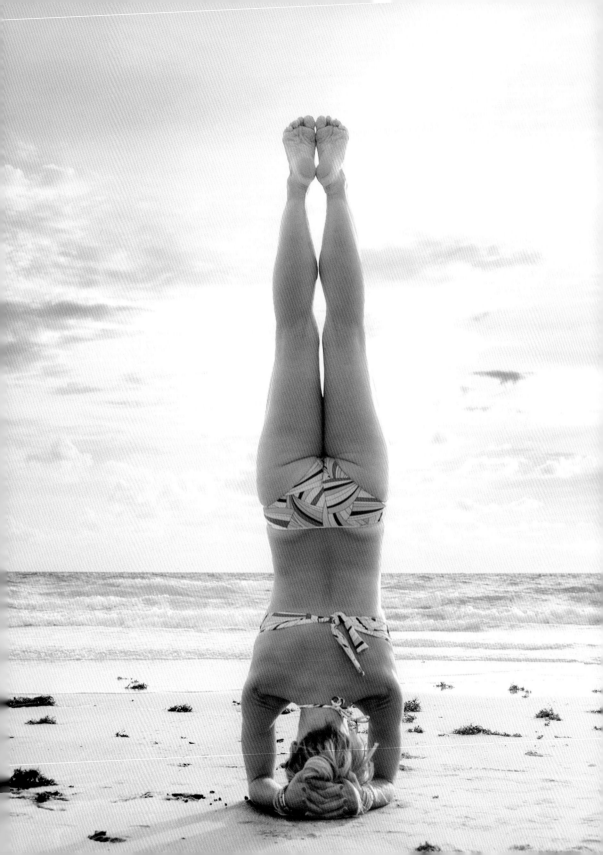

11일 의도와 목적
상 칼 파 Sankalpa

17년 전 어느 날, 이제부터는 더욱 평화로운 삶을 살고 싶다는 절실한 바람을 안고 잠에서 깨어났습니다. 그 무렵 친밀함을 대신하는 불쾌한 대용물들과 심야의 파티들이 나를 감정의 밑바닥까지 추락하게 만들었습니다. 나는 젊고 도도했으며 자신만만했고, 스스로 강하다고 착각하고 있었습니다. 나의 이기적인 행위들이 미치는 악영향을 깨닫지 못한 채 불행한 드라마의 흔적을 남겼습니다. 나는 영적 블랙홀 속에서 살았습니다. 요가의 길에서 내디딘 나의 첫 걸음은 나의 세계를 바꾸고 싶다는, 나의 황폐한 감정의 풍경에 사랑과 신뢰를 되살리고 싶다는 간절한 바람에서 비롯되었습니다.

오늘의 요가 수업은 상칼파(sankalpa), 즉 의도와 목적입니다. 요가 수행자의 삶을 살겠다는 목적을 정하자, 나의 세계는 한 번에 한 호흡씩 서서히 변하기 시작했습니다. 나는 인도로 갔습니다. 그리고 파티에 가는 대신 수련을 했고, 이기심을 너그러움으로, 냉소를 이해로, 우울을 사랑으로 바꾸어 갔습니다. 누구나 그렇게 할 수 있습니다. 오직 온 마음으로 목적을 정하기만 하면 됩니다.

목적을 분명히 정하면, 인생의 항로에서 이탈하는 것을 막는 데 도움이 됩니다. 모든 사람에게는 어떤 것을 다른 것들보다 더 가치 있게 여기는 타고난 도덕적 나침반이 있습니다. 물질적인 즐거움이 가장 효과적인 동기의 원천이 되는 경우는 별로 없습니다. 우리의 가장 깊고 강력한 꿈들은 물질적인 즐거움이 아니라 희망과 평화, 사랑을 향한 것입니다. 자신이 따르는 모든 길의 더 깊은 의미에 따라 목적을 정해 보세요. 그것은 행복하고 평화로운 삶에 알맞은 환경을 갖추기 위해 우리가 할 수 있는 작은 일입니다. 우리 부부가 마이애미에 요가원을 열고 싶었을 때, 우리의 목적은 부자가 되는 것이 아니었습니다. 우리는 아쉬탕가 요가를 제대로, 전통적으로 수련할 수 있는 공간을 만들고 싶었습니다. 더 빨리 돈을 벌게 해 줄 것 같은 유혹이 많았지만, 우리는 우리의 목적을 분명히 명심하고 있었습니다. 분명한 목적은 자신의 모든 결정을 판단할 수 있는 기준점입니다. 만일 어떤 것이 당신의 목적과 맞지 않으면, 그것을 행동으로 옮기지 마세요. 내가 만난 가장 성공한 사람들은 더없이 분명한 목적들을 가지고 있었고, 자신의 가장 중요한 가치들을 정직하고 충실하게 지키는 사람들이었습니다.

원하는 삶을 살기 위한 첫걸음은 자기의 가장 크고 대담한 꿈을 인식하고 인정하는 것입니다. 지금 당장은 그 꿈을 어떻게 실현할지 걱정할 필요가 없고, 도중에 맞닥뜨릴 온갖 장애물에 대해서도 생각할 필요가 없습니다. 그런 것들에 대해 너무 많이 생각하지 말고, 그냥 가슴속에 꿈을 간직하기만 하세요. 꿈을 이룰 수 없을까 봐 겁이 나면, 그런 두려움까지 껴안아 보세요! 꿈을 다른 사람들에게 얘기할 필요는 없습니다(스스로 원하는 경우가 아니라면). 당신이 원하는 일을 어느 누가 이미 하고 있어도 괜찮습니다. 당신의 꿈은 당신의 것이며, 그 꿈을 혼자 마음속으로라도 인정하는 단순한 행위는 모든 에너지의 물결을 일으켜 당신을 움직이게 할 것입니다. 당신은 목적을 향한 길로 이끌려 나아가게 될 것입니다.

실천하기

1. 꿈을 적어 보세요. 무모해 보이는 꿈을 꾸어 보세요. 이렇게 자문해 보세요. "실패할 가능성이 전혀 없다면, 무엇을 해 보고 싶은가?" 그 꿈을 종이에 쓰거나 컴퓨터에 기록하고, 날짜를 쓰고, 저장해 보세요. 그 꿈의 현실성이나 실행 계획에 대해서는 걱정하지 마세요. 그냥 꿈을 꾸어 보세요.

2. 자기 안에 있는 요기의 가슴을 살펴보세요. 자신이 어떤 목적으로 요가 수련에 임하는지 자문해 보세요. "왜 요가를 수련하는가?" 아직 요가를 수련하지 않는다면, 자신이 요가의 삶에 끌리는 이유가 무엇인지 자문해 보세요. 내면 깊이 들어가서, 요기(요가 수행자)의 삶을 살고자 하는 가슴속의 목적을 찾아보세요.

3. 자기의 가장 중요한 가치를 찾아보세요. 자신이 개인적으로 가장 중요하게 여기는 가치들을 확인해 보면, 삶을 위한 더 깊은 목적을 정하는 데 도움이 됩니다. 자신에게 개인적으로 깊은 의미가 있는 성질들의 목록을 만들어 보세요. 다른 사람이 의미 있다고 말하는 것을 따르지는 마세요. 자신이 스스로 가치 있게 여기는 것이 무엇인지를 정말로 정직하게 확인해 보세요. 예를 들어 나 자신을 오랫동안 성찰해 본 결과, 나에게는 아름다움이 본질적인 가치를 지닌다는 것을 깨닫게 되었고, 그래서 내 삶에서 아름다움을 중시하게 되었습니다. 나는 아름다운 것들을 좋아하고, 나 자신이 아름다워 보이게 하는 행위를 즐깁니다. 나에게 아름다움이란 물질적인, 영적인, 에너지적인, 감정적인 아름다움입니다. 아름다움은 가장 좋은 삶의 경험이고, 어두운 밤이 지난 뒤의 찬란한 해돋이이며, 억수 같은 폭우가 지난 뒤의 무지개이고, 고통 가운데 만나는 자비로움이며, 역경을 이겨 내는 힘입니다. 아름다움은 또한 경외심을 불러일으키는 베토벤 교향곡의 화음이며, 잘 익은 망고의 맛이고, 어느 누가 당신에게 미소를 지을 때 받는 느낌입니다. 아름다움을 가치 있게

여기는 나를 보고 피상적인 사람이라고 여기는 이들도 있겠지만, 나에게 아름다움이란 삶이라는 마법의 표현입니다.

1. 밧다 하스타 쉬르샤아사나 A — 묶은 손 머리서기

머리로 물구나무서는 자세를 내가 일상적으로 할 수 있게 되리라고는 생각하지 못했습니다. 사실, 요가 수련을 시작했을 때만 해도 머리서기에 너무 서툴러서 거의 1년을 반복해서 연습한 뒤에야 겨우 균형을 잡을 수 있었죠. 패배감을 느낀 날들이 셀 수 없이 많았지만, 작은 믿음의 알갱이를 서서히 키워 갔습니다. 그 작은 씨앗은 마침내 강한 힘으로 자라났습니다. 충분한 힘을 얻기 위한 여정은 목적을 정하고, 날마다 노력을 기울이고, 결코 포기하지 않는 길입니다.

　무릎을 꿇고 양손을 바닥에 짚은 자세로 시작합니다. 양쪽 팔꿈치를 바닥에 대고 엉덩이 너비만큼 벌리며, 양손은 깍지를 끼되 손바닥은 서로 떨어지게 합니다. 팔이음뼈(어깨뼈와 빗장뼈)를 안정시킵니다. 숨을 내쉬며, 정수리를 양 손바닥 사이의 바닥에 갖다 댑니다. 엉덩이를 들어 올려 다리를 곧게 편 뒤, 양발로 최대한 머리 가까이 걸어갑니다. 팔꿈치로 바닥을 밀고, 아래쪽 갈비뼈를 안으로 당기고, 골반 바닥을 조입니다. 숨을 들이쉬며, 엉덩이를 양팔이 이루는 토대 너머 앞쪽으로 보내면서, 다리가 자연스럽게 들리게 합니다. 다리가 바닥과 평행을 이룰 때 꼬리뼈를 안으로 말아 넣고, 넓적다리 앞쪽 근육(넙다리 네 갈래근)을 단단하게 만들어 줍니다. 다리를 서서히 들어 올리며 몸이 세로축을 따라 정렬되게 하여 완전한 밧다 하스타 쉬르샤아사나 A로 들어갑니다. 이 자세를 유지하며

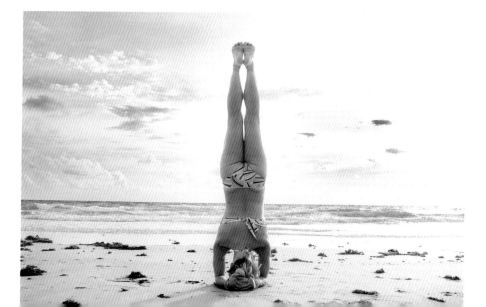

10~20번 호흡한 뒤, 내려옵니다. 발라아사나(아기 자세)로 들어가 휴식합니다. 만일 머리서기 자세로 균형을 잡을 수 없다면, 엉덩이가 어깨 바로 위에 있고 발을 바닥에 둔 준비 자세로 머물면서 호흡을 해도 됩니다. 벽을 이용하지 마세요. 다리를 들어 정자세를 취할 수 있을 만큼 강해질 때까지는 준비 자세로만 수련하세요.

2. 묵타 하스타 쉬르샤아사나 C — 지지받지 않는 머리서기
이 자세는 아쉬탕가 요가 수련에서 가장 어려운 머리서기 자세 중 하나입니다. 여기에서 균형을 잡으려면 강한 마음과 견고한 어깨, 잘 정렬된 코어 근육이 필요합니다. 중심선을 따라 정렬하는 것을 목표로 정해 보세요. 그러면 묵타 하스타 쉬르샤아사나 C를 향해 서서히 나아가게 될 것입니다.

아도 무카 슈바나아사나(다운독)에서 시작합니다. 숨을 내쉬며, 양팔을 굽히고 서서히 몸을 낮추면서 정수리를 바닥에 갖다 댑니다. 무릎은 바닥에서 떨어진 상태로 있게 해야 하지만, 필요하면 몸의 중심선을 찾을 때까지 충분히 바닥에 대고 있을 수도 있습니다. 머리를 바닥에 댄 채로 양팔을 천천히 양옆으로 뻗어 주되, 손바닥은 바닥을 향하게 합니다. 이상적으로는 양손이 어깨와 일직선으로 정렬되어야 하지만, 양손을 어깨 앞쪽으로 조금 가져오면 균형 잡는 일이 좀 더 쉬워질 수 있습니다. 숨을 들이쉬며, 엉덩이를 들어 올리고 양발로 앞으로 걸어갑니다. 엉덩이를 앞으로 보내고, 손가락 끝으로 바닥을 살짝 움켜쥐듯 단단히 붙이고, 엉덩관절(고관절)을 축으로 다리를 들어 올려 몸을 수직으로 세웁니다. 이 자세로 다섯 번 호흡합니다. 양손을 머리와 함께 삼각대를 이루는 위치로 가져온

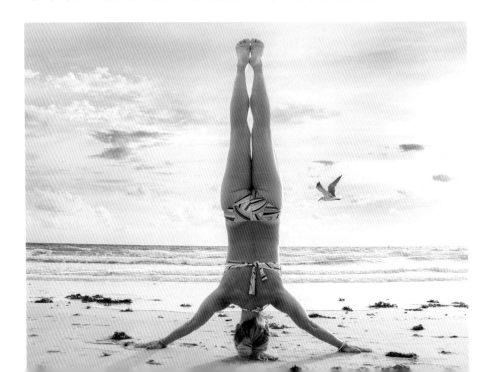

뒤, 숨을 내쉬며 뒤로 점프하여 차투랑가 단다아사나로 들어갑니다. 만일 머리서기 자세에서 균형을 잡을 수 없다면, 엉덩이가 어깨 바로 위에 있고 발을 바닥에 둔 준비 자세로 머물면서 호흡을 해도 됩니다.

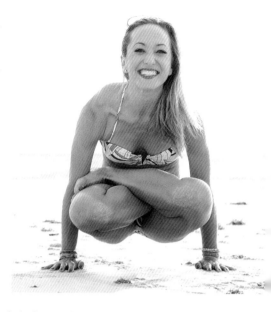

3. 우트플루티히 — 튀어 오르기 자세

우트플루티히(Utpluthih)의 원래 뜻은 '튀어 오르기'입니다. 이 자세에 성공하려면 강한 목적과 의지력, 결의가 필요합니다. 이 자세를 산스크리트 어로 톨라아사나(Tolasana)라고도 하는데, 저울 자세라는 뜻입니다. 스리 파타비 조이스는 흔히 수련생들에게 자신이 열을 세는 동안 이 자세를 유지하라고 말했지만, 하나부터 열까지 순서대로 세지는 않았습니다. 그는 언제나 숫자들을 건너뛰거나 똑같은 숫자를 반복했고, 때로는 아홉부터 시작해서 거꾸로 다섯까지 세기도 했습니다. 종잡을 수 없는 그의 셈(카운트, 숫자 구령)은 나의 결의를 꺾어 놓을 때가 많았습니다. 그러던 어느 날 무슨 일이 있어도 열을 다 셀 때까지 자세를 유지하고야 말겠다는 목표를 정했습니다. 그때 가장 먼저 해야 했던 것은 셈에 관심을 두지 않고 내적인 작업에 집중하는 것이었습니다. 목표를 분명히 정하자, 나는 이 도전적인 자세에서 백 번 가까이 호흡을 하는 동안 자주 자세를 유지할 수 있는 힘과 통제력을 얻을 수 있었습니다. 강한 목표를 정하면, 우트플루티히에서 셈(카운트)을 마칠 때까지 자세를 유지하거나 일상생활에서 목표를 유지하는 데 필요한 것을 발견하게 될 것입니다.

다리를 접어 파드마아사나를 취하거나 그냥 다리만 교차한 상태로 시작합니다. 양손을 엉덩이 약간 앞쪽으로 가져가서 넓적다리 중간쯤에 나란히 두고 바닥을 짚습니다. 숨을 내쉬며 팔이음뼈(어깨뼈와 빗장뼈)를 안정시키고, 골반 바닥을 조입니다. 숨을 들이쉬며, 아랫배근육을 수축하고 엉덩이를 바닥에서 들어 올립니다. 양팔로 바닥을 단단히 누르면서, 엉덩이를 갈비뼈 쪽으로 끌어올려 몸통을 짧게 만듭니다. 아래쪽 갈비뼈를 안으로 당기고, 몸의 위아래를 중심선 쪽으로 더 접어 줍니다. 머리를 중립 위치에 두고, 코를 응시하면서, 배근육(복근)을 이용해 몸을 더 들어 올려 우트플루티히로 들어갑니다. 이 자세를 유지하며 적어도 열 번 깊은 호흡을 합니다. 목표를 정하고, 포기하지 마세요. 만일 지금 당장은 몸을 바닥에서 들어 올릴 수 없다면, 위에서 설명한 방법을 이용해 양손으로 바닥을 계속 밀어내 보세요. 언젠가는 해낼 거예요!

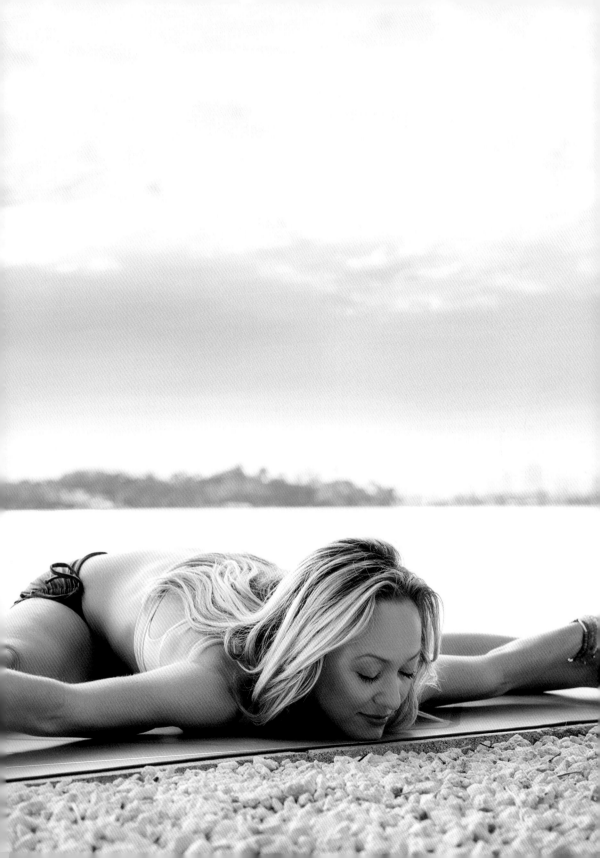

12일 감각의 방향 바꾸기
프 라 티 야 하 라 Pratyahara

오늘의 요가 수업은 프라티야하라(pratyahara)입니다. 프라티야하라는 전통적으로 '감각의 철수' 또는 '감각의 제어'로 이해됩니다. 감각을 제어한다는 것은 무슨 뜻일까요? 이것이 요가 수련에서 중요한 이유는 무엇일까요?

프라티야하라의 연마는 아쉬탕가 요가의 여덟 가지 길 중 다섯 번째입니다. 요가 철학에서는 다섯 가지 감각을 몸이라는 마차를 끄는 다섯 마리 말에 비유합니다. 마음은 마부로 여겨집니다. 마부가 말들을 잘 제어해야 말들이 제멋대로 행동하지 않듯이, 요가 수행자도 다섯 가지 감각 기관을 잘 제어해야 운전자의 자리를 빼앗기지 않을 것입니다. 물질세계와 영적 세계 사이의 영웅적인 투쟁은 다섯 가지 감각 기관을 통해 일어납니다. 그러므로 요가 수행자의 과제는 감각들의 주인이 되어 삶을 제어하는 것입니다. 만일 외부 자극에 대한 자신의 반응을 거의 제어하지 못하면, 작용/반작용의 악순환으로 이어져 물질세계에 얽매이게 됩니다. 그럴 때는 자극과 반응 사이에 빈 공간이 없어서 외부에서 주어지는 자극에 무의식적으로 휩쓸리게 됩니다. 그래서 자연히 즐거움을 추구하고 고통을 피하게 될 것입니다.

마치 텔레비전의 전원을 끄듯이 감각들을 꺼 버릴 수 있다면 좋겠다는 생각이 들겠지만, 요가의 프라티야하라 훈련은 감각의 기능이 향하는 방향을 의식적으로 내적인 몸으로 돌리는 것입니다. 그럴 때면 감각들이 멈추거나 외부세계에서 철수하는 것처럼 보입니다. 프라티야하라는 단지 감각 기관들의 전원을 켜고 끄는 정도에 불과한 것이 아니며, 그런 감각 기관들을 재훈련하여 의식의 표층 바로 밑에 있는 미묘한 세계에 집중하게 합니다. 사실, 프라티야하라의 깊은 목표는 이처럼 바라보는 대상을 바꾸어 얻는 앎입니다. 감각 기관들이 내적 경험에 각별한 주의를 계속 기울이다 보면 많은 것을 알게 됩니다. 자기 몸의 가장 작은 것, 극미한 원자를 감지하고 또 실제로 '볼' 수 있다고 상상해 보세요. 요가 수행자의 마음은 내적인 시각을 통해 그런 힘을 갖게 됩니다.

이와 비슷하게, 내적인 느낌—몸의 가장 깊은 층에 있는 근감각적 민감성—은 표현하기 어려운 느낌의 세계로 가는 길을 열어 주는데, 이를테면 형언할 수 없이 가볍고 텅비어 있는 느낌, 마치 온 우주가 자기 안에 있는 듯한 근사한 느낌 등을 경험할 수 있게 합니다. 내적인 청각은 가슴 센터(heart center)로부터 당신에게 말해 주고 싶어 하는 조용한 지혜의 소리를 들을 수 있게 합니다. 내적인 미각과 후각은 아마 훈련하기는 더 어렵겠지만 같은 능력으로 작용합니다. 은유(메타포)는 몸의 언어라고 할 수 있으며, 프라티야하라를 연마하면 자기 몸의 가장 신기하고 신비한 진실들을 직접 인식할 수 있는 능력이 계발됩니다. 높은 수준의 프라티야하라는 몸과 그 나름의 방식으로 소통할 수 있는 새로운 언어를 배우는 것과 같습니다. 논리와 질서라는 분명한 방침에 따라 작동되는 이성과 달리, 몸은 느낌과 경이, 발견의 미로와 같습니다.

파탄잘리는 《요가 수트라》1장 35절에서 미묘한 감각의 지각은 마음을 안정되게 한다고 말합니다. 스리 파타비 조이스와 샤랏 조이스는 수련생들에게 수련하는 동안 마음이 내면을 향하게 하라고 권합니다. 그분들은 마음이 모든 곳에서 신을 보고, 모든 곳에서 신을 느끼고, 모든 곳에서 신을 경험할 때만 프라티야하라가 완성된다고 말합니다. 그런데 신을 인식한다는 것은 지적으로 안다는 뜻이 아니며, 가장 깊은 영적 진실을 직접 인식하는 것을 의미합니다. 구루지와 샤랏의 견해에 따르면, 프라티야하라를 이해하는 또 하나의 방법은 물질세계에서 풀려나 내면의 영적 세계를 경험하는 것입니다.

당신 안에는 영원한 지혜가 있습니다. 요가는 자기 자신이 진정 누구인지에 관한 진실로 깨어나는 것입니다. 자기 안에 있는 신성한 불꽃에 닿으면, 자기의 세계가 변합니다. 마음이 내면 깊이 들어가게 하고, 의식의 초점이 자기 안에 있는 신성한 자리로 향하게 하여, 초월적인 평화를 경험해 보세요.

1. 미묘한 몸으로 들어가 보세요. 5분 동안 움직이지 말고 가만히 앉아 있어 보세요. 눈을 감고, 피부 바로 밑의 미묘한 진동을 느껴 보세요. 마음이 근육과 조직을 넘어 몸의 세포들 사이 공간으로 더 깊이 들어가게 해 보세요. 정수리에서 시작하여 내적인 몸 구석구석을 주의 깊게 살펴보세요. 내적인 세계로 들어가는 길을 느껴 보세요. 온몸을 살펴본 뒤, 마음이 복장뼈(흉골)의 중심에서 쉬게 하세요. 가슴 중앙의 복장뼈 바로 뒤의 내적인 몸 안으로 주의를 가져가고, 영적 가슴 센터(heart center)를 발견해 보세요. 심장의 박동이나 감정들의 현존, 또는 깊은 고요로부터 당신에게 얘기하는 무한한 깊음이 느껴질 수도 있습니다. 내면의 소리에 귀를 기울이는 조용한 공간에서 열 번 호흡합니다.

2. 감각들을 제어해 보세요. 마음이 감각 기관을 통해 외부세계의 어떤 것에 이끌릴 때마다, 의식적으로 마음을 미묘한 몸으로 돌려 보세요. 어떤 소리에 관심이 끌리면, 내면의 소리를 듣는 데 집중하세요. 보이는 어떤 모습에 관심이 끌리면, 내적인 시각에 집중해 보세요. 감각의 기능들을 주의 깊게 관찰하여, 알려지는 대상을 넘어 앎 자체의 장(場)을 알아차려 보세요. 예를 들어, 들리는 소리를 듣기만 하는 대신, 듣는 것 자체의 본성을 알아차려 보세요.

3. 내부 세계로 들어가 보세요. 다음에 요가 수련을 할 때는 전반적인 동작에 관심을 기울이는 대신, 몸 내부의 작은 한 부분을 찾아 마음이 오로지 그곳으로만 향하게 해 보세요. 예를 들어 경험의 장(場)을 위한 기초로서, 수련을 하는 동안 골반 바닥의 활성화와 골반 중앙의 텅 빈 느낌에 마음을 집중할 수도 있습니다. 골반 바닥을 더 깊이 자각하게 되면, 감지하기 힘든 내부의 경험을 알아차릴 수도 있습니다.

수련하기 1. 프라사리타 파도따나아사나 A — 다리 넓게 벌린 전굴 자세

다리를 넓게 벌린 이 전굴 자세는 마음을 안으로 돌려 미묘한 몸을 향하게 하는 데 도움이 됩니다.

사마스티티에서 시작합니다. 숨을 들이쉬며, 양발을 다리 하나 길이쯤 벌립니다. 이 간격은 자신의 키와 다리 길이, 유연성의 수준에 맞추어 조정할 수 있습니다. 양손을 허리에 얹고 숨을 내쉽니다. 다시 숨을 들이쉬어, 두덩뼈(치골) 뒤쪽에 공간을 만들어 줍니다. 숨을 내쉬며 윗몸을 앞으로 접습니다. 양손은 어깨 너비로 벌려 바닥을 짚고, 손가락과 발가락이 서로 정렬되게 합니다. 다시 숨을 들이쉬어, 골반 바닥 안의 공간을 더 넓혀 줍니다. 숨을 내쉬며, 양손 사이 바닥에 정수리를 갖다 댑니다. 팔꿈치를 안으로 당기고, 팔꿈치가 손목 바로 위에 오게 합니다. 코를 향해 응시하고, 마음을 내부로 돌립니다. 만일 정수리를 바닥에 댈 수 없다면, 정수리가 바닥을 향하게만 합니다. 이 자세로 다섯 번 호흡한 뒤, 숨을 들이쉬고 고개를 들어 위를 봅니다. 숨을 내쉬고 골반 바닥을 단단히 조입니다. 숨을 들이쉬면서 몸을 세우고, 세우는 도중에 양손을 허리에 얹습니다. 사마스티티로 돌아갑니다.

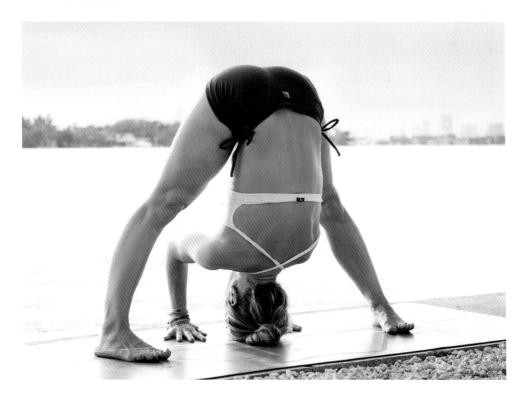

2. 우파비쉬타 코나아사나 ─ 넓은 각 앉은 전굴 자세

몸 내부에 계속 주의를 기울이는 것은 우파비쉬타 코나아사나를 진행하는 데 아주 중요합니다. 처음부터 자세로 깊이 들어가기 위해 무리하게 밀어붙이다가 오금줄(햄스트링)에 부상을 입는 경우가 많습니다. 하지만 마음이 몸 내부를 계속 알아차리는 상태에 있게 하면, 안전하게 수련할 수 있을 뿐만 아니라 수련을 통해 실제로 몸이 치유되기 시작합니다.

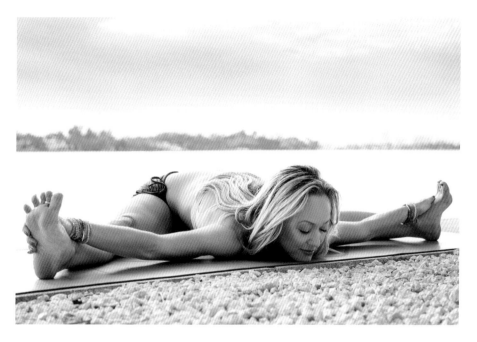

다리를 앞으로 쭉 뻗은 앉은 자세로 시작합니다. 숨을 들이쉬며, 두 다리를 부드럽게 바깥으로 회전하여 브이(V) 자 모양으로 벌립니다. 양손으로 양발의 발날을 잡습니다. 양팔을 곧게 펼 수 있을 정도로만 양발을 벌립니다. 골반 바닥 내부의 넓음과 비어 있음을 계속 느끼며, 오금줄(햄스트링)과 등 아랫부분을 지지해 줍니다. 숨을 내쉬며, 윗몸을 넓적다리 사이 아래로 접어 줍니다. 양팔로 잡아당기지는 마세요. 먼저 머리를 바닥 쪽으로 내리고, 다음에는 코를, 다음에는 턱을, 마지막으로 어깨와 가슴을 바닥으로 내립니다. 서두르지 마세요. 코를 응시합니다. 이 자세로 다섯 번 호흡합니다. 만일 양 발날을 편하게 잡을 수 없다면, 양손을 두 다리 사이 바닥에 내려놓고, 윗몸을 앞으로 너무 깊이 접으려 하지 않습니다. 불편하지 않은 정도로 취할 수 있는 자세를 찾아보고, 그 자세를 유지하세요. 숨을 들이쉬며, 궁둥뼈와 꼬리뼈 사이의 공간에 무게중심을 둡니다. 다리를 들어 올리면서, 넙다리뼈의 머리 부분을 골반의 절구 속으로 깊숙이 집어넣습니다. 팔이음뼈(어깨뼈와 빗장뼈)의 너비가 허용하는 한도 내에서 두 다리를 최대한 넓게 벌려 줍니다. 위를 바라봅니다. 이 자세로 다섯 번 호흡한 뒤, 부드럽게 자세에서 나옵니다.

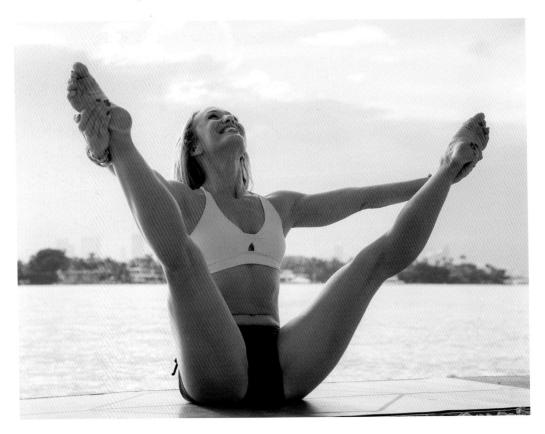

3. 티띠바아사나 — 반딧불이 자세

넓적다리를 몸통 가까이 접으려면 엉덩관절(고관절)을 깊이 구부려야 하는데, 이를 위해서는 몸의 내부를 알아차리는 상태로 들어가야 합니다. 힘이 센 수련생들도 티띠바아사나를 매우 도전적인 자세로 느끼는 경우가 많은데, 몸 내부의 느낌을 통해 이 '팔 균형 자세'로 접근해야 하기 때문입니다. 만일 억지로 몸을 던져 다리를 팔에 안착시키려 한다면, 다리가 올바른 위치로 가지 못할 것입니다. 티띠바아사나는 반딧불이가 내는 신기한 빛 자체의 균형과 정렬에 이르기 위한 자세입니다. 다섯 번 호흡하는 동안 이 자세를 유지하는 것은 마음을 내부로 더 깊이 데려가는 도전적인 인내 시험입니다.

쪼그려 앉은 자세로 시작합니다. 양발로 양팔 바깥쪽으로 걸어가 양손을 밟습니다. 종아리 근육을 최대한 어깨에 가깝게 위팔의 맨 윗부분에 얹고, 몸통을 앞으로 접어 넓적다리 사이로 가져옵니다. 엉덩관절(고관절)을 깊게 구부립니다. 양손으로 바닥을 단단히 누르고, 골반 바닥과 아랫배근육을 조입니다. 숨을 들이쉬며, 팔이음뼈(어깨뼈와 빗장뼈)를 견고하게 유지하면서, 양팔을 쭉 뻗고, 엉덩이를 바닥에서 들어 올립니다. 몸을 들어 올린 상태를 유지하며 두 다리를 곧게 뻗어 티띠바아사나로 완전히 들어갑니다. 두 다리를 곧게 뻗을 수 없다면, 할 수 있는 만큼만 뻗어 줍니다. 정자세를 할 때와 같은 기법을 적용하며, 넙다리뼈의 머리 부분을 골반의 절구 속으로 계속 집어넣어 다리를 안정시킵니다. 양쪽 넓적다리를 서로 적극적으로 끌어당겨 몸통 가까이 붙입니다. 아랫배근육을 단단히 조인 상태를 유지하고, 코를 응시합니다. 이 자세로 다섯 번 호흡한 뒤, 부드럽게 무릎을 굽혀 내려옵니다.

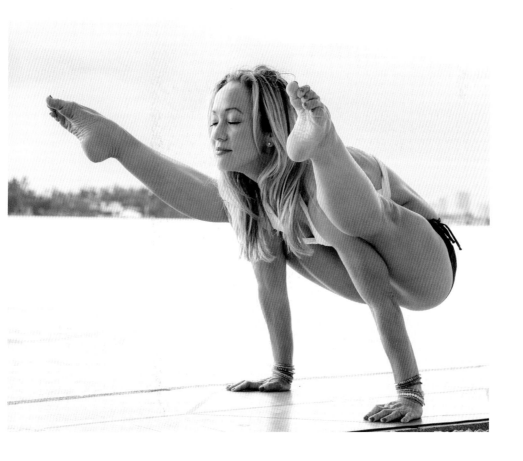

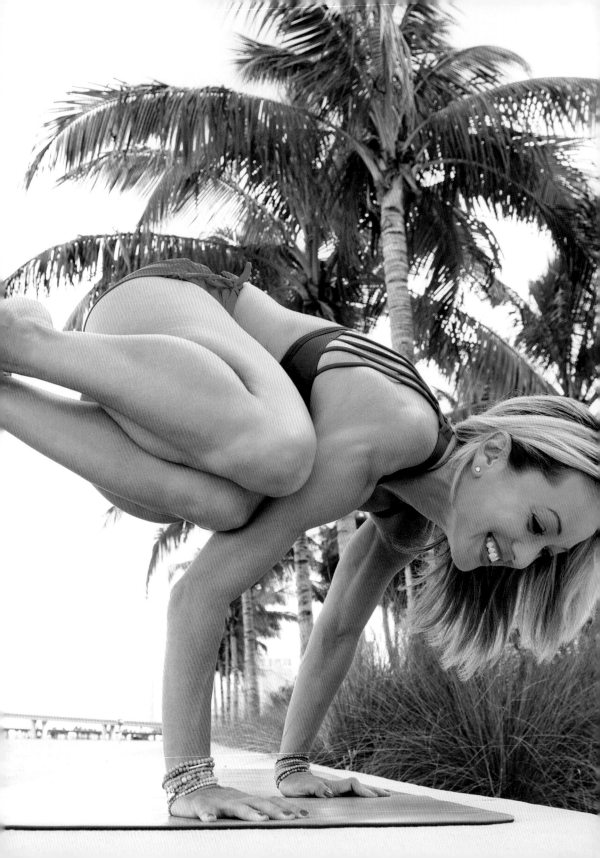

흔들림 없는 신뢰
슈랏다 Shraddha

오늘의 요가 수업은 슈랏다(shraddha), 즉 신뢰입니다. 신뢰는 어떤 규범처럼 받아들여지는 '만들어진 믿음'에 불과한 것이 아닙니다. 요가에서 신뢰는 한번 경험되면 모든 것이 변화되는 인식의 틀, 즉 세계를 바라보는 전체적인 관점입니다. 가장 높은 유형의 앎에 바탕을 두고 직접적인 경험으로 태어나는 참된 신뢰에는 날마다 꿈을 향해 지칠 줄 모르고 노력하는 힘과 열정이 뒤따릅니다.

삶의 불가피한 고통에서 자유로운 사람은 아무도 없고, 힘든 일을 겪을 때면 마음의 문을 닫아걸고 싶은, 상처 받지 않으려 맞서 싸우고 싶은 유혹을 받겠지만, 요가는 당신을 다른 길로 인도합니다. 요가는 모든 것이 괜찮을 것임을, 당신은 무슨 일이 닥쳐도 대처할 수 있는 힘이 있음을 신뢰해 보라고 요청합니다. 신뢰는 자기 자신이 본래 선함을, 비틀거리고 넘어져도 그 바탕에는 여전히 선함이 있음을 알아차리는 것으로 시작됩니다.

전통적으로 슈랏다는 의심에 대한 영적 해독제로 제시됩니다. 의심은 흔히 세 가지 형태—자기 자신, 스승, 방법에 대한 의심—중 하나를 띱니다. 예를 들어, 방법은 좋고 스승도 충분한 자격을 갖추고 있다고 보지만, 자기 자신이 그 수련에 정말로 적합한 사람인지에 대해서는 의심을 품을 수 있습니다. 또는 자기 자신과 방법은 아무 문제가 없다고 느끼지만, 스승에 대해서는 의심을 품을 수 있습니다. 또는 스승은 훌륭하고 자기 자신도 능력이 있다고 느끼지만, 방법에는 문제가 있다고 느낄 수 있습니다. 요가에서는 신뢰도 하나의 수련입니다. 먼저 수련생은 방법과 스승에 대한 신뢰를 보입니다. 수련생들은 전통적인 수련법을 따르기 위해 개인적으로 좋아하는 방식을 포기하겠다는 선택을 합니다. 그 뒤 여러 해에 걸쳐 내면에서 신뢰의 씨앗을 키워 갑니다. 수련이 내게 준 가장 큰 선물 가운데 하나는 신뢰를 꾸준히 키워 온 것이었습니다.

신뢰의 정반대는 두려움입니다. 삶의 모든 호흡과 모든 행위는 실제로는 신뢰 아니면 두려움에서 비롯됩니다. 신뢰에서 나오는 행위는 평화와 행복을 낳는 반면, 두려움에서 나오는 행위는 고통과 괴로움을 초래합니다. 신뢰에 바탕을 둔 노력은 요가 수련자를 균형 잡힌 길로 인도하며, 이 길의 행위들은 깊은 결심의 자리에서 나옵니다. 두려움으로 인한 행위는 자신이 부족하다는 느낌에서 나오며, 이런 느낌은 가장 용기 있는 행위조차 방해를 합니다. 신뢰를 기르기 위해서는 먼저 자신에게 부족한 것을 두려워하는 마음에서 나오는 행위들, 또는 자신을 습관처럼 의심하는 사고의 틀에서 비롯되는 행위들을 알아차릴 필요가 있습니다.

내 몸을 진심으로 좋아한 적은 없었습니다. 어린 시절부터 나는 특히 내 다리에 대한 남의 시선을 많이 의식했습니다. 중학교 때 어떤 학생이 나를 '두꺼운 허벅지'라고 불렀던 일이 기억납니다. 십대였던 나는 두툼한 허벅지 대신 길고 날씬한 허벅지를 갖게 된다면 어떤 기분일지 상상하면서 허벅지에 집착했습니다. 내 눈에는 오로지 내 살찐 허벅지만 보였을 뿐, 나의 아름다움은 전혀 보이지 않았습니다. 처음 요가를 시작했을 때, 나는 의심과 불안감의 바다에 빠져 거의 익사할 뻔했습니다. 내 의심의 대부분은 나 자신을 향한 것이었고, 내 노력의 대부분은 두려움에 바탕을 두고 있었습니다.

처음에는 내 몸을 부끄럽게 여기는 습관에 요가까지 일조를 하는 것 같았습니다. 날씬한 요가 여신들이 바닥에서 몸을 들어 올리는 모습을 감탄하면서 지켜보던 일이 기억납니다. 그때 거울에 비친 내 모습은 요가에 전혀 적합해 보이지 않았습니다. 나 자신을 다른 사람들과 비교할수록 더 열심히 수련을 했지만, 더 열심히 수련할수록 내가 원하는 결과는 더 멀어지는 것 같았습니다. 어떤 사람은 내 다리가 코끼리 다리처럼 굵다고 말하면서, 너무 두껍기 때문에 바닥에서 들어 올릴 수 없을 거라고 했습니다. 내가 깊은 후굴을 할 수 있는 이유는 내 넓적다리가 나무 몸통처럼 크기 때문이라고 말한 수련생도 있었습니다. 아주 날씬한 어느 동료는 만일 내가 동물이었다면 넓적다리 굵은 개구리였을 거라고까지 말했는데, 그런 말을 듣고도 그다지 화가 나지는 않았습니다. 이 모든 동물에 대한 비유는 나의 수련을 더욱 자극하는 동기가 되었지만, 그 노력은 두려움이라는 사고의 틀에서 나오는 것이었습니다. 나는 사람들이 한 말이 사실인지 궁금했습니다. 내 넓적다리는 정말로 너무 굵어서 들어 올릴 수가 없는 걸까? 나는 넓적다리를 들어 올리려 노력하면서도 언제나 의심과 두려움의 씨앗을 품고 있었고, 그 씨앗은 실제로 나를 무겁게 짓눌렀습니다. 하지만 나는 결코 포기하지 않았습니다.

나는 요가 수련의 팔 균형 자세와 물구나무서기 자세, 몸 들어 올리기 자세 같은 도전적인 자세들에서 마법처럼 날아오르는 모습에 매혹되었습니다. 그리고 여러 해 동안 수련을 했는데, 어느 날 어떤 사람이 내게 말했습니다. "날씬하고 유연한 요가 여신들과 달리 당신의 몸은 통통하죠. 그래서 저도 당신처럼 몸을 들어 올릴 수 있다는 희망을 갖게 되었어요." 이 칭찬은 내 몸에 대한 나의 생각을 완전히 바꾸어 주었고, 내 몸을 있는 그대로 받아들이기 위한 나의 여정에 큰 도약이 되었습니다. 그렇게 느끼는 사람이 나만은 아니라는 것을 깨달았기 때문입니다. 내가 충분히 강하다는 사실도 깨달았죠!

자기의 전부를 사랑하고 받아들일 수 있을 때, 세상을 사랑하고 받아들일 수 있습니다. 나는 결코 완벽하지 않지만, 많든 적든 내가 얻은 평화는 매일 영적 수련의 결과로 온 것입니다. 자신의 모습을 사랑하고, 참된 자기 자신은 완전하며 소중한 존재임을 깨달아서 그 모습을 온전히 받아들여 보세요. 자기 몸의 약한 부분을 오래 잘 바라보며, 받아들이고 사랑하는 태도를 길러 보세요. 자기의 모든 단점과 약점을 용서하고, 자신이 진정으로, 당당하게 자기 자신으로 존재하도록 허용해 보세요. 내가 다른 어떤 사람처럼 보여야 하고, 다른 어떤 사람처럼 행동해야 하며, 나와는 다른 어떤 아름다움이나 삶의 기준에 전반적으로 부응해야 한다고 생각했을 때는 나 자신이 몹시 부족한 사람이라고 느껴졌습니다. 그런 느낌은 기본적으로 내가 지금 이대로의 모습으로는 사랑받을 만한 자격이 없다고 여겨지게 했고, 스스로를 망치는 행동으로 이어졌습니다. 내게 정말로 필요한 것은 겨자씨만 한 신뢰의 씨앗이었고, "나는 믿어."라는 마법 같은 두 단어였습니다.

어떻게 하면 의심을 극복할 수 있느냐고 묻는 수련생이 많았습니다. 나의 대답은 '신뢰'였습니다. "나는 이게 맞다는 걸 알아. 왜냐하면 나는 그렇게 되게 하기 위해 끊임없이 노력할 테니까."라고 말하는 신뢰……. 그것은 또한 우주의 힘과 경이로움이라는 부정할 수 없는 진실을 순간순간 경험하게 해 주는 '자기에 대한 앎'입니다. 자신이 남들에게 어떻게 보일지 염려하는 마음을 멈추고 자기 안에 있는 영혼의 무한한 가치를 느끼기 시작하는 순간, 신뢰는 의심을 이깁니다. 처음 요가 수업에 참석했을 때보다 거의 스무 살을 더 먹은 지금, 나는 이전 그 어느 때보다 나 자신에게 더 만족하고, 나를 더 아름답게 느끼며, 나의 넓적다리를 온전히 사랑합니다. 정확히 언제 그런 변화가 일어났는지는 잘 모르겠지만, 나 자신을 믿는 법을 마침내 배운 것은 강력한 몸 들어 올리기 자세를 수련하는 도중이었던 것으로 기억합니다. 이제는 예전의 내 모습들을 돌아볼 때면 그때처럼 보지 않습니다. 내 눈에는 아름다운 소녀가 보입니다. 자신의 아름다움을 결코 믿지 않았던…….

우리는 내적인 몸의 미묘함을 통해 자기의 본성을 느끼고 자기를 신뢰하는 법을 배웁니다. 요가를 통해 길러지는 신념은 자신이 직접 경험한 것에 바탕을 둡니다. 내면의 자기를 직접 인식할 때 우리는 자기를 진정으로 신뢰할 수 있습니다. 외부의 기준과 판단을 멀리하고, 참된 자기 자신 안에 확고히 자리 잡으세요. 자기 자신을 진실로 신뢰한다는 것이 무슨 의미인지를 분명히 아세요. 자신이 괜찮다는 것을 신뢰하고, 자신이 온전하고 완전하다는 것을 믿고, 자신이 충분히 강하며 사랑받을 만한 가치가 있음을 인식하세요. 당신은 아름답고 온전하며 신성하게 창조되었습니다. "나도 강해질 수 있을 거야."라고 말하는 작은 목소리에 귀 기울여 보세요. 자기 자신을 믿겠다고 결정하고, 절대 포기하지 마세요.

실천하기

1. **질문해 보세요.** 오늘 자신에게 물어보세요. "나는 무엇을 믿는가? 나는 무엇을 신뢰하는가?" 당신은 수련을 믿을 수 있고, 사랑을 믿을 수 있으며, 결국에는 가슴속 조용한 지혜의 목소리를 믿을 만큼 용감해질 수 있습니다. 자기 자신을 믿고 수련을 믿으려면 무엇이 필요할까요? 어떤 사람들은 아무 증거 없이도 믿습니다. 또 어떤 사람들에게는 확실한 증거와 많은 경험이 필요합니다.

2. **자기의 몸을 신뢰하세요.** 자기의 몸에 대해 적어도 하나의 중요한 점을 칭찬해 보세요. 몸을 통해 이룰 수 있었던 두드러진 성취 하나를 떠올려 보세요. 당신은 몸을 통해 아이를 낳았을 수도 있고, 마라톤이나 힘든 도보 여행을 완수했을지도 모릅니다. 또는 지난 몇 년간 날마다 요가를 수련했을 수도 있습니다. 몸을 통해 무엇을 이루었든, 당신의 몸은 신의 선물임을 알아차리고, 몸에 대한 신뢰를 보여 주세요.

3. **믿어 보세요.** 거울을 들여다보며 큰 소리로 말해 보세요. "나는 치유되었음을 믿어. 나는 사랑받을 자격이 있음을 믿어. 나는 충분하다는 것을 믿어. 나는 나를 믿어."

수련하기　1: 말라아사나 ― 화환 자세

모든 요가 자세는 자기를 믿고 신뢰하는 법을 배울 기회를 주는데, 말라아사나는 가슴속

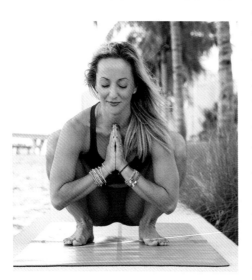

에 심어진 작은 신뢰의 씨앗을 나타냅니다. 쪼그려 앉은 자세로 시작합니다. 양무릎을 벌리고 몸통을 앞으로, 다리 사이로 보냅니다. 정강이로 위팔을 가볍게 밀면서 머리와 가슴을 내립니다. 넓적다리를 어깨 가까이 당기며 모으고, 어깨는 다시 넓적다리를 뒤로 밀어 누릅니다. 양손을 모아 기도하는 자세를 취합니다. 꼬리뼈를 말아 넣고, 아랫배를 안으로 깊이 당긴 상태를 유지합니다. 코끝을 응시하거나 눈을 감습니다. 이 자세로 다섯 번호흡한 뒤, 자세를 풀어 줍니다.

2. 파샤아사나 — 올가미 자세

파샤아사나는 전통적인 아쉬탕가 요가 인터미디어트 시리즈의 첫 번째 자세입니다. 양발을 모아 쪼그려 앉은 자세로 시작합니다. 만일 발꿈치가 바닥에 닿지 않으면, 그 밑에 수건이나 웨지 블럭을 받칩니다. 숨을 들이쉬어 두덩뼈(치골) 뒤쪽에 공간을 만들어 주고, 숨을 내쉬며 몸통을 왼쪽 앞으로 접습니다. 오른 어깨를 왼 무릎 아래로 떨어뜨립니다. 오른 어깨를 안쪽으로 회전하면서 오른 팔꿈치로 양쪽 정강이를 감싸 줍니다. 숨을 들이쉬며, 왼팔을 들어 오른손을 향해 등 뒤로 뻗어 줍니다. 오른 넓적다리 위쪽에서 양손을 맞잡습니다. 이 자세로 다섯 번 호흡합니다. 가운데로 돌아와서 반대 방향으로 반복합니다.

양손을 맞잡을 수 없다면, 양손이 최대한 가까워지도록 서로 손을 뻗어 줍니다. 파샤아사나에서 신뢰의 핵심 요소는 양손을 서로를 향해 뻗을 때 옵니다. 이때는 실제로 보지 못하는 채로 손을 뻗게 되고 눈으로 손의 위치를 볼 수 없습니다. 그러므로 손이 서로를 향해 앞으로 나아가는 방향을 몸으로 느껴야 하며, 언젠가는 손을 맞잡을 수 있음을 신뢰해야 합니다. 요가 지도자이자 수련자로서 나는 여러분이 처음 생각하는 것보다 양손이 훨씬 가까이 있는 경우를 자주 보게 됩니다. 신뢰하면서 꾸준히 수련하면, 이 비틀기 동작을 해낼 수 있을 것입니다.

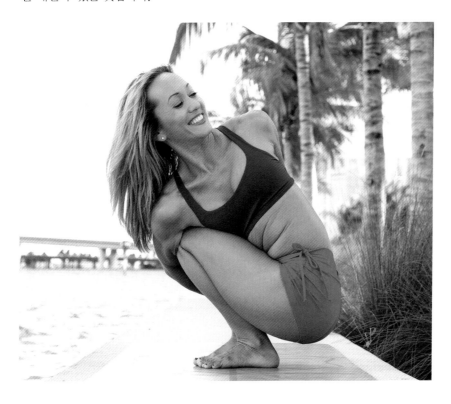

3. 파르쉬바 바카아사나 — 측면 두루미 자세

이 자세는 파샤아사나와 종종 연결해서 합니다. 사실, 이 자세는 그 비틀기 자세(파샤아사나)의 들어 올린 변형 자세로 볼 수도 있습니다. 이 비트는 '팔 균형 자세'는 어깨를 토대로 의지한 뒤, 척추와 엉덩관절(고관절) 전체로 비틀림을 표현합니다.

쪼그려 앉은 자세로 시작합니다. 몸통을 왼쪽으로 접거나, 파샤아사나의 첫 번째 방향에서 바로 이어 갑니다. 양손을 어깨 너비만큼 벌려 바닥을 짚고, 팔꿈치를 살짝 굽힙니다. 양 무릎을 포개어 오른 어깨에 최대한 가까이 붙입니다. 윗몸을 앞으로 기울이며 발가락 끝으로 섭니다. 아랫배근육을 수축하고, 복부의 배 속 빗근(내복사근)을 조이며, 아래쪽 갈비뼈를 끌어당깁니다. 숨을 들이쉬며, 몸을 양팔을 향해 앞으로 기울이면서 들어 올립니다. 양 넓적다리를 단단히 붙인 상태에서 엉덩이를 위쪽과 오른쪽으로 보냅니다. 양팔을 최대한 쭉 펴 줍니다. 이 자세로 다섯 번 호흡합니다. 내려와서 반대 방향으로 반복합니다.

파르쉬바 바카아사나에서 '들어 올리는' 순간에는 어깨의 힘을 단단히 신뢰해야 합니다. 아마도 이처럼 자신을 옆으로 매달아 놓을 수는 없다고 느낄 것이기 때문입니다. 하지만 수련을 계속 하다 보면 자기 자신과 자기 몸에 대한 신뢰가 점점 두터워질 것입니다.

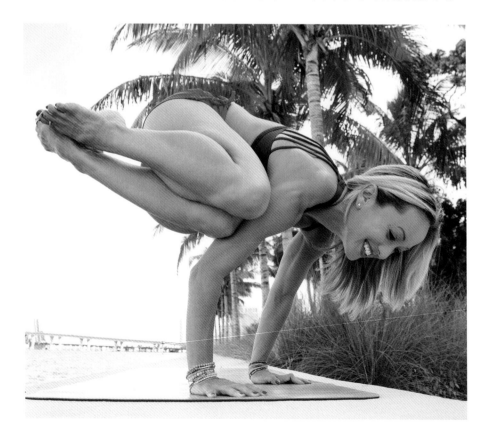

4. 라구바즈라아사나 — 작은 벼락 자세

많은 수련생이 패배감을 느끼며 이 자세를 떠납니다. 이 자세는 흔히 '작은 벼락 자세'라는 이름으로 번역되지만, 나는 '최대한 작은 벼락 자세'라고 생각하기를 좋아합니다. 라구바즈라아사나에 성공하려면, 몸과 마음에 대한 의심과 망설임, 약함을 방심하지 말고 경계해야 합니다. 이 작은 벼락 자세는 내부 힘을 보여 주는 표현으로서 체화되어야 합니다.

무릎을 꿇고 앉은 자세로 시작합니다. 숨을 들이쉬며, 무릎을 꿇은 상태로 윗몸을 세워 일으킵니다. 갈비뼈와 골반 사이의 공간을 최대한 넓히면서, 척추를 뒤로 활처럼 구부리기 시작합니다. 숨을 내쉬며, 엉덩이를 앞으로 보내면서 양손을 발목으로 내립니다. 엄지손가락은 발목의 안쪽에, 나머지 손가락은 발목의 바깥쪽에 오게 하여 발목을 잡습니다. 양쪽 손꿈치로 발목을 단단히 누릅니다. 계속 숨을 내쉬며, 무릎을 구부리고 몸을 길게 바깥으로 보내면서 정수리를 바닥에 댑니다. 양팔을 곧게 뻗고 양손으로 발목을 잡은 채로, 라구바즈라아사나로 완전히 들어갑니다. 이 자세로 다섯 번 호흡합니다.

몸을 아래로 내리는 것 자체는 보통 문제가 되지 않습니다. 일단 몸을 내리고 나면, 꼼짝할 수 없다고 느낄 수 있습니다. 여기가 바로 신뢰가 필요한 곳입니다. 옴짝달싹할 수 없다는 느낌이 들 때 곧바로 포기하지는 마세요. 그 대신, 호흡을 따르고, 엉덩관절(고관절)을 느끼고, 앞에서 말한 방법을 고수하세요. 양쪽 엉덩이를 앞으로 보내고, 넓적다리 앞쪽 근육(넙다리 네 갈래근)을 단단히 조이고, 엉덩관절(고관절)을 안쪽으로 회전하며, 양팔로 밀어냅니다(끌어당기지 않습니다!). 머리를 뒤에 둔 채로 엉덩이만 앞으로 보내면서 올라옵니다. 만일 이 방법으로 자세에서 빠져나올 수 없다면, 앞에서 말한 방법을 적용하고 언젠가는 올라올 것이라는 신뢰를 다지면서, 그 자세로 열다섯 번 호흡을 합니다. 가장 중요한 것은 자기 자신을 신뢰하는 마음으로 이 자세를 떠나는 것입니다. 패배감을 안고 떠나지는 마세요.

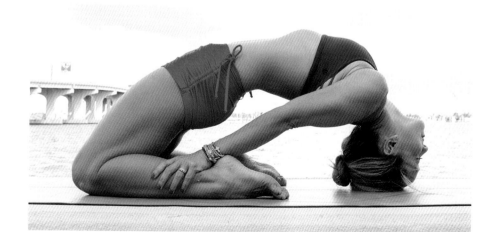

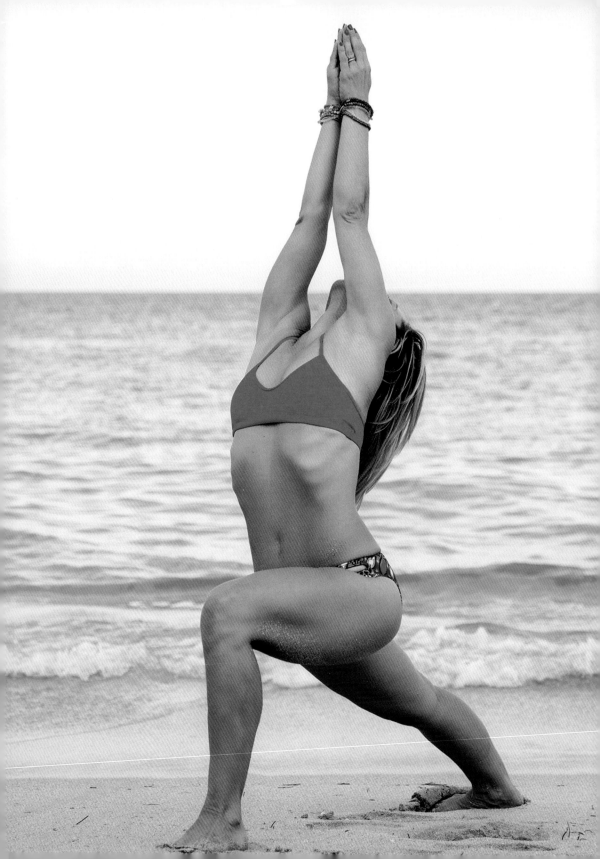

14일 | 자기 자신의 영웅 되기
비라 Vira

비라바드라아사나 A와 B(전사 자세 I과 II)는 쉬바 신의 머리카락으로 만들어진 신화 속 전사의 이름을 따온 것입니다. 아내의 죽음에 화가 난 쉬바는 복수해 줄 전사를 바라면서 자신의 머리카락 뭉치를 땅으로 던졌습니다. 땅에 떨어진 머리카락은 비라바드라의 모습으로 변했는데, 그는 머리 위에 검을 쥐고서 비라바드라아사나 A의 자세를 취하고 있었습니다. 그 익숙한 자세로 발을 땅에 디딘 그는 양팔을 벌리고 앞을 응시하면서 비라바드라아사나 B 자세로 적을 겨냥했습니다. 따라서 이 자세의 실제 형태는 신화에 나오는 전사의 자세를 바탕으로 합니다. 그의 첫 임무는 복수였지만, 나중에 비라바드라는 다르마(dharma), 즉 결국은 선이 악을 이긴다는 개념의 상징으로 알려지게 되었습니다. 에고의 개인적인 투쟁으로부터 사회 정의를 의식하는 입장으로의 변화는 대다수 요가 수련자의 여정과 비슷합니다. 우리는 개인적인 투쟁과 상처로 인해 이 여정을 시작하지만, 나중에는 수련을 통해 삶의 목적과 의미를 발견하게 되는 것입니다.

오늘의 요가 수업은 비라(vira), 즉 영웅입니다. 요가 여정의 일부는 자기 자신의 전기(傳記)에서 영웅이 되는 일입니다. 요가 수행자로 사는 것은 하나의 영적 여정이며, 우리는 내적 진실에 대한 책임을 세상으로 가져갑니다. 요가 수행자는 몸을 늘이고 구부리는 것 이상을 행하도록 요청받습니다. 이 세상을 더욱 평화로운 장소로 만드는 데 동참하도록 요청받는 것입니다.

스리 파타비 조이스는 위대한 서사시 《바가바드 기타》가 수련에 많은 도움이 된다면서 수련생들에게 읽어 보라고 자주 권유했습니다. 이 이야기의 영웅인 전사이자 왕자 아르주나는 신의 화신인 크리슈나의 조언을 구합니다. 첫 장(1일)에 설명되어 있듯이, 이 서사시에서 벌어지는 전쟁은 단지 물리적인 전쟁이 아니며 내면의 전쟁에 대한 은유입니다. 아르주나는 완벽한 요가 수행자이자 뛰어난 전사입니다. 그는 겸손하고 선하며 가르침을 잘 받아들입니다. 동시에 강하고 무기도 잘 다룹니다. 그는 승리만을 추구하지 않으며 깨끗한 양심과, 신과의 올바른 관계를 추구합니다. 그는 마음이 외부세계의 유혹과 산만하게 하는 것들 대신 내면세계를 향하도록 우리가 날마다, 어쩌면 매 순간 선택해야 한다는 것을 상기시켜 줍니다.

구루지가 수련생들에게 《바가바드 기타》를 읽으라고 권한 이유는, 동굴 속에서 생활하는 수행자의 고결한 이야기보다 이 책 속의 전쟁이 우리의 삶을 더 잘 반영하기 때문입니다. 우리는 끊임없이 유혹을 받지만, 그럼에도 겸손하고 친절하며 당면한 과제의 완수에 집중하기 위해 노력해야 합니다. 본래 우리는 일상생활 속에서 아르주나처럼 되어야 합니다. 다시 말해, 전사이자 왕자의 강인함과 당당함으로, 동시에 영적 수행자의 평화와 청정함으로 가득해야 하는 것입니다. 요가 수행자가 된다는 것은 이처럼 겉으로는 반대인 것처럼 보이는 것들을 가슴속에 담을 수 있을 만큼 강해지는 것입니다.

요가 수련은 당신을 자기의 중심으로 이끄는 영웅적인 여정입니다. 영적 여정은 먼 나라를 여행하는 것이 아니라 내면의 여행입니다. 당신의 몸은 탐험을 위한 대지입니다. 당신은 무기를 완벽하게 쓰는 법을 배우는 대신, 감각 기관들을 다스리고 마음을 제어하는 능력을 갖게 됩니다. 마음을 제어한다는 것은 자신의 배역을 영웅의 역할로 바꾸고, 마음속의 대화를 나약함으로부터 강한 힘과 착한 마음으로 바꿀 수 있다는 뜻입니다. 당신은 어떤 이상을 추구하면서 사회 정의를 위해 싸우기를 선택할 수도 있습니다. 아니면, 자기 자신이나 다른 사람들, 또는 자기가 속한 공동체에 대한 사랑으로 행동하고 말하는 일에 헌신하기를 선택할 수도 있습니다. 요가 수행자의 용감한 심장을 갖게 되면, 당신의 모든 행동은 내면 깊은 결의의 자리에서 흘러나오게 되며, 당신은 세상에서 치유하는 힘이 될 것입니다.

실천하기 **1. 겸손을 실천해 보세요.** 눈을 감아 보세요. 마음을 내적인 몸으로 가라앉히고 피부 아래의 공간을 느껴 보세요. 요가는 경쟁이 아니라 깨어남의 길입니다. 요가는 또한 겸손하게 다가가야 하는 성스러운 경배의 공간입니다. 실제로는 모든 것이 선물임을 알아보세요. 중요한 것들은 우리의 소유물이 아닙니다. 우리의 호흡, 우리의 삶, 우리의 몸은 모두 신의 선물입니다. 사랑과 기쁨, 용서와 평화에는 저작권이 없습니다. 우리는 노력하고 애를 쓰지만, 오직 은총에 의해서만 무언가를 얻습니다. 사람들이 나와 함께 한 수업에서 변화와 치유를 경험했다고 말할 때, 그것은 내가 한 일이 아님을 나는 압니다. 요가는 선물이며, 내면의 깨달음을 위한 성스러운 수련입니다. 모든 힘과 치유, 은총은 신에게서 나옵니다. 존경하고 경외하는 마음으로 이 기본적인 진실을 인식할 때 겸손이 찾아옵니다. 당신의 삶을 위한 신의 계획을 신뢰하고, 겸손하게 도움을 청하고, 가장 원대한 꿈 너머로 인도받으세요. 겸손하세요. 친절하세요. 세상에서 요가 수행자로 존재하세요.

2. 비리야를 찾아보세요. '에너지, 열정, 활력'으로 번역되는 비리야(virya)는 영웅이 여정을 마치기 위해 필요한 것입니다. 요가 수련에 대한 열정을 키우면, 그 열정이 당신의 삶

에 불을 붙일 것입니다! 요가의 길을 걷는 데 필요한 영적인 힘, 즉 비리야의 원천은 열정을 불어넣는 영감입니다. 늦잠을 자고 싶거나 전날 밤 늦게 집에 들어왔을 때, 이른 아침부터 요가 매트 위에 서도록 동기를 부여하는 것은 쉽지 않은 일입니다. 더욱 평화로운 삶을 살고 싶다는 소망을 불러일으키는 영감을 찾는 것은 영적 수련의 핵심입니다. 잠시 시간을 내어 수련을 위한 영감과 다시 연결되어 보세요. 스승에 대해 생각하거나, 수련의 의욕을 북돋아 주는 요가 비디오를 보세요. 오늘 매트 위에 오를 때, 신체적으로 얼마나 깊은 자세를 취할 수 있는지와 별개로 내적인 수련에 기꺼이 도전하는 '할 수 있다'는 태도를 길러 보세요.

3. 자기 자신의 영웅이 되세요. 삶에서 자신이 피해자라고 느끼는 부분이 있나요? 어떻게 하면 자기의 시각을 바꾸고 자기의 영웅이 될 수 있을까요? 외부 환경이 변하기를 기다리는 대신, 달리 생각하고, 달리 느끼고, 달리 행동하여 자기 삶의 이야기를 바꿔 보세요.

---

1. 비라바드라아사나 A — 전사 자세 I

비라바드라아사나의 가장 잘 알려진 두 가지 자세는 전통적으로 연속해서 행합니다. 비라바드라아사나 A와 B를 연결하면 자세들을 취하는 데 필요한 근력과 체력이 길러지고, 내면에서 이루어지는 영웅의 여정을 촉진합니다. 이 자세는 대개 아도 무카 슈바나아사나(다운독)에서 들어갑니다. 숨을 들이쉬면서 왼발을 앞으로 내디딥니다. 양발은 다리 하나 길이만큼 넓게 벌려 줍니다. 이 거리는 자신의 키와 다리 길이, 유연성의 수준에 맞추어 조정할 수 있습니다. 오른발 뒤꿈치를 지면에 뿌리내리고, 오른 엉덩관절(고관절)을 바깥으로 45도 회전합니다. 왼발 뒤꿈치가 오른발바닥의 오목한 부분(장심)과 정렬되게 합니다. 양쪽 엄지발가락의 밑부분과 새끼발가락의 밑부분, 발꿈치의 밑부분으로 바닥을 단단히 누릅니다. 왼 넓적다리가 바닥과 평행이 될 때까지 몸을 낮춥니다. 몸통이 골반 위에 수직으로 세워지게 합니다. 아랫배를 안으

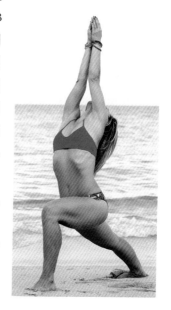

로 당기고, 몸의 중심축을 따라 척추를 들어 올립니다. 양손을 모아 합장합니다. 양팔을 몸통과 정렬되도록 곧게 들어 올리고, 팔꿈치를 곧게 펴고, 고개를 들어 엄지손가락을 응시합니다. 넓적다리나 근육이 피로한 다른 부위에서 타는 듯한 느낌이 느껴지더라도 용감히 이겨 내세요. 이 자세로 다섯 번 호흡한 뒤, 오른쪽으로 반복합니다.

2. 비라바드라아사나 B — 전사 자세 II

비라바드라아사나 A에 이어서 합니다. 양팔을 두 다리와 정렬되게 벌리고 어깨를 넓게 폅니다. 오른 엉덩관절(고관절)을 뒤로 보내어 서혜부(사타구니)와 넓적다리 안쪽을 열어 줍니다. 다리의 힘과 안정성을 유지하고, 갈비뼈와 골반 사이의 간격을 넓게 유지합니다. 양쪽 궁둥뼈가 수평이 되게 합니다. 양팔을 양발을 향해 균등하게 뻗어 줍니다. 왼손 끝을 응시합니다. 이 자세로 다섯 번 호흡한 뒤, 오른쪽으로 반복합니다. 오른쪽에서 다섯 번 호흡한 뒤, 양손을 바닥에 짚고, 앞발을 뒤로 보내 차투랑가 단다아사나(사지 막대 자세)로 들어갑니다.

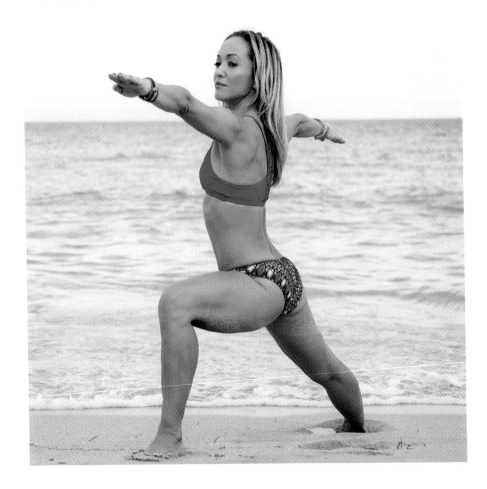

3. 비파리타 비라바드라아사나 — 거꾸로 전사 자세

비라바드라아사나 A와 B가 전통적으로 함께 연결되어 있는 반면, 비파리타 비라바드라아
사나는 좀 더 깊게 나아간 자세이며 단독으로 수련하는 편이 더 좋습니다. 아도 무카 슈바
나아사나(다운독)에서 시작합니다. 숨을 들이쉬고, 오른 다리를 앞으로 내디뎌서 안정적
인 비라바드라아사나 A를 위한 토대를 마련합니다. 만일 이 기본적인 자세에서 어떤 제약
이 느껴진다면, 더 진행하지 않습니다. 자세를 진행할 준비가 되면, 왼손을 왼 무릎을 향
해 뒤로 뻗어 주며, 척추를 부드럽게 늘여 줍니다. 왼 어깨를 앞으로 굴리며 안쪽으로 회
전시키고, 팔이음뼈(어깨뼈와 빗장뼈)의 주변 근육을 단단히 조입니다. 윗몸이 뒤로 과하
게 꺾이거나, 왼쪽으로 너무 돌아가지 않게 조심합니다. 왼 다리를 안정시키고, 넓적다리
앞쪽 근육(넙다리 네 갈래근)을 수축하며, 갈비뼈와 골반 사이의 공간을 최대한 넓게 유지
합니다. 숨을 들이쉬고, 오른 어깨를 바깥으로 깊이 회전하여 오른팔을 뒤로 뻗어 줍니다.
겨드랑이를 턱 쪽으로 밀어 주고, 이 자세가 편하게 느껴질 때 목을 뒤로 부드럽게 떨어뜨
립니다. 오른손 끝을 응시하거나, 왼발 쪽을 응시합니다. 이 자세로 다섯 번 호흡합니다.
부드럽게 숨을 들이쉬고 비라바드라아사나 A로 돌아옵니다. 숨을 내쉬며, 양손으로 바닥
을 짚고 오른발을 뒤로 보내 차투랑가 단다아사나(사지 막대 자세)로 들어갑니다. 숨을 들
이쉬고, 몸을 앞으로 밀어 올리면서 우르드바 무카 슈바나아사나(업독)로 들어갑니다. 숨
을 내쉬고, 몸을 뒤로 밀면서 아도 무카 슈바나아사나(다운독)로 들어갑니다. 숨을 들이쉬
고, 왼발을 앞으로 내딛고, 위의 순서를 반복합니다.

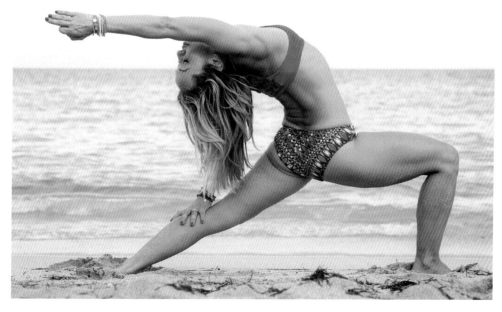

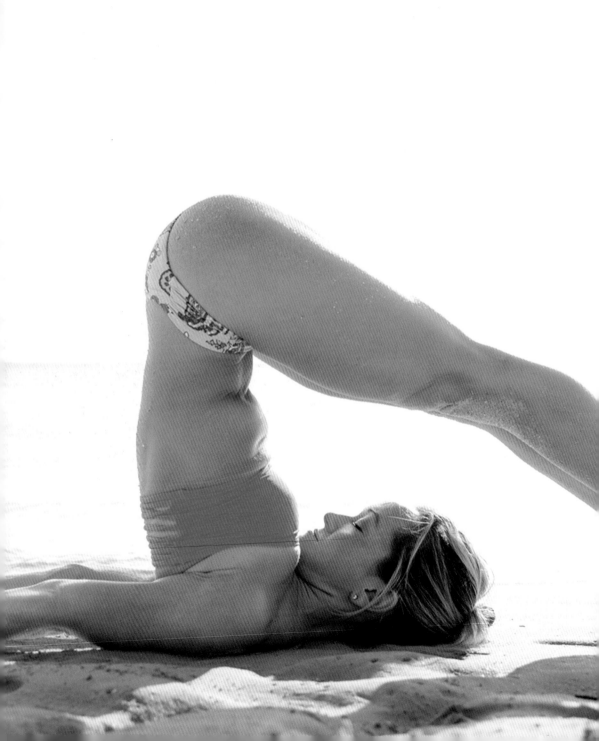

15일   평화
샨 티 Shanti

과거에 나는 매사에 훨씬 이전부터 계획을 세웠고, 쇼핑 목록에서부터 아사나 수련 진도에 이르기까지 온갖 일의 세세한 부분까지 신경 쓰느라 스트레스를 많이 받았습니다. 삶의 목표들을 세운 뒤 그것들을 이루기 위해 죽을힘을 다해 노력했죠. 삶이 내 계획대로 펼쳐지지 않을 때는 마음이 불안했습니다. 처음 수련을 시작했을 때는 호흡을 할 때마다 매 순간 150퍼센트의 노력을 기울여야 한다고 느꼈고, 그러지 않으면 게으름을 피우는 것 같았습니다. 누가 내게 너무 지나치게 애쓰지는 말라는 조언을 해 주었을 때, 나는 그녀가 바보 같다고 생각했습니다. 그런데 어느 정도의 계획과 노력은 건전하고 필요한 것이지만, 미래에 대한 지나친 계획과 집착은 나의 신뢰가 부족했기 때문입니다. 모든 일의 결과를 통제하려는 나의 욕구는 우주에 대한—궁극적으로는 나 자신에 대한—불신에서 비롯된 것이었습니다. 그런 통제 욕구는 나의 시야도 좁게 만들어서, 지금 이 순간의 평화를 경험하지 못하게 만들었습니다.

수련을 시작한 지 10년쯤 되던 어느 날, 나는 열흘간의 명상 수련회에 참여하고 있었습니다. 문득, 편안히 이완하며 놓아 버리면 어떻게 되는지 한번 보고 싶다는 생각이 들었습니다. 결과는 어떠했을까요? 정말 놀라웠어요! 필요 이상의 노력을 모두 놓아 버리자마자, 나의 가슴과 마음이 열리면서 상상 이상의 것들을 받아들이기 시작했죠. 세상을 내 뜻대로 움직이려는 노력을 멈추었을 때, 나는 신의 의지라는 마법을 경험하기 시작했습니다. 쉬운 일로 보이겠지만, 편안히 이완하며 놓아 버리는 법을 배우는 일이 내게는 쉽지 않았습니다. 그것은 알맞은 양의 노력과 내맡김 사이의 가장 적절한 지점을, 힘과 은총의 완벽한 조화를 발견하는 것과 같습니다.

파탄잘리는 《요가 수트라》 2장 47절에서, 아사나의 견고한 자세가 확립되면 모든 불필요한 노력을 줄이고 무한한 존재에 대해 명상을 해야 한다고 말합니다. 통제하고 싶은 욕구를 놓아 버리면, 자신이 무언가를 통제할 수 있다는 생각은 에고의 망상임을 알아차리게 됩니다. 누군가를 자신의 의지에 따르게 하려는 시도는 언제나 잘못된 결과를 초래합니다. 세상을 우리의 뜻대로 통제하려는 시도는 언제나 저항을 부르기 마련입니다. 그러나 편안히 이완하고, 내맡기고, 모든 것을 놓아 버리면, 요가의 진수인 자유를 경험하게 될 것입니다.

오늘의 요가 수업은 샨티(shanti), 즉 평화입니다. 샨티는 계획 세우기를 좋아하는 A형 사람들이나, 내가 그랬듯이 매사를 통제하려 하는 사람들에게는 어려운 수업이 될 것입니다. 개인적으로 나는 자연스럽게 다져진 신뢰가 없는 상태에서는 통제의 포기를 받아들일 수 없었습니다. 나는 먼저 스승인 스리 파타비 조이스를 신뢰하는 법을 배웠습니다. 아쉬탕가 요가 초보 수련생이던 내가 인도에서 처음 그분을 만났을 때, 그분은 말했습니다. "샨티가 찾아올 겁니다. 괜찮습니다." 나는 이 말을 그분이 내게 한 약속으로 받아들였고, 그분을 믿었기 때문에 그 말을 믿었습니다. 나는 부지런히 수련을 했고, 여러 해가 지난 뒤 샨티의 약속이 진실임을 확인할 수 있었습니다. 요가 수련은 삶의 반경을 평화 쪽으로 서서히 이동시킵니다. 나는 더 평화로운 삶을 살 수 있다는 것을 믿지 않았지만, 구루지는 시간문제일 뿐이라고 보았습니다.

평화는 연꽃 위의 신비한 영역이 아닙니다. 요가에서 평화는 행위이자 선택입니다. 평화롭다고 해서 내가 더는 걱정하지 않거나 스트레스를 받지 않는다는 뜻은 아닙니다. 조바심을 내고 있음을 알아차릴 때면 나는 그 짐을 내 가슴에서 덜어 달라고 요청합니다. 스승에 대한 믿음뿐 아니라, 요가는 내 안의 신성한 영혼을 직접 경험하게 해 주었습니다. 나는 더 높은 힘을 믿을 필요가 있었고, 장엄하며 무한한 연민을 지닌 그 힘이 내 삶의 길을 보살펴 주어 마침내 마음의 평화를 온전히 경험할 수 있게 해 주리라는 것을 신뢰할 수 있었습니다. 아무리 많은 걱정을 하고 스트레스를 받아도 상황이 변하지는 않을 것입니다. 오직 우주의 본래 선함을 신뢰할 때 우리는 평화를 찾을 수 있습니다.

샨티는 가슴과 마음이 편안히 쉬는 자리라고 할 수 있습니다. 나는 영혼과 교감하는 삶 속에서 편안한 휴식을 찾았습니다. 이 수련을 꾸준히 오래 계속하기만 한다면 당신도 그럴 수 있습니다. 수련은 당신에게도 샨티가 찾아올 것임을 약속합니다. 괜찮아요!

실천하기 **1. 통제를 놓아 버리세요.** 자신의 삶에서 무엇을 통제하려 하는지, 무엇을 손에 꼭 쥐고 놓지 않으려 하는지, 그런 욕구가 어디에서 나오는지 자문해 보세요. 당신은 해묵은 감정이나 세부적인 계획, 또는 완벽주의를 고수하고 있을지도 모릅니다. 그것들은 대부분 두려움과 불안감에서 비롯됩니다. 그 가운데 오늘 좀 놓아 버려도 되는 것을 한 가지 찾아보고, 과감히 놓아 버리세요. 참된 자기 자신의 순수함을 신뢰하세요. 편안히 이완하고, 마음을 부드럽게 하고, 그저 존재해 보세요. 잠시 멈추고, 어떤 느낌이 드는지 보세요.

2. 신에게 스트레스를 맡기는 연습을 해 보세요. 오늘 하루 자신의 가장 큰 걱정거리나 스트레스가 무엇인지 살펴보세요. 잠시 명상하는 상태로 들어가서 마음을 고요히 해 보세요. 그리고 걱정이나 스트레스의 짐을 가슴에서 덜어 달라고 요청하고, 자신보다 더 큰 힘, 즉 신에게 그것을 맡겨 보세요. 아무리 걱정을 많이 해도 달라질 것은 없다는 사실을 인정해 보세요. 그리고 "일어날 일은 일어나고, 모든 일은 당신을 더 이롭게 하기 위해 일어난다."는 것을 충분히 믿고 신뢰하며, 당신의 의지를 이 더 큰 힘에게 양도해 보세요. 할 일은 계속 하되, 스트레스는 받지 마세요.

3. 계획을 세우지 않는 실험을 해 보세요. 이번 주 중 하루는 아무 계획도 세우지 말아 보세요. 그냥 흐름에 맡기면서, 삶이 자신을 어디로 데려가는지 지켜보세요. 그날이 끝나 갈 무렵, 계획하지 않았기 때문에 가능했던 뜻밖의 놀라운 일이 무엇이었는지 돌이켜 보세요. 삶의 모든 작고 세세한 것들까지 미리 계획하고 준비하려 애쓰지 않아도 일들이, 설령 더 낫지는 않을지 몰라도, 괜찮게 풀린다는 것을 보여 주는 경험적인 증거로 그 일을 활용해 보세요.

---

1. 안자네야아사나 — 로우 런지 자세

이 초승달 런지 자세는 원숭이 신인 하누만의 이름에서 따왔는데, 하누만 자세(하누만아사나)는 앞뒤로 다리 벌려 앉는 자세입니다. 안자네야아사나를 정기적으로 수련하면 엉덩관절(고관절)을 충분히 열어 주어, 두 다리를 앞뒤로 완전히 벌려 앉는 데 도움이 됩니다. 하지만 다리를 일자로 벌리기 위해 처음 엉덩관절(고관절)을 깊게 회전하거나 다리를 뒤로 뻗으려 할 때는 좌절감을 느끼기 쉽습니다. 그럴 때는 마음을 평화롭게 하면서, 안자네야아사나를 이용해 내면의 평온함을 길러 보세요.

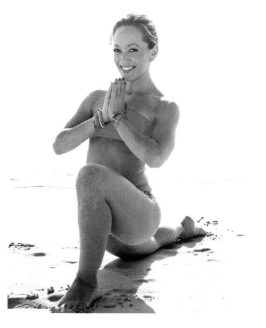

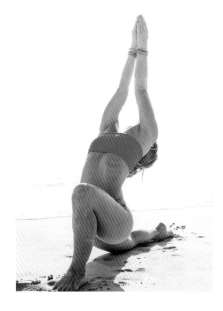

아도 무카 슈바나아사나(다운독)에서 시작
합니다. 왼발을 앞으로 내딛고, 오른 무릎을
구부려 바닥에 내려놓습니다. 양쪽 엉덩이는
나란히 정면을 바라보게 합니다. 왼발 뒤꿈치
와 오른 발가락 사이를 다리 하나 길이만큼 벌
립니다. 이 거리는 자신의 키와 다리 길이, 유
연성의 수준에 맞추어 조정할 수 있습니다. 자
세를 시작할 때 오른쪽 골반 앞쪽은 이미 신장
되어 있어야 합니다. 이때 왼 무릎이 발가락보
다 더 앞으로 나와 있으면, 왼발을 앞으로 내
디뎌 양발 사이의 간격을 더 벌려 줍니다. 숨
을 들이쉬며, 몸통을 들어서 몸이 중심선을 따라 똑바로 세워지게 합니다. 숨을 내쉬고 양
손을 합장하여 1단계로 들어갑니다.

숨을 들이쉬며, 양팔을 들어 위로 쭉 뻗으면서, 갈비뼈와 골반 사이의 공간을 최대한
넓힙니다. 만일 여기에서 자신이 한계에 다다랐다고 느껴지면, 이 자세로 머무릅니다. 만
일 더 진행할 수 있다면, 양팔을 뒤로 뻗으며 머리 뒤로 넘기고, 손가락 끝이나 오른발 뒤
꿈치를 응시하면서 안자네야아사나로 완전히 들어갑니다. 이 자세로 다섯 번 호흡합니다.
숨을 들이쉬며, 양손을 천천히 1단계로 다시 가져옵니다. 숨을 내쉬며, 양손으로 바닥을
짚고 왼발을 뒤로 보내 차투랑가 단다아사나(사지 막대 자세)로 들어갑니다. 반대쪽으로
반복합니다.

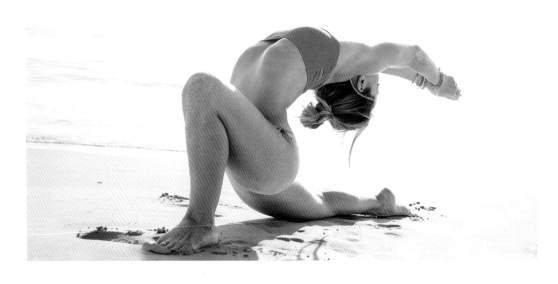

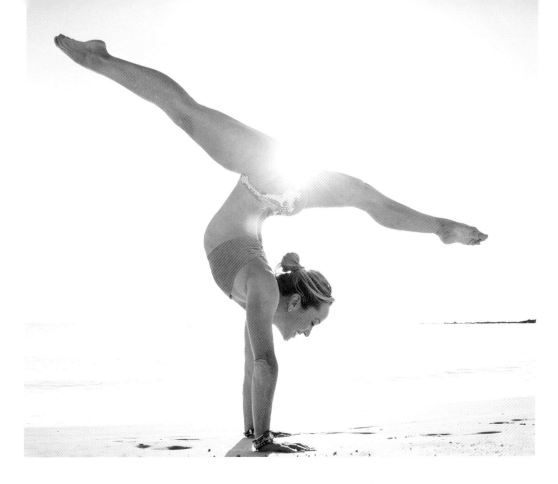

2. 우르드바 하스타 하누만아나사 — 물구나무서서 앞뒤로 다리 벌리기

물구나무서기의 균형은 고요하고 평화로운 마음에서 나옵니다. 만일 자세를 시도하는 동
안 마음의 균형이 흐트러진다면, 분명히 몸이 균형을 잡는 데 방해가 될 것입니다.

아도 무카 슈바나아사나(다운독)에서 시작합니다. 양발에서 양손까지 거리의 절반 지
점까지 걸어갑니다. 팔이음뼈(어깨뼈와 빗장뼈)를 안정시키고, 양팔이 몸무게를 떠받칠
수 있도록 준비합니다. 양 무릎을 굽히면서 오른발을 앞으로 내딛고, 양팔로 바닥을 단단
히 누르며, 숨을 들이쉬면서 왼 다리를 들어 공중에 띄웁니다. 양쪽 엉덩관절(고관절)이
토대를 이루는 양팔 위쪽에 오도록 정렬합니다. 다리를 위로 차올린다고 생각하는 대신
몸무게가 양팔로 이동된다고 생각해 보세요. 어깨가 손바닥 바로 위쪽으로 오도록 정렬합
니다. 왼 다리를 앞으로 뻗으면서 양쪽 넓적다리를 벌려 주어, 물구나무서서 앞뒤로 다리
벌리기 자세로 완전히 들어갑니다. 할 수 있는 만큼만 다리를 벌려 줍니다. 양손 사이를
응시하면, 척추가 지나치게 휘는 것을 방지할 수 있습니다. 이 자세로 다섯 번 호흡한 뒤,
천천히 내려옵니다. 이번에는 오른 다리를 앞으로 뻗으면서 반복합니다.

만일 처음 왼쪽으로 할 때 균형을 잡을 수 없다면, 용인하고 인내하는 평화로운 태도로 세 번 시도해 보세요. 그 뒤 반대쪽으로 시도해 보세요.

3. 할라아사나/카르나피다아사나 — 쟁기 자세/귀 누르는 자세

이 두 자세는 전통적인 아쉬탕가 요가에서 '마치는 자세'의 일부이며, 마음을 내면으로 돌려 평화로운 태도를 지닐 수 있는 기회를 줍니다. 할라아사나와 카르나피다아사나는 연속으로 하는 것이 가장 좋습니다. 척추를 깊이 늘여 동작을 취하면, 이 두 자세는 몸과 마음이 평화로운 느낌을 간직하도록 도울 것입니다.

살람바 사르방가아사나(어깨서기)에서 이 자세로 바로 들어갈 수도 있고, 누운 자세에서 다리를 들어 올려 들어갈 수도 있습니다. 만일 반듯이 누운 자세에서 시작한다면, 숨을 들이쉬고 엉덩이를 들어 올리며, 다리를 몸통 가까이 있게 하면서 머리 뒤로 넘겨, 양발을 정수리 위 바닥으로 가져갑니다. 어깨를 바닥에 대고 굴리며 눌러 주어 목 뒤에 공간을 만들어 줍니다. 양손을 깍지 끼고 양팔을 쭉 뻗어 줍니다. 양발을 정렬하고, 발끝을 모아 주고, 발등을 바닥 쪽으로 밀어 주면서 할라아사나로 들어갑니다. 척추를 곧게 펴고 엉덩이(궁둥뼈)를 들어 올려, 단다아사나(막대기 자세)의 느낌을 살려 줍니다. 이 자세를 유지하며 8~10번 호흡합니다.

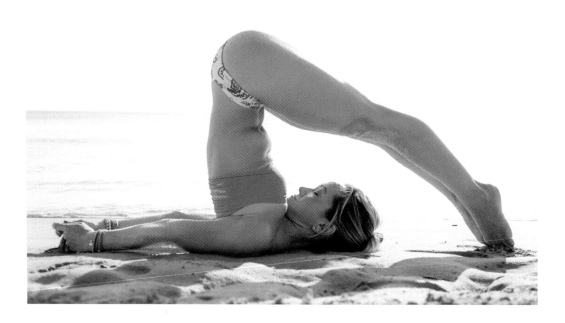

카르나피다아사나로 들어가기 위해 먼저 등을 둥글게 말고, 꼬리뼈를 안으로 말아 넣습니다. 무릎을 내리고 귀를 향해 눌러, 몸통을 꽉 누르는 느낌을 강조합니다. 이 자세를 유지하며 다시 8~10번 호흡합니다.

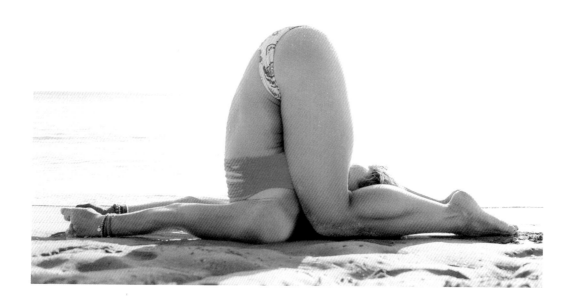

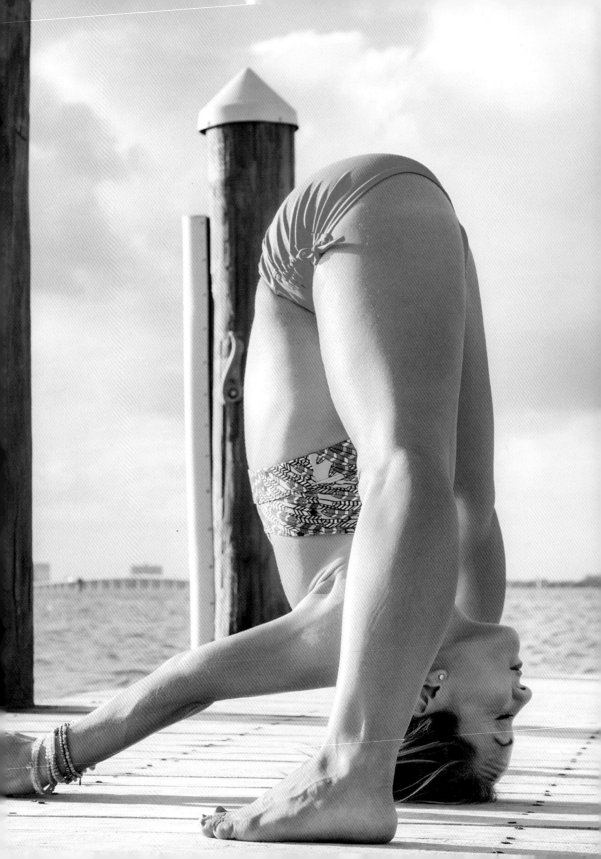

16일 용서
크샤마 Ksama

인도에는 홀리(Holi)라는 봄 축제가 있는데, 이 기간에 사람들은 갖가지 색깔의 가루를 사방에 뿌립니다. 마이소르에 있을 때, 축제의 화려한 색 가루들이 잔뜩 묻은 채 거리를 가득 메우고 있던 색색의 암소들과 사람들의 얼굴을 처음 보고는 놀라워하며 즐거워하던 일이 생각납니다. 춘분을 기념하며 축하하는 이 사랑의 축제는 전통적으로 용서의 날이자 나빠진 관계를 치유하는 시간입니다. 용서는 요가의 여정에서 아주 중요한 수업입니다. 용서는 즐거운 축제처럼 우리를 자유롭게 하며, 용서를 실천하는 사람에게 더 행복한 삶을 선사합니다.

오늘의 요가 수업은 크샤마(ksama), 즉 용서입니다. 이 화해의 메시지는 자기 자신과 자기의 삶을—그 모든 두드러진 불완전함들에도 불구하고—받아들이는 데 중요한 단계이며, 자신이 있는 그대로 사랑받게 해 달라는, 세상을 있는 그대로 사랑하게 해 달라는 겸허한 요청입니다. 자신이 어떤 분노나 원망, 피해의식을 붙들고 있는지 질문해 보고, 용서라는 단순하고 강력한 행위로 그것들을 놓아 버릴 준비가 되어 있는지 한번 보세요. 신뢰는 선물이며, 배반을 당하거나 당연하게 여겼더라도 다시 얻어야 하는 것입니다. 용서를 하거나 요청할 때, 우리는 사랑으로 가득한 가슴, 받아들이는 부드러운 가슴으로 들어가는 통로를 열게 됩니다.

요가를 진지한 영적 수련으로 받아들이겠다고 결심할 때, 우리는 마음속으로 더 평화로운 삶을 살겠다는 서원을 하는 셈입니다. 우리는 요가의 도덕적, 윤리적 지침에 어긋나지 않는 삶, 다르마(dharma)적인 삶을 살겠다는 약속을 온 세계의 요가 수행자들과 공유합니다. 하지만 아무리 그러지 않으려 노력을 해도 우리는 잘못을 범하기 마련입니다. 잘해 보려고 아무리 애를 써도 무심코 누군가에게 상처를 주거나 고통을 일으키는 행위를 하게 될 것입니다. 늘 평화롭기 위해 노력을 해도 감정의 짐에서 완전히 자유로운 사람은 아무도 없습니다.

전통적인 관점으로 보면 영적 구도자이기도 한 요가 수행자는 남들이 자신에게 행한 잘못을 용서하는 마음을 기릅니다. 자신에게 남아 있는 부정적인 생각에서 해방되기를 원하기 때문입니다. 용서는 괴로운 감정을 붙들고 있으면 자기 자신에게 더 해로울 뿐임을 인정하는, 자기를 사랑하고 긍정하는 행위입니다. 잘못을 저지른 사람과 화해하는 것은 요가 수행자의 개인적인 용서 행위에 버금갑니다. 용서의 힘이 가장 강할 때 우리는 평정심을 유지할 수 있고, 분노나 적개심에서 벗어나며, 더는 피해자의 역할을 하지 않아도 될 만큼 강해집니다. 용서를 실천할 수 있는 힘은 아마도 요가 수행자의 여정에서 가장 큰 시험일 것입니다. 몇 번이나 용서해야 할까요? 지금까지 부당한 대우를 당한 횟수만큼일 것입니다. 여기에는 대단한 힘과 신뢰가 필요합니다.

처음 수련을 시작했을 때, 나는 요가 수행자의 삶을 위한 도덕규범이라고 여겼던 것들을 너무 엄격히 고수했습니다. 그러니 실패는 불 보듯 뻔한 일이었죠. 나는 마치 종교 의식을 준수하듯이 지나친 헌신과 투지로 날마다 아사나를 수련했습니다. 엄격한 생채식 지침에 따라 식단을 바꾸었고, 화장은 전혀 하지 않았으며, 유기농 면으로 만든 옷만 입었습니다. 하지만 이런 생활은 당연히 지속될 수 없었습니다. 그리고 요가 매트 위에서든 밖에서든 나 자신의 높은 기준에 맞춰 사는 삶에 실패하자 마음속으로 자책을 했습니다. 내가 그다지 괜찮은 사람이 아닌 것 같았고, 그래서 나의 가치를 증명하기 위해 열심히 노력해야 한다고 느꼈습니다. 집중 수련을 하루라도 빼먹거나 아이라이너를 살짝 그리거나 컵케이크를 먹고 나면, 요가 수행자로서 죄책감을 느꼈습니다. 어느 날에는 10년을 수련했는데도 아사나 수련의 길에서도, 영적 해방의 길에서도 더 나아가지 못했다는 생각에 심하게 우울했던 일이 기억납니다. 정말 어처구니없는 말로 들리겠지만, 그때 나는 여전히 영적 진리도 깨닫지 못하고 물구나무서기도 원하는 만큼 해내지 못하고 있던 나 자신을 말 그대로 용서해야 했습니다. 크든 작든 내게 있던 힘과 평화와 깨달음으로 나 자신을 있는 그대로 받아들이고 사랑해야 했습니다.

그 후 요가를 지도하는 동안, 부지런하고 성실한 학생일수록 자신을 더 심하게 몰아붙이는 모습을 자주 보았습니다. 자신을 '바로잡고' 자신이 괜찮은 사람임을 '증명'하기 위해 수련을 이용하는 대신, 참된 자기의 진실을 경험하는 자리로 수련을 이용하면 좋겠습니다. 우리 각자 안에는 영혼(spirit)이 깃들어 있습니다. 더욱 평화로운 삶을 살고 싶다는 참된 소망은 자유로 통하는 문을 여는 열쇠입니다. 오늘 자신을 용서하고 그 여정을 시작해 보세요. 다른 사람들을 용서하고 그들을 놓아줘 보세요. 용서를 구하고, 신뢰를 되찾기 위해 노력해 보세요. 우리 모두는 정도의 차이는 있지만 아픈 상처와 고통스러운 경험들을 지니고 있습니다. 우리 모두는 자책하거나 후회되거나 부끄러움을 느끼는, 과거에 저지른 일들의 무게를 짊어지고 있습니다. 우리는 용서를 통해서만 진정으로 치유될 수 있습니다. 수련이란 날마다 매트 위에 올라가는 꾸준한 참여이며, 좋은 날이건 궂은 날이건 기꺼이 수련하려는 겸허한 가슴이고, 결연한 정신이고, 맑고 집중된 마음이며, 내면의 길 위에서 다음 걸음을 밝혀 주는 동기부여의 불빛이고, 인내심으로 가득한 연민 어린 세계관이며, 용서이고 평화이며 기쁨입니다.

1. 누군가를 용서해 보세요. 과거를 깨끗이 정리하기 위해 용서할 수 있는 사람이 있나요? 상대방이 미안하다고 말할 때까지 기다리지 말고, 자기 마음속의 괴로운 감정을 놓아 보내세요. 못 받을지도 모르지만 사과를 받을 마음의 준비를 하고, 마음속에 쌓여 있는 감정의 짐을 내려놓아 보세요.

2. 자기 자신을 용서하세요. 자기 자신을 용서할 필요가 있나요? 어제의 잘못이나 단점으로 보이는 것들 때문에 자신을 책망하지는 마세요. 과거의 경험을 통해 더욱 현명하고 겸손해지세요. 자신을 폄하하는 행위를 그만두세요. 자기를 용서하고 놓아 버리세요.

3. 용서를 구하세요. 알게 모르게 상처 준 일로 용서를 구해야 할 사람이 있나요? 겸손한 마음으로, 아무 기대도 하지 말고, 스스로 자유로워지기 위해 사과해 보세요. 설령 그 사람이 사과를 받지 않거나 당신을 두 팔 벌려 환영하지 않는다 해도 속상해하지는 마세요.

---

1. 프라사리타 파도따나아사나 C — 다리 넓게 벌린 전굴 자세 C

사마스티티에서 시작합니다. 숨을 들이쉬고, 양발을 다리 하나 길이만큼 좌우로 벌립니다. 이 거리는 키와 다리 길이, 유연성의 수준에 맞추어 조정할 수 있습니다. 양팔을 양옆으로 뻗습니다. 숨을 내쉬며, 등 뒤에서 양손을 깍지 끼고 양팔을 쭉 폅니다. 다시 숨을 들이쉬며 아랫배 안에 공간을 만듭니다. 숨을 내쉬며 윗몸을 앞으로 접습니다. 이때 엉덩관절(고관절)을 축으로 회전하고, 배를 안으로 당기고, 어깨를 이완하여 바닥 쪽으로 내립니다. 어깨를 안쪽으로 회전하고, 깊이 호흡하면서 프리사리타 파도따나아사나 C로 들어갑니다. 완전한 자세는 정수리를 양발 사이 바닥에 대고, 양손을 앞쪽 바닥에 갖다 댄 자세입니다. 양손을 바닥을 향해 억지로 끌어내리지는 마세요. 그 대신에 내맡기고, 이완하고, 길게 늘여줍니다. 내적인 몸을 느껴 보세요. 이 자세

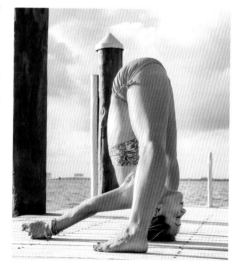

로 다섯 번 호흡합니다.

　자기에게 너그러워지는 연습을 하고, 자신의 뻣뻣함을 용서해 보세요. 자기의 몸을 있는 그대로 받아들이고, 그저 호흡과 함께 존재하세요. 숨을 들이쉬며 선 자세로 올라오되, 두덩뼈(치골)를 끌어당겨 몸통을 들어 올립니다. 숨을 내쉬고 양손을 허리에 얹습니다.

2. 숩타 파당구쉬타아사나 A ― 누워서 엄지발가락 잡는 자세

반듯이 누운 자세에서 시작합니다. 다리를 곧게 뻗고, 배를 안으로 강하게 당기고, 양쪽 넓적다리를 서로 끌어당기고, 발끝을 모으고, 양손을 양쪽 엉덩관절(고관절) 위에 얹습니다. 엉덩관절(고관절)을 안정시키고, 골반 바닥을 단단히 조입니다. 숨을 들이쉬며, 오른 다리를 들어 올려 오른손으로 오른발을 잡습니다. 숨을 내쉬며, 머리를 무릎 쪽으로 들면서 몸통을 일으킵니다. 왼 넓적다리 앞쪽 근육(넙다리 네 갈래근)을 단단하게 만들고, 왼발 뒤꿈치를 통해 바닥으로 뿌리내립니다. 이 자세로 다섯 번 호흡합니다.

　숨을 들이쉬며 머리를 다시 바닥으로 내립니다. 숨을 내쉬고 오른 다리를 오른쪽 바닥으로 열어 줍니다. 이때 오른 엉덩관절(고관절)을 바깥으로 회전하여 움직임이 일어나게 합니다. 왼쪽 골반을 안정시키고, 오른발을 바닥으로 내릴 때 왼쪽 엉덩이가 바닥에서 뜨지 않게 합니다. 대신에 오른발이 바닥으로 내려오는 정도는 엉덩관절(고관절)에 의해 촉진되는 바깥 회전의 수준에 따라 결정되게 합니다. 자기의 몸을 평온하고 차분하며 온화한 태도로 대합니다. 이 자세로 다시 다섯 번 호흡합니다. 숨을 들이쉬고, 오른 엉덩관절(고관절)을 통해 회전하여 오른 다리를 다시 가운데로 가져옵니다. 숨을 내쉬며, 다시 머리를 무릎 쪽으로 들어 올리면서 몸통을 일으킵니다. 숨을 들이쉬고 머리를 바닥으로 내립니다. 숨을 내쉬며, 손을 풀고 오른 다리를 내립니다. 왼쪽으로 반복합니다.

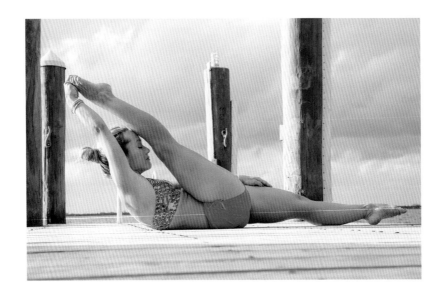

3. 살람바 사르방가아사나 — 어깨서기

사르방가아사나는 '전신 자세'로 번역되며, 온몸을 활성화해 줍니다. 반듯이 누운 자세에서 시작합니다. 숨을 들이쉬며 두 다리를 들어 올립니다. 먼저, 다리가 바닥과 90도를 이루게 합니다. 그 뒤 골반 바닥을 조여서 몸통을 계속 들어 올려, 엉덩이가 어깨 바로 위쪽에 오게 합니다. 발등을 곧게 펴고 발끝을 모으며, 몸통이 수직축을 따라 정렬되도록 들어 올려 완전한 사르방가아사나로 들어갑니다. 손바닥을 펴서 등 아랫부분에 받쳐 주고, 손가락은 붙입니다. 아래쪽 갈비뼈를 안으로 당기고, 넓적다리 앞쪽 근육(넙다리 네 갈래근)을 수축합니다. 양 어깨를 안으로 회전하면서 바닥으로 눌러 줍니다. 양쪽 팔꿈치는 어깨와 정렬되게 합니다. 턱이 가슴 중앙의 복장뼈(흉골) 위에 놓이게 하고, 목의 뒷부분은 계속 바닥에서 떨어져 있게 합니다. 이 자세로 10~15번 호흡합니다. 양손을 풀고, 엉덩관절(고관절)을 축으로 회전하며 천천히 다리를 내려 줍니다. 겸손한 가슴으로 관심을 내면으로 돌리는 데 집중합니다.

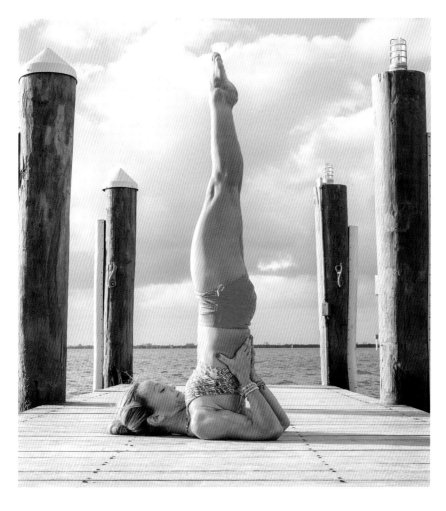

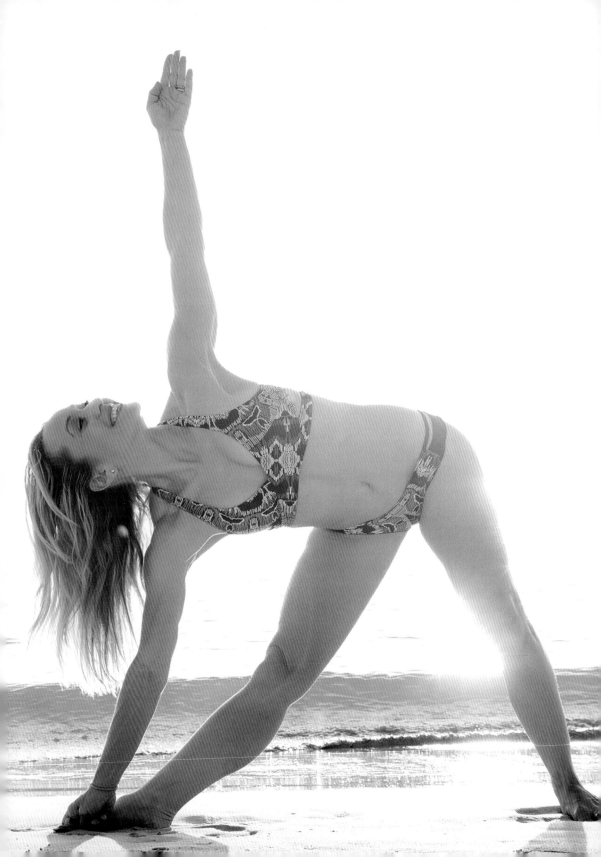

지식은 힘이지만, 제한된 지식은 함정이 될 수 있습니다. 당신이 '안다'고 생각하는 것은 실제로는 전체 이야기의 일부분에 불과할 수 있기 때문입니다. 지식과 판단 사이의 어둡고 애매한 영역에서(정확한 판단을 위해서는 충분한 지식이 필요하지만, 대개 지식은 충분하지 않기 마련이다─옮긴이) 올바른 길을 찾는 것도 어려울 수 있습니다. 내가 분명히 아는 단 하나는, 나는 결코 모든 답을 정말로 알지는 못하고, 전체 그림을 보지 못하며, 모든 것을 언제나 매 순간 알지는 못할 것이라는 점입니다.

오늘의 요가 수업은 아비디야(avidya), 즉 무지(無知)입니다. 아비디야는 참된 자기를 알지 못하는 것이고, 모든 고통의 근원으로 여겨지며, 영적인 길에서 주요 장애물입니다. 아비디야는 진실이 자기에게 드러날 때 기꺼이 보고 인정하고 인식하려 하지 않는 무지한 태도로 나타날 수도 있습니다. 우리는 때로 세상 사람들의 눈에 '대단한 사람'처럼 보이기 위해, 거짓된 자아감을 쌓아 올리기 위해 지식에 매달리기도 합니다.

파탄잘리는 《요가 수트라》 1장 7절에서, 올바른 지식을 얻는 원천에는 세 가지 유형이 있다고 말합니다. 첫째는 아가마(agama)이며, 우리가 출처를 신뢰하기 때문에 받아들이는 권위 있는 지식이나 정보를 의미합니다. 여기에는 스승이나 부모처럼 신뢰하는 출처에서 얻는 정보뿐만 아니라, 경전에서 얻는 정보도 포함됩니다. 둘째는 아누마나(anumana)이며, 추론이나 연역 또는 이성의 능력을 통해 얻는 논리적인 지식입니다. 이것은 이성적으로 납득이 되는 정보입니다. 셋째는 프라티야샤(pratyaksa)인데, 어떤 것이 진실임을 직접 지각하여 아는 경험적인 지식입니다. 경험적 증거에 의한 이런 지식은 요가 철학에서 가장 높은 형태의 지식으로 여겨집니다. 이 지식은 우리의 관점을 바꿀 수 있는 힘이 있기 때문입니다. 직접 경험에 근거한 지식이라고 해서 언제나 머리로 이해되는 것은 아니지만, 우리는 그것을 직접 경험했기 때문에 받아들입니다. 논리는 인간의 지적 능력을 벗어나지 못하며, 마음의 한계에 매여 있습니다. 헌신은 우리의 감정에 매이는 경우가 많습니다. 그러나 직접 경험은 우리의 세계관을 바꿔 놓을 수 있는 잠재력이 있습니다.

요가 수련은 오직 우리가 경험으로 진실임을 알게 된 지식만이 우리의 견고한 기반을 이룬다는 전제 위에 세워집니다. 다른 모든 지식은 이보다 쉽게 변하며, 안정적인 것으로 여겨지지 않습니다. 요가는 직접 지각하는 능력을 키워 주어, 경험과 지식을 시험할 수 있는 실험실을 제공합니다. 우리는 처음에는 자신의 근육을 직접 느끼고, 다음에는 더 미묘한 에너지 변화를, 그 다음에는 내적인 몸을, 그 다음에는 내면에 있는 불변의 영혼(spirit)을, 그리고 마지막으로 신을 느끼게 됩니다.

영적 자기탐구는 전통적으로 《요가 수트라》나 《성경》, 《법구경》 같은 영적인 길의 경전을 공부하거나, 참된 자기를 탐구하거나, 내면의 가장 높은 진실을 진지하게 추구하거나, 신성한 지혜를 직접 경험하기 위해 집중적으로 수련하는 형태로 이루어집니다. 만일 자신이 이미 모든 해답과 지식, 지혜를 가지고 있다고 느낀다면, 더 높은 앎의 빛이 스며들 공간은 없습니다. 오로지 공부하고 배우며 영적인 길에 헌신할 필요가 있음을 겸허하게 인정할 때, 비로소 참된 자기를 알게 하는 감추어진 열쇠들을 발견하게 될 것입니다.

요가는 겸손과 내맡김의 길입니다. 어떤 것을 분명히 알지 못할 때 모른다고 인정하는 것은 참된 앎과 지식으로 가는 여정의 첫걸음입니다. 모름을 인정하는 겸손함은 여러모로 요가를 배우는 사람에게 필요한 기본 덕목입니다. 요가를 지도하다 보면, 수련생이 질문을 할 때 답을 모를 때가 많습니다. 그럴 때면 나는 답을 아는 척하지 않고 그냥 모른다고 대답합니다. 만일 그 질문이 중요하거나 내가 답을 찾을 수 있는 경우라면, 충분히 알아본 뒤에 대답을 합니다. 하지만 때로는 답을 모르고, 답을 찾을 수도 없을 거라는 것을 압니다. 그래도 괜찮습니다. 모름을 인정하는 것은 자신의 약함을 나타내는 표시가 아니라, 오히려 자신감의 표시입니다. 그것은 우리를 자유롭게 합니다. 요가 지도자들은 자신이 아는 지식의 한계들을 순간순간 잘 알아차릴 책임이 있습니다. 우리 모두가 무엇보다 참된 자기를 발견하기 위해 배우는 학생임을 기억할 때, 우리는 겸손할 수 있고 바른 길에서 벗어나지 않을 수 있습니다.

요가의 모든 가르침은 우리가 참된 자기를 모르기 때문에 고통을 겪는다는 전제 위에 세워져 있습니다. 참된 자기의 진실을 직접 경험하면, 근본적인 무지는 사라지고 우리는 자유로워집니다. 모든 요가 수행자는 더 깊은 진실을 경험하여 더 깊은 자유에 이르기를 추구합니다. 마침내 궁극의 영적 진실이 드러나고 궁극의 자유를 경험할 수 있을 때까지……. 참된 자기에 대한 무지는 모든 장애를 일으키는 근원적인 장애, 즉 물라클레샤(mula klesha)로 여겨집니다. 고통이라는 나무의 뿌리가 제거되면, 그 나무의 모든 열매도 제거될 것입니다. 먼저, 요가는 몸과 마음을 속속들이 아는 법을 가르쳐 줍니다. 다음에는 더 미묘한 내적 경험의 영역으로 안내합니다. 마지막에는 신을 직접 인식할 수 있게 하는 다리를 제공합니다. 나는 믿습니다. 모든 사람이 내면에 있는 지고(至高)의 자기 자신에 대한 초월적 경험을 할 수 있으며, 신과 친밀하게 연결되는 그런 순간들이 야말로 삶의 참된 목적이라는 것을…….

오늘, 참된 자기의 순수함 안에서 휴식하며 "나는 모른다."고 말해 보세요. 알지 못한다고 해서 당신이 부족한 사람이 되는 것은 아닙니다. 모든 답을 알 필요는 없음을 깨달으면, 어깨에 짊어지고 있던 무거운 짐이 내려집니다. 자신을 증명하려고 애쓰는 대신, 그저 자기 자신으로 존재하세요.

실천하기

1. 지식의 도표를 상상해 보세요. 자신이 아는 것, 모르는 것. 이 두 가지 유형의 지식에 해당하는 세 가지 사례를 각각 말해 보세요. 예를 들어, 당신이 아는 것은 글을 읽는 법일 수 있고, 당신이 모르는 것은 달 위를 걷는 느낌일 수 있습니다. 그런 다음, 당신이 모르고 있는 줄도 모르고 있던 것들이 얼마나 방대하고 무한히 많을지 곰곰이 숙고해 보세요.

2. 지식의 유형을 구별해 보세요. 요가에서 제시하는 지식의 세 가지 원천(권위 있는, 논리적인, 경험적인)에 근거하여 받아들인 정보를 두 가지씩 열거해 보세요.

3. 자신의 무지를 인정해 보세요. 오늘 어떤 질문에 대해 "나는 모릅니다."라고 대답할 기회를 찾아보세요. 만일 답을 찾기 위해 조사해 볼 필요가 있다면, 자신이 모르고 있음을 인정하고 공부해 보세요. 답을 몰라도 된다면, 자기의 한계를 솔직하게 인정하여 자유로워지세요.

1. 트리코나아사나 — 삼각 자세

수련하기

트리코나아사나는 비교적 쉬운 자세로 보이겠지만, 만일 신체 내부를 민감하게 알아차리면서 이 자세에 다가간다면, 이 자세는 당신이 엉덩관절(고관절) 및 골반 바닥과 맺고 있는 관계를 변화시킬 수 있습니다. 신체적으로나 미적으로 완벽한 형태에 관심을 기울이는 대신, 이 자세를 엉덩관절(고관절)을 속속들이 알아 가는 기회로 삼아 보세요. 골반 속으로 깊이 들어가, 내부 세계의 어둠 속에서 더 미묘한 감각을 느껴 보세요.

사마스티티에서 시작합니다. 숨을 들이쉬며, 몸을 오른쪽으로 돌리면서 오른발을 오른쪽으로 내디딥니다. 양발 사이 간격은 다리 하나 길이보다 조금 짧게 합니다. 이 거리

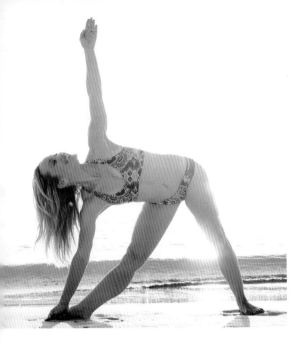

는 자신의 키와 다리 길이, 유연성의 수준에 맞추어 조정할 수 있습니다. 오른 엉덩관절(고관절)을 바깥으로 회전하고, 오른발 뒤꿈치를 왼발바닥의 오목한 부분(장심)과 정렬되게 합니다. 양팔을 어깨 높이로 양옆으로 최대한 뻗고, 배를 안으로 당기고 갈비뼈를 몸의 중심선을 따라 골반에서 멀어지도록 들어 올려 신체 내부에 공간을 만들어 줍니다. 숨을 내쉬며, 오른 엉덩관절(고관절)을 접으면서 오른손을 오른 엄지발가락 쪽으로 내리고 왼팔은 하늘을 향해 뻗어 줍니다. 가능하면, 손가락으로 엄지발가락을 감싼 뒤 위로 잡아당겨 양 어깨가 활성화되게 합니다. 만일 발가락에 손이 닿지 않으면, 손을 정강이에 얹습니다. 왼손 끝을 응시합니다. 아래쪽 갈비뼈와 배꼽을 척추 쪽으로 당깁니다. 이 자세로 다섯 번 호흡합니다. 숨을 들이쉬며 올라옵니다. 왼쪽으로 반복합니다.

2. 아르다 밧다 파드모따나아사나 — 반 묶은 연꽃 선 전굴 자세

모든 연꽃 자세로 들어가려면, 엉덩관절(고관절)과 무릎 안쪽 공간에 대한 깊은 지식이 필요합니다. 아르다 밧다 파드모따나아사나는 엉덩관절(고관절)의 바깥 회전과 깊은 전굴을 결합합니다. 지적인 이해에 그치지 말고, 이 자세로 들어가는 각 단계에서 엉덩관절(고관절)과 무릎을 느끼면서 얼마나 더 멀리 나아가야 할지를 결정해야 합니다. 감각과 지각을 통해 주어지는 신체 내부에 대한 지식이 없으면, 불행히도 자세를 무리하게 밀어붙이다가 자각을 하는 대신 부상을 당하기 쉽습니다.

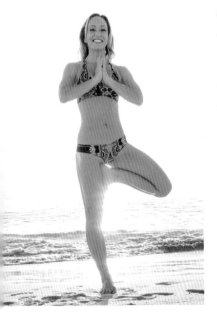

사마스티티에서 시작합니다. 숨을 들이쉬며, 왼발을 오른 넓적다리 안쪽으로 끌어올려 브릭샤아사나(나무 자세)로 들어갑니다. 왼 무릎에 이상이 없고 왼 엉덩관절(고관절)이 열려 있을 때만 동작을 계속 이어 가야 합니다. 준비가 되면, 왼발을 더 끌어올려 반연꽃 자세로 들어갑니다. 왼 발등을 끌어당겨, 오른 넓적다리 맨 위에 있는 서혜부 주름으로 가져갑니다. 왼발 뒤꿈치가 배꼽의 오른쪽 가장자리를 향해 정렬되게 합니다. 왼손을 등 뒤로 뻗어 손가락으로 왼발을 감쌉니다. 왼발을 잡을 수 없으면 오른 팔꿈치를 잡습니다. 아래쪽을 응시합니다. 왼 무릎에 이상이 느껴

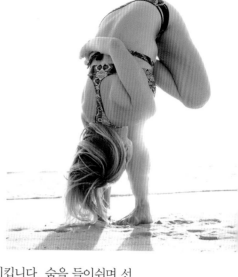

지지 않으면, 숨을 내쉬고 윗몸을 앞으로 접습니다. 아랫배를 안으로 깊이 들어 올리면서, 아랫배근육이 왼발에서 멀어지게 합니다. 오른손을 오른발 옆에 가지런히 놓고, 턱을 오른 정강이 쪽으로 가져갑니다. 만일 무릎이 편안하게 느껴지지 않으면, 어떤 경우에도 결코 전굴을 시도하지 않습니다. 만일 균형을 잃게 되면, 몸을 더 잘 제어하기 위해 양손을 바닥에 짚을 수 있습니다. 오른 발가락 쪽을 응시합니다. 이 자세로 다섯 번 호흡합니다.

배꼽 아래 부위를 척추 쪽으로 계속 끌어당기면서, 서 있는 다리를 안정시킵니다. 숨을 들이쉬고 가슴을 앞으로 보내 윗몸을 절반가량만 들어 올립니다. 숨을 내쉬어 자세를 안정시킵니다. 숨을 들이쉬며 선 자세로 올라와 왼발을 풀어 줍니다. 사마스티티로 돌아옵니다. 오른쪽으로 반복합니다.

3. 단다아사나 — 막대기 자세 또는 지팡이 자세

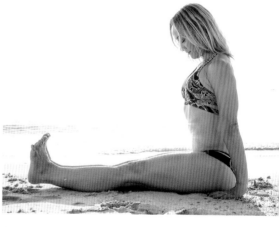

단다아사나를 앉은 형태의 사마스티티로 여겨 보세요. 이 자세는 몸의 중심선을 지향하는 앉은 자세이며, 다른 모든 앉은 자세가 시작되는 기준선이 됩니다. 아도 무카 슈바나아사나(다운독)에서 점프 스루를 통해 앉은 자세로 들어갈 때마다 잠시 단다아사나로 앉아서 몸 전체를 중심선에 맞춰 정렬한 뒤, 다음 자세로 들어가는 편이 좋습니다.

두 다리를 곧게 뻗은 앉은 자세에서 시작합니다. 골반 바닥을 조이고, 배꼽과 배꼽 아래 부위를 안으로 끌어당깁니다. 몸 내부의 힘을 이용하여 궁둥뼈를 살짝 굴리듯이 앞으로 밀어 줍니다. 척추를 골반으로부터 위로 들어 올리고, 허리뼈의 자연스러운 만곡이 표현되게 합니다. 턱을 아래로 당기고, 가슴 중앙의 복장뼈(흉골)를 턱 쪽으로 들어 올립니다. 양 어깨를 넓게 펴고 양손을 아래쪽으로 누르며, 어깨뼈 사이를 벌려 줍니다. 넙다리뼈의 머리 부분을 당겨 골반의 절구 속으로 집어넣고, 양 넓적다리를 서로를 향해 굴려 안쪽으로 조금 회전되게 합니다. 양쪽 엄지발가락의 밑부분이 정렬되게 하고 발끝을 몸 쪽으로 당겨 줍니다. 이 자세로 다섯 번 호흡합니다.

단다아사나는 모든 앉은 자세의 기초입니다. 그러니 몸을 최대한 중립에 가깝게 정렬해야 합니다. 외부의 형태뿐 아니라 내부의 정렬도 느껴 보세요.

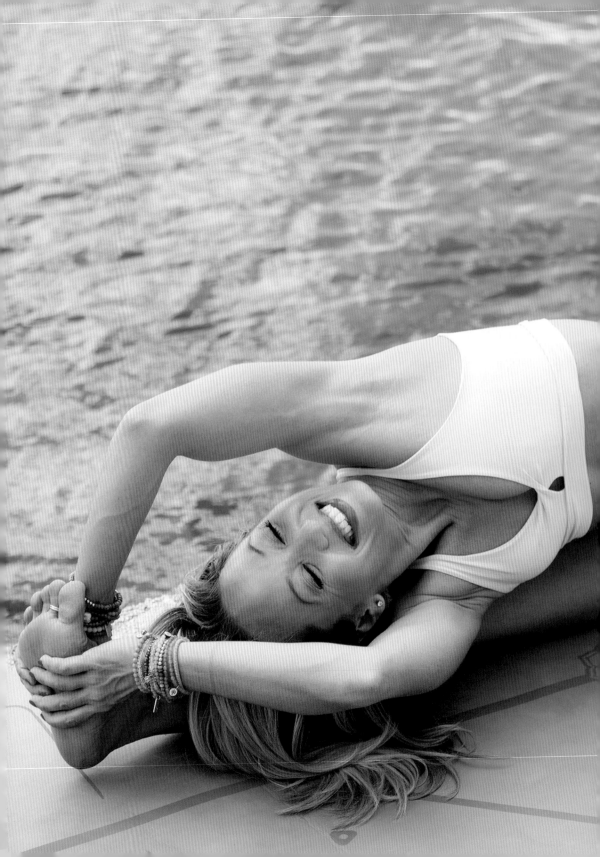

18일 | 삼스카라의 사슬 끊기

수련생들은 스리 파타비 조이스에게 신체의 뻣뻣함과 유연하지 못함에 대해 자주 물었는데, 그럴 때면 그분은 당혹스러운 대답을 할 때가 많았습니다. 구루지는 몸에 대해 언급하는 대신, "오, 거기에 많은 삼스카라가 있군요."라는 말만 하고 그냥 넘어갔습니다. 그러면 수련생들은 '삼스카라'라는 게 무엇이고 어디에 있는 것인지, 그리고 그 많은 삼스카라가 왜 자신에게 있는지 궁금해했습니다. 구루지의 말은, 수련생들의 몸과 마음에는 과거의 수많은 경험이나 트라우마가 저장되어 있으며, 이 심리정신적 패턴들이 요가를 수련할 때 몸을 경직시키는 근원이라는 뜻입니다. 《요가 수트라》를 조금만 살펴보아도, 삼스카라가 요가 철학의 기본 개념이라는 것을 쉽게 발견할 수 있습니다. 구루지의 말대로, 우리 모두에게 이런 삼스카라가 많이 있다는 것도 쉽게 알 수 있습니다.

매 순간 우리에게는 신선한 눈으로 삶을 경험할 기회가 주어지지만, 우리는 흔히 과거에 형성된 습관과 패턴에 따라 삶을 살아갑니다. 이러한 패턴들이 우리의 의식에 한번 각인되면 매우 완고해져서 바꾸기가 어려워집니다. 이런 반복적인 패턴들을 산스크리트 어로 삼스카라(samskara)라고 합니다. 삼스카라는 자동으로 작동되며, 무의식중에 세상에서 똑같은 형태의 상호 작용이 계속 반복되게 만듭니다.

우리가 과거의 경험에 따라 취하는 행위들은 그런 악순환이 강력한 추진력을 얻어 끝없이 반복되게 하는 연료가 됩니다. 이 일련의 작용과 반작용을 가리켜 '카르마의 수레바퀴'라고도 합니다. 우리가 어떤 일에 대해 깊이 밴 습관대로 반응할 때마다, 같은 유형의 경험을 현재와 미래에 더 많이 축적하는 경향이 강해집니다. 우리는 의식적으로는 작용과 반작용의 파괴적인 패턴에서 해방되고 싶다고 말할 수 있지만, 그런 패턴화는 잠재의식에 깊이 뿌리내리고 있기 때문에 우리가 알아차리지도 못하는 사이에 그런 일이 일어나게 됩니다. 부정적인 삼스카라를 흔히 의식의 들판에 심긴 아몬드 나무에 비유합니다. 그것들이 애착과 혐오라는 비옥한 토양에 심기면 결국 고통이라는 열매를 맺게 되기 때문입니다.

우리는 긍정적인 삼스카라와 부정적인 삼스카라를 쌓을 수 있으며, 어떤 생각과 감정, 행동을 선택하느냐에 따라 삶이 평화로울지 고통스러울지가 결정될 것입니다. 다음 세 가지는 삼스카라를 다루는 방법을 이해하는 데 도움이 됩니다. 첫째, 과거의 어떤 오랜 문제에서 벗어났다고 느낄 때, 그 문제는 마치 역류하듯 되돌아옵니다. 둘째, 그 문제와 맞서 싸울수록 상황은 더 악화됩니다. 셋째, 그 문제와 맞서거나 싸우는 모든 습관적 반응은 그 속으로 더 깊이 끌어당길 뿐입니다. 이러한 특징은 대체로, 어떤 문제에서 벗어났다고 생각할 때 곧 다시 끌어내리는 질병이나 중독, 좋지 않은 습관의 재발과 같다고 볼 수 있습니다. 우리 삶의 많은 부분은 잠재의식에 각인된 행동 패턴에 따라 움직입니다. 그래서 때로는 우리가 마치 감정의 지뢰밭을 발끝으로 살금살금 걷는 것 같다는 느낌을 받을 수도 있습니다.

요가는 몸속 깊이 감추어져 잠자고 있는 삼스카라들까지 드러내고자 합니다. 심리 치료의 접근법과 달리, 요가는 삼스카라가 왜 생겼고 어디에서 유래하는지 알아야 한다고 하지 않습니다. 그냥 그것들을 경험하고 앎의 빛 속으로 가져오기만 하면 됩니다. 만일 자신은 특별해서 어떤 삼스카라도 없을 것이라고 생각한다면, 가만히 기다려 보세요. 당신을 한계 상황으로 밀어 넣는 요가 자세나 삶의 경험을 만나게 될 것이기 때문입니다. 진정한 요가 수련은 그 다음에 시작됩니다. 요가의 내면 여행에 첫걸음을 내딛고, 자신의 삼스카라들을 보세요. 삼스카라들을 만나면 맞서 싸우지 마세요. 그저 그것들을 경험하고 지켜보고, 연민과 사랑으로 바라보세요. 평정심을 유지하면서 객관적인 마음과 열린 가슴으로 관찰해 보세요. 일단 하나의 패턴을 분명히 알아차리게 되면, 자신이 그 삼스카라를 통해 일으킨 타인의 고통에 대해 사과하고 싶어질 것입니다.

요가 수련에서 정화의 불은 결국 밝은 빛이기도 합니다. 부정적인 삼스카라가 자신의 삶에 미치는 악영향을 부정하지 않고 이해하게 되면, 가슴이 미어지는 아픔을 느끼게 됩니다. 자신의 행위들이 사랑하는 사람들에게 어떤 상처를 주었는지 분명히 알게 되면, 그 자각의 순간에 여리고 아파하는 가슴의 성질이 열려 그들의 아픈 심정을 느끼게 됩니다. 요가의 힘은 은총과 밝음으로 부정적인 삼스카라를 태워 없앨 것입니다. 그리고 삼스카라가 하나씩 정화될 때마다, 삶의 길을 걸어가는 당신의 짐은 점점 더 가벼워질 것입니다.

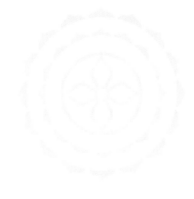

1. 자신의 성격을 점검해 보세요. 자기 성격의 어떤 면들이 삼스카라들에게 먹이를 주고 있을까요? 삼스카라를 태워 없애려면 자기 자신을 잘 알아야 합니다. 그리고 자기 자신을 알아 가는 과정에서 중요한 단계는 과거의 트라우마나 상처, 삶의 경험 때문에 형성된 습관적인 주요 패턴들을 알아차리는 것입니다. 당신은 피해자나 구조자, 또는 가해자의 역할 중 어느 하나에 편안함을 느끼고 있을 수도 있습니다. 요즘 자신이 했던 폭언이나 비난을 잘 살펴보면, 자신의 삼스카라를 알아보는 데 도움이 될 것입니다.

2. 일시정지 버튼을 눌러 보세요. 자신을 강하게 끌어당기는 상황에서 벗어나는 방법을 배워 보세요. 삼스카라를 다루는 중요한 수단이 될 수 있기 때문입니다. 만일 상대를 공격하며 비난하고 싶거나, 우울감에 빠져들거나, 불안감에 굴복하고 싶은 충동이 강하게 들 때 그런 악순환을 깨뜨릴 만큼 충분히 오래 멈출 수 있다면, 삼스카라를 다루는 능력이 비약적으로 좋아질 것입니다. 화가 날 때 화를 돋우지 않거나 한 번 더 참기만 해도, 부정적인 패턴에 따라 행동할 때 쌓이는 관성을 완화하는 데 도움이 될 것입니다.

3. 새로운 씨앗을 심어 보세요. 오래된 삼스카라보다 더 강력한 새로운 삼스카라를 키워 보세요. 오래된 습관을 덜 해로운 새로운 습관으로 대체해 보세요. 예를 들어, 화가 고질적인 문제고 자주 화를 낸다면, 첫 번째 자극에 화를 폭발하는 대신, 어떤 행동을 취하기 전에 열 번 심호흡을 하는 새로운 삼스카라를 키워 볼 수 있습니다.

1. 파리가아사나 — 빗장 자세

파라가아사나는 옆으로 강하게 늘이는 자세이며, 엉덩관절(고관절)을 깊이 구부려야 하는 자세입니다. 대문을 잠그는 쇠막대의 이름을 딴 이 자세는 영적인 길에서 관문을 상징하며, 경계를 넘거나 새로운 영역으로 들어가거나 내면의 공간으로 내려가는 것을 의미할 수 있습니다. 또는 반대로, 오래된 습관과 패턴을 떠나거나 문을 닫는 것을 상징할 수도 있습니다. 요가에서는 오래된 삼스카라를 제거하고 태워 없애며, 오래된 문들을 닫고, 새로운 가능성에 열리는 것을 목표로 노력을 집중하는 경우가 많습니다.

단다아사나(막대기 자세)에서 시작합니다. 왼 다리를 뒤로 접고, 왼 무릎은 앞을 향하되 왼쪽 엉덩관절(고관절)과 정렬되게 합니다. 이때 양쪽 엉덩관절(고관절)은 안쪽으로 회전하고, 왼발은 뒤를 향하게 합니다. 오른 다리는 왼 다리와 90도를 이루도록 밖으로 열어 줍니다. 숨을 들이쉬며, 양손을 양쪽 엉덩관절(고관절) 위에 얹어 준비 자세를 취합니다. 아랫배를 안으로 당기고, 골반 바닥을 조이고, 갈비뼈와 골반 사이에 공간을 만들어 줍니다. 숨을 내쉬며, 엉덩관절(고관절)을 깊이 구부려서 몸통을 앞으로 접어 양쪽 넓적다리 사이로 내립니다. 몸통을 뒤로 비틀어 오른 넓적다리 위로 가져가고, 오른쪽 갈비뼈 아랫부분을 앞으로 당깁니다. 몸통을 몸의 중심선을 따라 나선형으로 비틀면서, 양손을 오른발 쪽으로 뻗어 줍니다. 양손으로 발을 잡고, 오른 팔꿈치는 바닥과 떨어지도록 들어 줍니다. 양손으로 발을 잡을 수 없다면, 몸통을 오른쪽으로 최대한 기울이기만 합니다. 너무 깊이 들어가려다 왼쪽 엉덩이가 들려 올라가지 않게 합니다. 골반의 내부 공간을 강하게 자각하면서 왼쪽 엉덩이가 바닥에 닿아 있게 합니다. 오른 발가락 쪽을 응시하면서, 파리가아사나로 완전히 들어갑니다. 이 자세로 다섯 번 호흡합니다.

　　숨을 들이쉬면서 올라오고 양손을 허리에 얹습니다. 숨을 내쉬고 골반 바닥을 안정시킵니다. 양손을 바닥에 짚고, 숨을 들이쉬며 윗몸을 들어 올리고, 숨을 내쉬며 뒤로 점프하여 차투랑가 단다아사나(사지 막대 자세)로 들어갑니다. 숨을 들이쉬고, 몸을 앞으로 밀

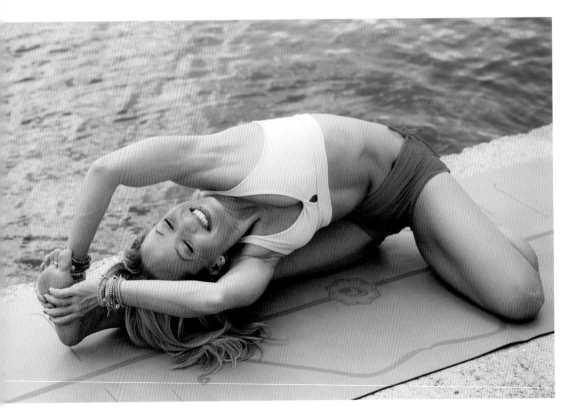

어 올리면서 우르드바 무카 슈바나아사나(업독)로 들어갑니다. 숨을 내쉬고, 몸을 뒤로 밀면서 아도 무카 슈바나아사나(다운독)로 들어갑니다. 점프 스루를 하여 반대쪽으로 반복합니다.

2. 아르다 마첸드라아사나 — 절반 물고기의 신 자세

아르다 마첸드라아사나는 하타 요가 전통의 창시자이자 84명의 마하싯다(mahasiddha, 위대한 현인) 중 한 분인 현인 마첸드라나트의 이름에서 따온 자세입니다. 마첸드라나트는 집중적인 요가 수련을 통해 자신의 수많은 삼스카라를 태워 없앴습니다. 이처럼 깊은 비틀기를 하는 것은 세속과 신성의 균형을 나타냅니다.

단다아사나(막대기 자세)에서 시작합니다. 오른 다리를 접어 왼 다리 아래로 넣으면서, 왼발은 오른 무릎 너머 바닥으로 가져갑니다. 바닥에 놓인 왼발이 오른 무릎 가까이 정렬되게 하고, 왼 다리를 세웁니다. 오른발은 발등을 곧게 펴서 왼쪽 엉덩관절(고관절)의 바깥에 붙여 바닥에 둡니다. 숨을 들이쉬고, 배꼽 아래 부위의 뒤에 공간을 만들어 줍니다. 숨을 내쉬며 윗몸을 바깥으로 비틀어 줍니다. 오른 어깨를 내리고 어깨관절을 안쪽으로 회전하여 오른손으로 왼발을 잡습니다. 왼팔을 등 뒤로 뻗어 오른 넓적다리 위쪽으로

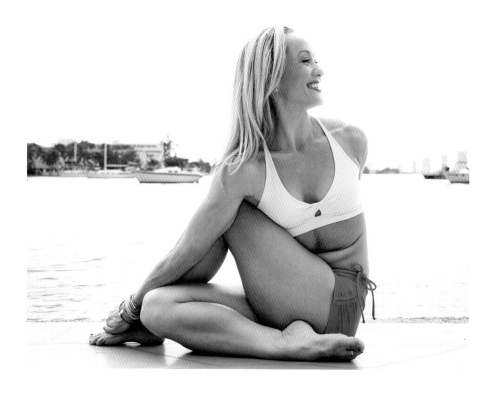

가져가거나, 최대한 가까이 가져갑니다. 양쪽 엉덩이를 바닥에 붙이고, 왼 어깨 너머를 바라보면서 아르다 마첸드라아사나로 완전히 들어갑니다. 단다아사나로 돌아온 뒤, 반대쪽으로 반복합니다.

윗몸을 그저 옆으로 비틀기보다는, 척추와 몸통의 유연성 및 코어의 힘을 이용해 몸의 중심선을 축으로 비튼다고 생각해 보세요. 이 자세는 양 어깨와 양 엉덩관절(고관절)의 깊은 회전이 필요하며, 아르다 마첸드라아사나를 완전히 안정시키고 힘과 유연성의 균형을 유지하려면 몸 내부의 지지가 필요할 것입니다. 아쉬탕가 요가 전통에서 인터미디어트 시리즈에 속하는 이 자세는 당신과 코어 근육의 연결을 재설정하고, 인터미디어트 시리즈의 깊은 후굴 자세들을 마친 뒤 말 그대로 몸의 중심선을 축으로 비틀어 주기 위해 사용됩니다. 이 비틀기 자세는 엉덩관절(고관절)의 안쪽 회전을 촉진하고, 어깨의 긴장을 줄이고, 소화 능력을 향상시키기 위해서도 이용될 수 있습니다.

3. 우바야 파당구쉬타나아사나 ― 양쪽 엄지발가락 잡는 자세

우바야 파당구쉬타나아사나로 들어가는 전통적인 방법은 부드럽게 회전하는 바퀴처럼 척추를 통해 굴러 올라오는 것입니다. 우바야(ubhaya)는 '양쪽'을 의미하며, 이 자세를 취하는 내내 양쪽 엄지발가락을 단단히 쥐고 있는 상태를 유지합니다. 삼스카라의 순환은 의식적인 자각이나 통제 없이 회전하고 추진력을 얻는 거대한 바퀴로 묘사됩니다. 요가 수행자들이 척추로 구르는 법을 배우면 적어도 자기 몸은 통제하는 힘을 얻게 되며, 언젠가는 오래된 삼스카라들의 관성까지도 약화시킬 수 있을 것입니다.

단다아사나(막대기 자세)에서 시작합니다. 숨을 내쉬고, 등을 바닥에 대고 반듯이 누운 자세로 들어갑니다. 숨을 들이쉬고, 할라아사나(쟁기 자세)처럼 두 다리를 머리 뒤로 넘깁니다. 검지와 중지, 엄지로 양쪽 엄지발가락을 감싸 쥡니다. 여기에서 숨을 내쉬며, 발바닥 앞쪽의 불룩한 부분을 바닥에 대고 뒤로 살짝 구릅니다. 숨을 들이쉬고 앞으로 굴러 올라와서 우바야 파당구쉬타나아사나로 들어갑니다. 양팔과 다리를 쭉 펴고, 위를 응시합니다. 머리를 조금 뒤로 젖히면 하늘을 더 편하게 응시할 수 있습니다. 척추를 통해 구르는 동안에는 양팔을 잡아당기지 않습니다. 배를 안으로 강하게 당기는 대신 갈비뼈를 안으로 당기고, 골반 중심부의 힘을 이용해 움직임을 제어합니다. 만일 구르는 동안에 양팔을 잡아당기면 엄지발가락을 놓칠 수 있으며, 그러면 중심축에 대한 내적 자각이라는 중요한 단계를 놓치게 됩니다. 몸이 뒤로 기울어지는 것 같은 느낌이 들면, 엉덩이(궁둥뼈)를 바닥에 단단히 붙인 상태에서 발등을 곧게 펴면서 몸무게를 살짝 앞쪽으로 이동합니다. 이 자세로 다섯 번 호흡합니다.

만일 세 번을 구른 뒤에도 정자세로 올라오지 못한다면, 발에서 손을 떼고 앉은 뒤, 앉은 자세에서 우바야 파당구쉬타나아사나로 들어갑니다. 단다아사나에서 무릎을 굽히고 몸을 뒤로 약간 젖힌 상태에서 두 다리를 들어 올립니다. 양쪽 엄지발가락을 잡고, 넙다리뼈의 머리 부분을 골반의 절구 속으로 끼워 넣으면서 천천히 두 다리를 곧게 뻗습니다. 이 자세로 다섯 번 호흡합니다. 숨을 내쉬고 단다아사나로 돌아와서 양발을 교차하며, 뒤로 점프하여 차투랑가 단다아사나(사지 막대 자세)로 들어갑니다. 숨을 들이쉬고, 몸을 앞으로 밀어 올리면서 우르드바 무카 슈바나아사나(업독)로 들어갑니다. 숨을 내쉬고, 몸을 뒤로 밀면서 아도 무카 슈바나아사나(다운독)로 들어갑니다.

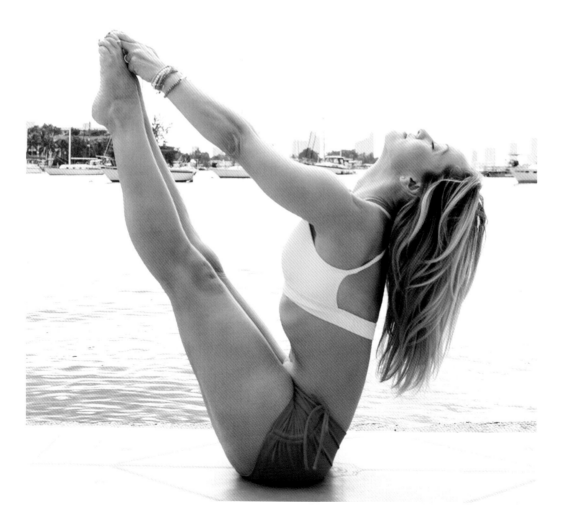

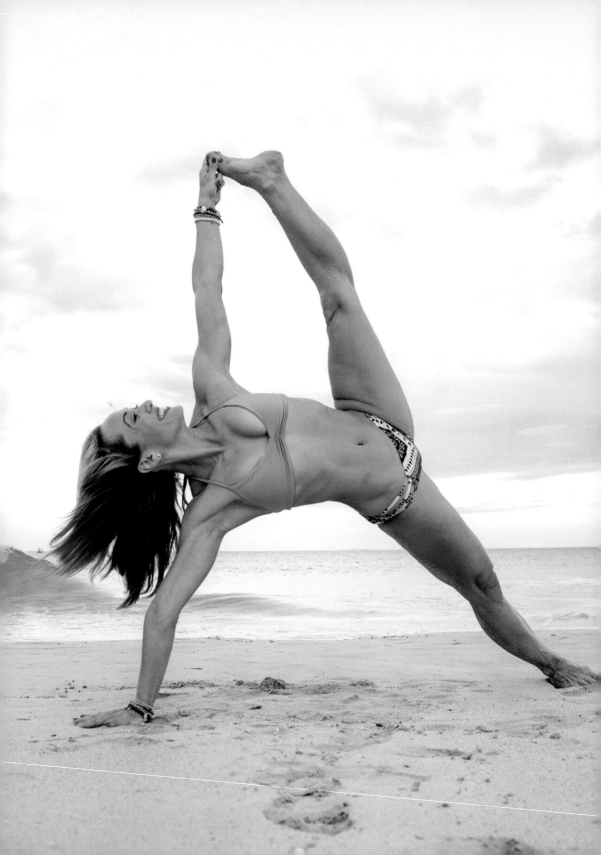

19일 행복하기
사우마나시야 Saumanasya

나무의 건강은 그 열매의 달콤함으로 알 수 있습니다. 마찬가지로, 요가의 길에서 얻는 효험은 요가 수행자의 밝고 유쾌한 성품으로 나타납니다. 이렇게 행복한 상태는 평생 영적인 길을 걸어온 삶의 표시입니다. 오늘의 요가 수업은 바로 이 행복의 상태입니다.

산스크리트 어로 사우마나시야(saumanasya)라고 하는, 요가의 행복한 상태는 기분 좋은 만족이며 밝고 즐거운 시선으로 삶을 바라보는 태도입니다. 우리는 자기의 바깥에서 행복을 추구하며 평생을 허비할 수도 있습니다. 하지만 만일 자기 안에서 행복을 발견한다면, 자기의 밝은 빛으로 세상을 환히 비출 것입니다. 파탄잘리의《요가 수트라》는 요가에 일생을 헌신한 삶의 증거를 간략히 보여 줍니다. 《요가 수트라》2장 41절에는, 요가 수행자의 마음은 순수하고 평화로운 미묘한 앎(사트바) 속에 편히 쉬며, 정화되었고(슛디), 밝고 유쾌한 태도를 유지하며(사우마나시야), 한곳에 주의를 집중하며(에카그라), 다섯 가지 감각을 다스리고(인드리야 자야), 참된 자기를 직접 경험(아트마 다르샨)할 수 있다고 쓰여 있습니다. 이것들은 요가의 길에서 얻는 결실입니다. 그 어떤 신체 자세보다 훨씬 중요한 것은, 변함없는 행복을 가져오는 내면의 가장 깊은 진실을 지향하는 태도입니다.

매트 위에 올라 수련하는 시간을 갖는 것은 요가 수행자의 밝고 유쾌한 태도를 위한 첫걸음이 되는 경우가 많습니다. 만일 우리가 부정성의 악순환에 갇혀 긍정적인 것을 보지 못한다면, 그 까닭은 대개 자신의 치유나 성장, 변화를 위해 노력할 시간을 갖지 않았기 때문입니다. 너무 바쁘게 생활하다 보면 자기를 위한 시간을 따로 내기가 어려울 수 있고, 그러면 몸이 힘들어하는 신호를 보낼 때 귀 기울이지 못하고 무시해 버리기 쉽습니다. 단 5분이라도 수련을 위해 시간을 내는 것은 자기를 존중하겠다는 선언이며, "나는 이 5분 동안 보살핌 받을 만한 자격이 있다."는 선언입니다.

어느 하루 어느 때나 짜증 나는 일은 수없이 일어날 수 있고, 이런 일들에 대해 불평하기는 쉽습니다. 하지만 그런 식의 태도에 빠져들면 삶의 놀라운 마법을 볼 수 없으며, 삶의 소중한 순간들을 불행하게 보낸다면 인생이 헛되이 낭비될 뿐입니다. 우리는 어떻게 생각하고 느끼고 살아갈지를 선택할 수 있습니다. 감정들은 습관이 되고 패턴이 됩니다. 그래서 우리는 불평을 습관과 패턴으로 만들 수도 있고, 밝고 유쾌함을 습관과 패턴으로 만들 수도 있습니다. 어느 날 교통 체증 속에 갇혀 있다면, 괴로워하며 불평을 늘어놓는 대신에 그 시간을, 지금 타고 있는 차에게, 함께 있는 사람에게, 또는 자신이 살고 있는 도시에게 고마움을 느끼는 기회로 삼아 보세요. 만일 가족 문제로 어려움을 겪고 있다면, 자신이 가족을 얼마나 사랑하는지, 가족이 자신의 삶에 얼마나 많은 도움이 되는지를 생각해 보는 시간을 가져 보세요. 적어도 하루에 한 번은 가슴에서 우러난 미소를 지어 보세요. 가슴에서 우러난 밝고 유쾌한 기분이 삶 전체로 넘쳐흘러 자기의 세계를 변화시키게 해 보세요.

행복은 자기 자신에게 달려 있습니다. 자기 내면의 상태에 책임을 지고, 정말로, 정말로 행복해지겠다고 결심해 보세요. 교향곡의 서곡이 울려 퍼지듯 가슴의 기쁨을 노래해 보세요. 주위 사람들이 함께 미소 짓지 않을 수 없을 만큼 환한 미소를 지어 보세요.

실천하기

1. 행복에 대한 자기의 관점을 정의해 보세요. 자신에게 행복이란 무엇인지 곰곰이 생각해 보세요. 다른 사람의 언어가 아닌 자기만의 언어로 정의해 보세요. 어쩌면 당신에게 행복이란 요가 수련일 수 있고, 해변이 될 수도 있으며, 자기만의 취향대로 오토바이를 개조하는 것일 수도 있고, 로스쿨에 가는 것일 수도 있으며, 부모가 되는 것일 수도 있습니다. 또는 행복이란 마침내 자기 자신에게 온전히 만족하는 것일 수도 있습니다.

2. 행복을 나누세요. 오늘 모르는 사람에게 미소를 짓고, 어떤 사람을 안아 주고, 어떤 사람에게 칭찬을 해 보세요. 웃고 사랑하고 행복하세요.

3. 경청해 보세요. 하루에 몇 번이나 다른 사람, 자기 자신, 또는 자기의 세계에 대해 불평하고 악담을 하거나 고개를 젓는지 알아차려 보세요. 부정적인 태도를 내보이기 전에 스스로 멈추고, 자신을 괴롭히는 더 깊은 문제가 있는지 들여다보세요. 사우마나시야의 상태로 가는 데 걸림돌이 되는 근본 문제들을 살펴보세요. 그러면 아마도 지금까지 무시해 왔던 신체적, 정신적 문제를 치료하기 위해 시간을 낼 수도 있고, 자기만의 공간이나 더 많은 자유 시간을 얻기 위해 어떤 경계선들을 그을 수도 있습니다. 만일 자신이 너무 많은 일을 떠맡아 무리했다고 느끼거나 너무 이용당했다고 느낀다면, 자기 자신을 보살피는 시간을 가져 보세요. 꼭 처리해야 하는데도 줄곧 회피해 온 일이 있다면, 얼른 해치워서 할 일 목록에서 제거해 보세요. 큰 짐이 덜어질 것입니다.

1. 우따나 쉬쇼아사나 — 기지개 켜는 강아지 자세

비교적 간단한 이 자세는 쾌활하고 행복한 청춘의 정신에 파장을 맞추는 훌륭한 방법입니다. 이 자세는 다운독(아래를 바라보는 개) 자세가 아니라 강아지 자세입니다. 몸 내부를 탐험하는 동안 마치 강아지처럼 즐겁고 쾌활한 마음을 가져 보세요.

양손과 양 무릎을 바닥에 댄 자세로 시작합니다. 손가락을 바라보면서 양손으로 앞으로 걸어가며, 가슴이 바닥으로 내려가게 합니다. 어깨가 팽팽하게 당기면, 머리를 숙여 이마를 바닥에 갖다 댑니다. 턱이 바닥에 편안히 놓여 있게 하고, 겨드랑이를 아래쪽으로 열어 줍니다. 배꼽을 안쪽으로 끌어당겨 골반의 텅 빈 공간으로 집어넣고, 척추는 골반에서부터 아래로 늘어뜨립니다. 이 자세로 다섯 번 호흡합니다. 다음에는 몸을 뒤로 보내 발라아사나(아기 자세)로 들어가 휴식합니다. 세 번까지 반복합니다.

우따나 쉬쇼아사나는 등 아랫부분의 통증을 완화하고 척추의 긴장을 풀어 주는 데 도움이 됩니다. 특히 오금줄(햄스트링)이 뻣뻣하여 아도 무카 슈바나아사나(다운독)를 제대로 취하지 못하는 사람들에게 유용한 자세입니다.

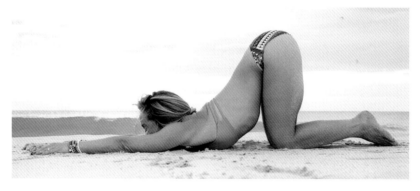

2. 바라드바자아사나 — 현인 바라드바자에게 헌정하는 자세

고대의 현인 바라드바자의 이름을 딴 이 비틀기 자세는 요가 수행자가 평화로운 마음을 기를 수 있는 기회입니다. 바라드바자는 고대의 위대한 일곱 현인 중 한 명으로 여겨집니다. 베다 시대에 살았던 그는 학문에 뛰어났으며 깊은 명상 상태에 잠겼습니다. 그는 한쪽 다리를 접어 반연꽃 자세를 취하고 나머지 다리는 뒤에 숨겨진 모습으로 자주 묘사되며, 이 비틀기 자세의 기초는 이 전통적인 묘사를 참고한 것입니다. 바라드바자아사나를 수련할 때는 참된 앎과 높은 의식을 향해 나아가는 깊은 영적 여정을 염두에 두기 바랍니다.

단다아사나(막대기 자세)에서 시작합니다. 오른쪽 엉덩관절(고관절)을 안쪽으로 회전하면서 오른 다리를 뒤로 접습니다. 오른발을 오른쪽 엉덩이의 바깥쪽 가장자리와 정렬되

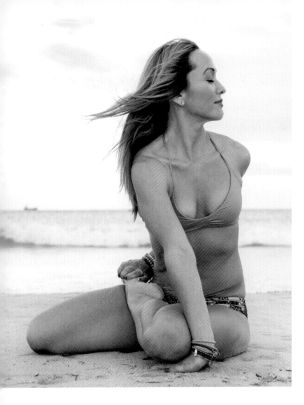

게 하고, 발등을 곧게 펴 줍니다. 오른 다리를 열어 두덩뼈(치골)와 45도를 이루게 하고, 엉덩이를 바닥에 내려 붙입니다. 왼 다리를 바깥으로 회전하여 반연꽃 자세로 접어 주고, 왼발의 발등은 오른쪽 서혜부 주름을 따라 얹습니다. 만일 다리를 반연꽃 자세로 접을 수 없다면, 왼 무릎을 구부려 왼발을 오른 무릎 가까이에 놓아 둡니다. 왼 다리를 왼쪽으로 열어 주어 두덩뼈(치골)와 45도를 이루게 합니다. 숨을 들이쉬며, 배꼽과 배꼽 아래 부위를 안으로 당기고, 갈비뼈와 골반 사이의 공간을 최대한 넓혀 줍니다. 숨을 내쉬며 윗몸을 왼쪽으로 비틀어 줍니다. 왼손을 등 뒤로 돌려 왼발쪽으로 뻗어 주고, 최대한 단단히 왼발을 잡습니다. 오른손은 왼 무릎 아래에 두고, 손꿈치를 넓적다리의 바깥쪽 가장자리와 정렬시킨 뒤 바닥을 단단히 누릅니다. 오른 어깨는 안쪽으로 돌리고, 왼 어깨는 바깥쪽으로 돌려 줍니다. 왼쪽 어깨 너머를 응시합니다. 이 자세로 다섯 번 호흡합니다.

숨을 들이쉬며 단다아사나로 돌아옵니다. 양발을 교차하여 몸을 들어 올립니다. 숨을 내쉬고 뒤로 점프하여 차투랑가 단다아사나(사지 막대 자세)로 들어갑니다. 숨을 들이쉬고, 몸을 앞으로 밀어 올리면서 우르드바 무카 슈바나아사나(업독)로 들어갑니다. 숨을 내쉬고, 몸을 뒤로 밀면서 아도 무카 슈바나아사나(다운독)로 들어갑니다. 점프 스루를 한 뒤, 반대쪽으로 자세를 반복합니다.

3. 바시슈타아사나 — 측면 널빤지 자세
위대한 현인 바시슈타의 이름을 딴 이 '측면 팔 균형 자세'는 몸의 중심선을 발견하고, 마음이 내면에 있는 참된 행복의 근원에 집중하도록 도와줍니다. 전통적인 베다 철학에 따르면, 바시슈타는 고대의 위대한 일곱 리쉬(rish, 현인) 중 한 명이었습니다. 그는 아룬다티와 행복한 결혼 생활을 하고 있고 신성한 소인 난디니를 소유하는 것으로 만족해한다고 전해지는데, 난디니는 그의 모든 소원을 이루어 주며 그에게 필요한 것을 무한히 줄 수 있다고 합니다. 현인 비슈바미트라(당시에는 카우쉬카라는 이름의 왕이었음)는 세상의 모든 재물을 줄 테니 난디니를 달라고 제안했지만 바시슈타는 거절했으며, 이로 인해 두 현인 사이에 전설적인 불화가 빚어지게 되었습니다. 바시슈타는 세속적인 재물의 유혹을 거부하고 자신의 신성한 소를 선택했는데, 난디니는 모든 것을 제공하는 신과 그의 관계를 나타내는 상징이라고 볼 수 있습니다. 이와 마찬가지로, 영혼의 양식과 필요를 제공하는 내면의 참된 근원을 가슴과 마음이 발견할 때, 요가 수행자에게도 마침내 관점의 전환이 일어나게 됩니다.

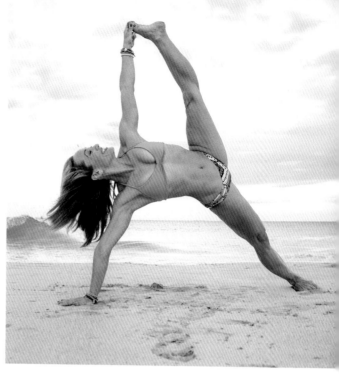

웃티타 차투랑가 단다아사나(널빤지 자세)에서 시작합니다. 오른손을 오른 어깨 앞쪽으로 손 길이만큼 이동합니다. 오른쪽으로 몸을 돌려 몸 전체가 바닥과 수직이 되게 측면으로 세워 줍니다. 오른손과 오른발이 정렬되게 합니다. 오른 발날로 바닥을 받치면서 몸 전체를 쭉 뻗어 더 들어 올립니다. 갈비뼈를 안으로 당기고 아랫배근육을 조여서, 몸을 중심선에 맞춰 정렬합니다. 먼저, 왼팔을 몸의 왼쪽 옆면에 가지런히 올려놓아 균형을 잡습니다. 이 자세로 균형을 유지할 수 있다면, 왼팔을 위로 곧게 뻗어 주고, 양 어깨는 일직선으로 정렬되게 합니다. 왼손 끝을 응시합니다. 다시 균형을 찾으면, 왼 엉덩관절(고관절)을 바깥으로 회전하면서 왼 다리를 들어 올립니다. 단순히 넓적다리 안쪽만 열어서 왼 다리를 들어 올리지는 마세요. 다리를 최대한 들어 올리려면 왼 엉덩관절(고관절)을 바깥으로 회전해 주어야 합니다. 왼 엉덩관절(고관절)이 나선형을 그리며 옆으로 회전할 때, 넙다리뼈(대퇴골)의 머리 부분을 골반의 절구 속으로 깊숙이 끼워 넣고, 왼발을 왼손 가까이 가져갑니다. 가능하면 왼손의 엄지와 검지, 중지로 왼발의 엄지 발가락을 감싸 쥐며 자세를 고정해서 바시슈타아사나로 완전히 들어갑니다. 왼손을 응시하며 이 자세로 다섯 번 호흡합니다. 자신의 힘과 유연성의 수준에 따라, 진행 과정의 어느 단계에서든 필요하면 멈추어도 됩니다.

숨을 내쉬며 왼 다리를 내립니다. 숨을 들이쉬어 골반 바닥을 안정시킵니다. 숨을 내쉬며, 왼팔을 몸의 옆면으로 다시 내린 뒤, 왼손으로 바닥을 짚어 웃티타 차투랑가 단다아사나(널빤지 자세)로 들어갑니다. 숨을 들이쉬고, 몸을 앞으로 밀어 올리면서 우르드바 무카 슈바나아사나(업독)로 들어갑니다. 숨을 내쉬고, 몸을 뒤로 밀면서 아도 무카 슈바나아사나(다운독)로 들어갑니다. 몸을 앞으로 보내 다시 웃티타 차투랑가 단다아사나(널빤지 자세)로 들어가고, 왼쪽으로 바시슈타아사나를 반복합니다.

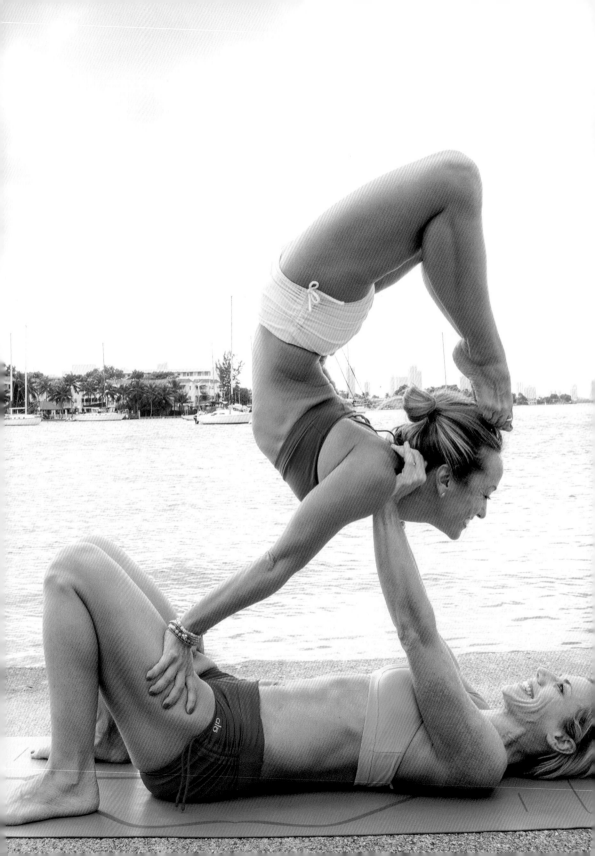

20일　요가 친구들

상가 Sangha

요가를 만나기 전, 나의 삶은 밤샘 파티와 댄스 음악, 그리고 대체로 지나치게 좋아서 문제인 것들로 이루어져 있었습니다. 나의 오만한 태도와 에고에 어울리는 수많은 하이힐과 화장품도 가지고 있었죠. 이른 아침의 요가 수련을 위해 그 모든 것을 포기하리라고는 전혀 생각하지 못했습니다. 내 삶이 변화된 순간은 여느 때와 다를 바 없던 어느 월요일 아침에 별안간 찾아왔습니다. 파티에 가는 길에 엘리베이터를 타고 있었는데, 50대 중반쯤 되는 남자가 코카인과 헤로인이 넘쳐 나던 1980년대의 파티 장면을 회상하고 있었습니다. 끝없이 이어지는 요란한 파티들은 결국 나를 그 남자와 같은 길로 이끌 뿐이라는 자각이 나의 뇌리에 화살처럼 박혔습니다. 나는 그 사람처럼 50대 중반이 되어서도 엑스터시 세대의 쾌락적인 파티를 줄곧 부여잡고 있거나, 아니면 내 인생에서 '진정한' 무언가를 해야 했습니다.

　두드러진 행동을 취하기까지는 1년이라는 시간이 더 걸렸지만, 나는 화학 물질의 힘을 입어 댄스 플로어에서 보낸 불면의 밤들에 대한 갈망이 일종의 영적인 절실함이었음을 서서히 깨닫기 시작했습니다. 나는 아홉 살 때부터 깊은 슬픔에 시달렸습니다. 몹시 불행하고 비참했지만 이 비참함을 마주할 방법을 알지 못했습니다. 처음 엑스터시를 복용했을 때는 그때까지 한 번도 느껴 보지 못한 색다른 행복을 맛보는 것 같았습니다. 그래서 거의 항상 나를 괴롭히던 원인 불명의 우울증을 위한 자가 처방으로 점점 더 많은 엑스터시를 복용하게 되었습니다. 법으로 규제되는 불법 약물을 이용해 정신적인 문제를 스스로 치료하려는 데에는 많은 문제가 있는데, 가장 분명한 문제는 마약에 의존하게 되면 중독의 악순환으로 이어져 삶 전체가 망가질 수 있다는 것입니다. 더 큰 황홀감을 추구하던 나는 자멸이 약속된 길을 걷고 있었습니다. 만일 그때 엘리베이터 안에서 그 남자를 만나지 않았더라면, 그 끝없이 이어지는 기차에서 뛰어내리지 못했을지도 모릅니다. 어떤 면에서 나는 그에게 감사의 빚을 지고 있는 것 같습니다.

　변화의 씨앗이 내 가슴에 심어졌습니다. 나는 더 평화로운 삶을 살고 싶었습니다. 진짜로 좋은 사람이 되고 싶었고, 오만함과 특권의식을 버리고 싶었습니다. 나는 내 삶을 정상 궤도에 올려놓기 위해 몇 가지 결단을 내렸습니다. 하지만 그 모든 것은 내가 그럴 만한 가치가 있고, 내 삶은 구원받을 가치가 있으며, 나 역시 한 명의 소중한 인간이라는 판단으로 시작되었습니다. 나는 대학원 입학 자격시험을 본 뒤 뉴욕 대학교의 대학원에 지원했고, 아쉬탕가 요가 수업에 등록했습니다. 처음 참여한 아쉬탕가 요가 수업은 깊은 감동을 주었습니다. 모두가 친절했을 뿐 아니라 완전히 새로운 무언가가 느껴졌습니다. 수업이 끝날 즈음 자리에 누워서 마지막 휴식을 취하는 동안, 모든 것이 편안하게 느껴졌습니다. 평생 언제나 떠나지 않던 불편함이, 내가 경험하는 모든 상황의 배경에 늘 깔려 있던 불협화음 같은 불안이 마침내 사라졌습니다. 나는 이것이야말로 진정한 '황홀감'임을 깨달았습니다.

내 새로운 생활 방식의 첫 번째 희생자는 파티 친구들이었습니다. 이 새로운 길이 내게 올바른 길이라는 것은 알았지만, 마치 혼자서 고독한 길을 걷고 있는 듯한 기분이었습니다. 그 첫 번째 아쉬탕가 요가 수업을 한 뒤 두어 달쯤 지나서 뉴욕 시로 이사를 했고, 전통적인 아쉬탕가 요가 마이소르 방식의 수업에 등록했습니다. 그곳의 요가 지도자는 내게 일주일에 엿새씩 아침 8시에 오라고 말했습니다. 나의 세계는 말 그대로 아침 8시를 축으로 돌아갔습니다. 그전까지 내게 아침 8시란 엄선된 회원만을 위한 사교 모임에 도착하는 시간이었는데 말이에요! 요가에 헌신한다는 것은, 내가 원하기는 했지만 아직 제대로 준비되지는 않았던 방식으로 내 삶을 바꾸는 것을 의미했습니다. 나는 마이애미를 떠나 강도 높은 대학원 공부에 몰두했을 뿐 아니라, 갑자기 자정이 되기 전에 잠자리에 들었고 새벽처럼 느껴지는 시간에 요가를 하고 있었습니다. 만일 나를 따뜻하게 맞아 준 뉴욕의 아쉬탕가 요가 수행자 공동체가 없었다면, 아마 나는 이 영적인 길을 고수하지 못했을 것입니다. 나에게는 요가적인 삶으로 옮겨 가도록 나를 이끌어 줄 영적 공동체, 곧 상가(sangha)가 필요했습니다.

뉴욕에서 첫 수련을 마친 뒤, 탈의실에서 함께 주스 마시러 나가자고 초대했던 여성들이 있었습니다. 어느 일요일에는 과거의 파티 친구들이 나를 만나러 뉴욕에 오는 바람에 수련에 참여하지 못했는데, 내가 오지 않았다는 사실을 모두가 알아차렸죠. 모든 요가 수련생이 녹즙을 마시고 건강에 좋은 간식을 가져오는 모습을 보고는 내 식단에 의문을 품게 되었습니다. 수업을 같이 듣는 수련생 중 두 명이 스리 파타비 조이스에게 배우기 위해 인도로 떠났을 때, 나를 지도하던 선생님에게 그 일에 대해 묻자 그는 구루지의 책도 읽고 인도에도 가 보라고 권했습니다. 내 삶은 변했습니다. 나의 상가를 찾았을 뿐만 아니라, 내 삶의 길도 찾았습니다. 요가 공동체의 진정한 지원이 없었다면, 나는 그렇게 하지 못했을 것입니다.

오늘의 요가 수업은 상가(sangha), 즉 영적 공동체 또는 요가 친구들입니다. 당신의 수련을 이해하고 지원해 주는 친구들을 갖는 것은 아주 중요한 일입니다. 그들은 새벽 5시에 일어나서 무거운 몸을 이끌고 수련에 참여하는 당신에게 갈채를 보낼 것입니다. 요가 친구들은 와인과 담배 대신 야채 주스와 물구나무서기를 택한 당신을 응원하며 잔을 들고 기쁜 마음으로 축하해 줍니다. 당신은 머리서기에 실패했을 때 위로해 주고 난생 처음 후굴 자세에 성공했을 때 축하해 줄 사람이 필요합니다. 당신이 오늘 머리로 서서 몇 초간 균형을 잡았다는 이유만으로 눈물을 글썽일 때, 수련하지 않는 사람들은 왜 그러는지 이해하기가 어려울 것입니다.

그렇지만 요가 공동체가 천국인 것은 아닙니다. 그러니 그곳에서 천사들을 찾지는 마세요. 요가 세계는 인간들로 이루어져 있습니다. 그래서 이 세계도 역시 뒷담화와 스캔들, 권력, 명성의 추구, 돈 문제가 여전히 있으며, 나는 이 세계를 장밋빛 환상으로 분칠하고 싶지 않습니다. 하지만 요가 수행자에게는 더 높은 기준이 요구됩니다. 요가를 수련하는 사람이라면 요가적인 삶을 산다는 것이 무엇을 의미하는지 스스로 물어봐야 합니다. 무엇보다도 요가는 평화로운 삶을 살겠다는, 자기의 세계를 변화시키겠다는 약속입니다. 이를 위해서는 강한 힘과 꾸준함, 결단력이 필요합니다.

영적인 길은 동료 요가 수행자들이 최고의 자리를 차지하기 위해 겨루고 경쟁하는 곳이 아닙니다. 이 길은 우리가 손을 내밀어 서로 끌어올려 주는 여행입니다. 우리가 여기에 있는 까닭은 자기의 영예를 높이기 위해서가 아니라, 에고의 속박과 자만심, 질투심에서 서서히 해방되기 위해서입니다. 우리가 여기에 있는 목적은 겸손해지고 친절해지고, 더 높은 길을 가는 법을 배우고, 싸움과 강요를 그만두고, 더 많은 갈등을 낳을 뿐인 감정싸움을 끝내기 위해서입니다. 우리를 요가 수행자로 만들어 주는 것은 요가 옷이 아니고 어떤 요가 용품도 아니며, 체격이나 몸매, 나이, 성별, 민족, 사회적 신분도 아닙니다. 그것은 우리의 가슴속에 있습니다. 우리가 내면의 참된 자기와 바르게 정렬되어 있을 때 가슴은 기쁨으로 노래합니다. 우리가 정렬에서 벗어난 행위를 할 때 가슴은 이 올바르지 않음을 알아차립니다. 이렇게 어긋났다고 느낄 때, 요가 수행자라면 잘못을 바로잡기 위한 행동을 취하세요. 좋은 요가 친구가 되세요.

1. 요가 친구들을 찾아보세요. 오늘 그들에게 다가가 수련이나 주스, 또는 비건(순수 채식) 음식을 함께 하자고 청해 보세요. 함께 수련을 하거나, 아크로 요가 수업에 참여하거나, 파트너끼리 서로 도우면서 서로에 대한 신뢰감을 쌓아 보세요.

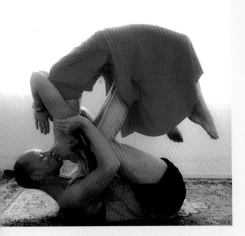

나는 이 과제를 가장 친한 요가 친구 두 명에게 헌정합니다. 그중 한 명은 남편인 팀입니다. 우리 부부는 수련의 중심지이자 정신인 인도로 여러 번 함께 여행을 했고, 함께 마이애미의 요가원을 열었습니다. 우리는 사랑과 삶을 함께 나눕니다. 다른 한 명은 인스타그램에서 비치요가걸(@beachyogagirl)로 많이 알려져 있는 케리 버나입니다. 그녀는 나의 가장 친한 친구이며, 그녀가 없었다면 나는 이 길을 이렇게 걸어오지 못했을 것입니다. 당신의 요가 친구들은 누구인가요?

2. 요가의 가치를 찾아 보세요. 요가 상가의 핵심 가치로 여겨지는 세 가지를 찾아보세요. 평화, 힘, 진실함이 그런 예일 수 있습니다. 나중에 요가 친구들로 이루어진 공동체에서 대화를 나누며 어떤 가치를 공유할 수 있는지 찾아보세요.

3. 요가 친구가 되어 보세요. 다음번 요가 수업에 가면, 새로 온 수련생을 찾아 공동체로 맞아들여 보세요. 주스를 함께 마시자고 초대하거나, 그저 인사를 건네며 당신의 존재를 알려주는 것만으로도 그렇게 할 수 있습니다. 아니면, 수련을 처음 시작하는 사람들을 온라인에서 찾아보세요. 그들의 인스타그램 계정을 팔로우하고, 친절한 격려의 말을 전해 보세요. 그러면 그들은 요가의 길을 함께 걷는 친구가 있다는 것을 알게 됩니다.

4. 온라인에서 상가를 만들어 보세요. 자신이 가치 있게 여기는 것들에 관해 대화할 수 있는 소셜 미디어(SNS) 그룹에 참여해 보세요. 자기의 이야기를 솔직하게 나누고, 우정과 지지를 통해 요가의 여정에 필요한 것을 제공해 보세요.

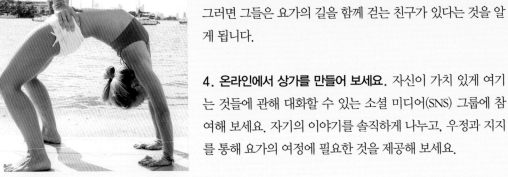

1. 요가 상가에 참여해 보세요.

수업에 참여해 보세요! 오늘의 수련을 위한 자세들은 따로 제시하지 않겠습니다. 현실 공간에 있는 실제 요가 수업에 나가서, 그곳의 지도자와 요가 수행자 공동체를 만나 보기 바랍니다.

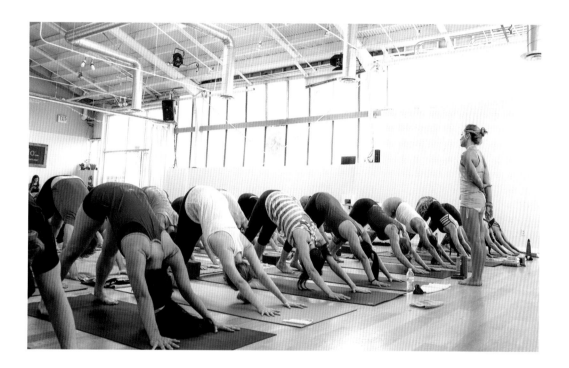

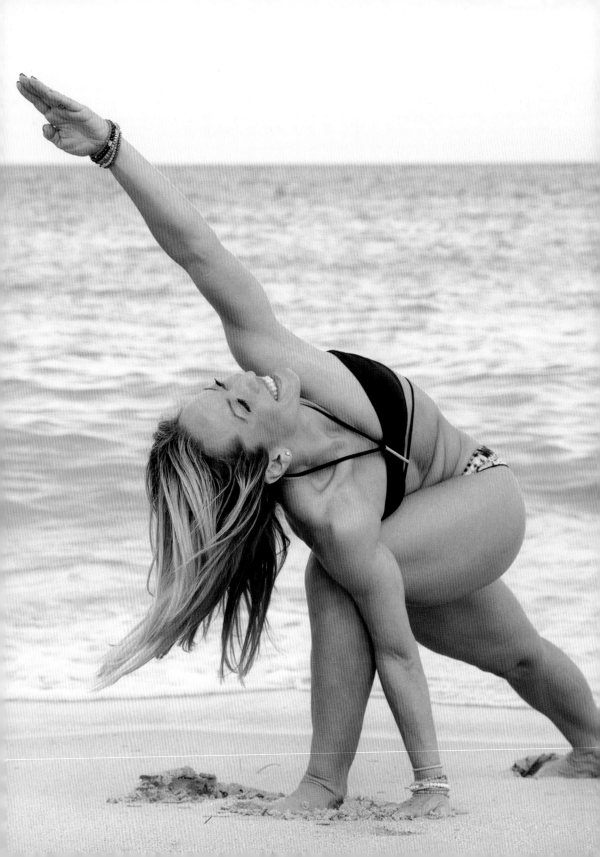

학교에서는 기계적으로 반복하여 외워야 하는 공부가 많았는데, 나는 이런 암기가 언제나 몹시 싫었습니다. 수강 과목으로 문학을 선택한 이유 중 하나도 암기가 싫어서였죠. AP(고등학생이 대학 인정 학점을 미리 취득할 수 있는 학습 과정) 생물학 시험에서는 거의 낙제할 뻔했는데, 가만히 앉아서 인체의 뼈와 근육들의 이름을 외우는 것이 내겐 너무 힘든 일이었기 때문입니다. 여기에는 두 가지 아이러니가 있습니다. 하나는, 20년 가까이 요가를 수련하고 가르친 덕분에 이제는 그런 뼈와 근육들의 이름을 대부분 기억한다는 것입니다. 나의 고등학교 생물 선생님이 이 사실을 알면 얼마나 흐뭇해하실까요! 또 하나는, 자랑이 아니라, 내 기억력은 사실 꽤 좋은 편이라는 것입니다. 그래서 집중해서 글을 읽으면 세부 내용을 웬만큼 기억합니다. 나의 뇌는 그동안 교육과 독서, 일반적인 공부를 통해 쌓인 무작위 정보들의 저장소 역할을 합니다. 사실 그런 파일 중 일부는 지우고 싶지만, 기억은 컴퓨터의 하드 드라이브와 달리 선별할 수가 없죠. 아쉬탕가 요가 수련의 가장 전통적인 방식은 수련생에게 자세들의 순서를 외우도록 요구하는데, 아마 그렇게 하는 것이 적절한 방법이기 때문일 것입니다.

　아쉬탕가 요가는 규칙을 엄수해야 하고 준수해야 할 것이 많다는 평판이 있습니다. 아쉬탕가 요가는 분명 준수해야 할 것이 많습니다. 하지만 이 요가가 얼마나 규칙을 엄수해야 하는지 여부는 사실 가르치는 지도자에 따라 달라집니다. 당신은 어떻게 하면 준수해야 할 것이 많으면서도 규칙을 엄수하지 않을 수 있는지 의아해할지 모릅니다. 아쉬탕가 요가는 전통적인 마이소르 방식을 수련하는 수련생에게 자세들의 순서를 기억할 것을 요구합니다. 수련생은 대개 며칠간은 커닝 페이퍼를 이용하는 것이 허용되지만, 일부 지도자는 그것도 허락하지 않을 것입니다. 수련생은 또한 일주일에 엿새는 꾸준히 수련에 참여할 것을 요구받습니다. 만일 더 상급 자세로 넘어가고 싶다면, 이 두 가지 요구 사항을 충족시키는 것 말고는 다른 선택의 여지가 없습니다. 순서를 기억해야 한다는 말을 들으면 수련생들은 대개 주저하는 반응을 보입니다. 그들은 매일 같은 자세를 수련하는 방식에 반감을 느끼거나, 자세들을 기억해야 한다는 사실에 겁을 먹습니다. 사실, 반복은 성공의 열쇠입니다. 대부분의 올림픽 선수들은 훈련 프로그램을 기억하고, 같은 동작을 끊임없이 반복하며, 코치의 지도를 따릅니다.

전통적인 요가 공부에서 기억은 매우 중요한 역할을 했습니다. 《요가 수트라》의 가르침 전체는 먼저 말로 전승되기 시작했는데, 노래로 불리면서 기억되어 5백 년 가까이 전해진 뒤에야 문자로 기록되었습니다. 많은 양의 지식을 기억하는 요가 수련생의 능력은 자제력과 인내력의 시험으로 여겨졌습니다. 옛날에는 4권의 책에 담긴 196개의 경구를 기억하는 것이 모든 요가 수련생에게 요구되는 조건이었다고 합니다. 그래서 수련생들은 요가의 가장 근본적인 철학이 담긴 경구들의 근거나 논리에 대해 질문하기 전에 먼저 파탄잘리의 작품 전체를 기억해야 했습니다. 오늘날 요가 지도자들이 수련생들에게 같은 요구를 했다고 상상해 보세요! 틀림없이 수련생들이 계속 줄어들 것입니다.

자세들을 기억하면 주의를 내적인 몸으로 돌릴 수 있습니다. 시리즈들을 기억하면 관심을 완전히 내면으로 향할 수 있는 여유가 생깁니다. 지도자의 가르침을 따르고 다음에 어떤 자세가 나올지 궁금해하면서 외부에 관심을 기울이는 한, 마음은 언제나 조금은 바깥을 향하게 될 것입니다. 한번 자세들을 기억하면 마음은 온전히 내면에 집중할 수 있습니다. 게다가 자세들로 이루어진 시리즈들이 잠재의식에 새겨지면, 잠재의식에서 더 깊은 배움이 일어나게 됩니다.

기억은 왜곡되거나 편집되기 쉽고, 자신을 보호하려는 우리의 욕망은 너무 강해서, 우리는 자신이 어떤 경험 전부를 인지하지 못하도록 기억을 차단해 버릴 수도 있습니다. 기억과 관계를 맺는 방식은 몸, 마음과 관계를 맺는 방식이며, 이 두 가지는 요가의 여정을 위한 수단입니다. 우리는 실제 겪는 삶의 경험 가운데 일부를 마치 일어나지 않은 것처럼 기억에서 빼 버리는 경향이 있습니다. 그런데 이런 부분이야말로 우리 개인의 행복 상태를 좌우하는 요인이 됩니다. 나는 부정적인 쪽으로 치우치는 성향, 즐거웠던 시간보다는 남과 다툰 일을 기억하는 성향이 있습니다. 그렇지만 요가를 통해서 더 중립적이고 객관적이며 진실에 가까운 인식을 하도록 훈련하는 법을 배웠습니다.

오늘의 요가 수업은 스므리티(smṛti), 즉 기억입니다. 영적인 길에서 큰 역할을 하는 세 가지 유형의 기억이 있습니다. 첫째, 우리는 요가의 길을 걷다가 힘든 순간을 만날 때 스승의 말을 기억할 수 있습니다. 둘째, 자신이 속한 영적 계보의 주요 서적에 담긴 훌륭한 가르침을 기억할 수 있습니다. 그런 가르침들은 역경에 처했을 때 우리를 지켜 주는 갑옷이 되어 줄 것입니다. 마지막으로, 이것이 가장 중요한데, 당신은 결국 참된 자기를 기억해 낼 것입니다. 요가 철학에 따르면, 우리 모두의 내면에는 영원한 자기 자신이 있으며, 우리에게는 그 참된 자기에 대한 기억이 있습니다. 비록 지금은 그 기억이 의심의 산 밑에 아무리 깊이 묻혀 있다 해도……. 수련을 통해 참된 자기의 빛이 서서히 밝아지며, 마침내 우리는 자신이 진정 누구인지를 기억해 낼 것입니다.

1. 스승의 말을 기억해 보세요. 스승에게 들은 말 가운데 중요한 구절을 적어 보세요. 그 구절을 자주 볼 수 있도록 책상 위에 붙여 두거나 휴대전화에 저장해 두세요. 이 기억을 이용해 수련에 영감을 불어넣어 보세요.

2. 자신의 시각으로 바라보세요. 자신이 이 길을 따라 얼마나 멀리 왔는지 기억해 보세요! 인생의 중요한 전환점을 돌아보는 시간을 가져 보세요. 요가 수련을 결심한 것일 수도 있고, 삶의 동반자를 만난 것일 수도 있으며, 직장이나 학교를 선택한 것일 수도 있고, 다른 어떤 중요한 사건일 수도 있습니다. 최대한 객관적인 시각을 유지하면서, 그런 사건을 지나치게 긍정적이거나 부정적인 방식으로 바라보는 경향이 있다면 알아차려 보세요. 그 중요한 전환점 이후로 당신이 어떤 길을 걸어왔는지 살펴보세요.

3. 외우는 연습을 해 보세요. 《요가 수트라》의 한 구절을 외워 보세요. 먼저 자신이 사용하는 언어로 번역해 본 뒤, 원래의 산스크리트 어로 외워 보세요. 매주 하나씩 새로운 구절을 추가하는 것을 목표로 삼아 결국에는 《요가 수트라》 1권을 모두 외워 보세요.

---

1. 파리브리따 파르쉬바코나아사나 — 회전하는 측면각 자세

이 선 자세는 꽤 어려운 자세입니다. 높은 수준의 유연성이 요구될 뿐만 아니라, 자세를 완성하는 동안 보이지 않는 곳들을 포함해 여러 군데에 계속 주의를 기울여야 하기 때문입니다.

사마스티티에서 시작합니다. 다리를 꽤 넓게 벌리되, 양발 사이 간격이 다리 하나 길이쯤 되게 합니다. 이 거리는 자신의 키와 다리 길이, 유연성의 수준에 맞추어 조정합니다. 왼발을 바깥으로 90도 돌려 왼발 뒤꿈치가 오른발바닥의 오목한 부분(장심)과 정렬되게 하고, 엉덩이를 왼쪽으로 돌립니다. 가능하면 오른 발꿈치를 바닥에 뿌리 내립니다. 그럴 수 없을 때는 양쪽 엉덩이가 나란히 왼쪽 정면을 바라보게 하면서, 오른발바닥 앞쪽의 불룩한 부분으로 바닥을 눌러 줍니다. 왼 무릎을 굽히면서 균형이 흐트러질 수 있는데, 자세가 불안정하다고 느껴지면 안정감을 높이기 위해 오른 무릎을 바닥으로 내립니다.

두 다리는 이 자세에 토대를 제공하며, 자신의 유연성과 균형 감각의 수준에 맞추어 위의 세 가지 대안 자세 중 하나를 선택할 수 있습니다. 자세로 들어갈 때는 자신의 토대를 잘 기억해야 합니다. 오른 다리를 통해 바닥에 뿌리 내리는 느낌을 유지하며, 자신이 선택한 대안 자세에 따라, 오른발바닥 앞쪽의 불룩한 부분이나 발날로 바닥을 줄곧 눌러 줍니다. 골반 바닥은 계속 조인 상태를 유지합니다. 세 가지 토대 가운데 하나를 골라, 숨을 들이쉬면서 배꼽과 배꼽 아래 부위를 안으로 당기고 윗몸을 왼쪽으로 기울여, 파리브리따 파르쉬바코나아사나로 들어갈 준비를 합니다. 숨을 내쉬며, 왼 넓적다리 주위로 몸통을 완전히 접어 줍니다. 왼쪽 서혜부 주름이 깊어지게 하고, 왼 엉덩관절(고관절)이 편안히 접히게 합니다. 왼 엉덩관절(고관절)이 안쪽으로 부드럽게 회전되게 합니다. 가슴과 갈비뼈, 양 어깨를 왼 넓적다리 주위로 깊숙이 접어 줍니다. 오른손으로 바닥을 단단히 짚되, 오른손을 왼 발날 옆 바닥에 가지런히 놓고, 손가락이 왼발의 발가락과 같은 방향을 가리키게 한 뒤 파리브리따 파르쉬바코나아사나로 완전히 들어갑니다. 만일 손바닥으로 바닥을 짚을 수 없다면, 왼 발날 옆에 블록을 놓고 그 위에 손을 짚습니다. 오른 어깨를 안쪽으로 회전하고, 왼 어깨는 위쪽으로 길게 늘이면서 바깥쪽으로 열어 줍니다. 왼손의 손가락을 응시합니다. 몸 전체가 보이지 않으므로 내부의 느낌과 기억을 이용해 정렬을 꾸준히 유지해야 합니다. 이 자세로 다섯 번 호흡합니다. 숨을 들이쉬며 올라온 뒤, 곧바로 반대쪽으로 반복합니다. 이 자세로 다섯 번 호흡한 뒤, 숨을 들이쉬며 올라오고 사마스티티로 돌아옵니다.

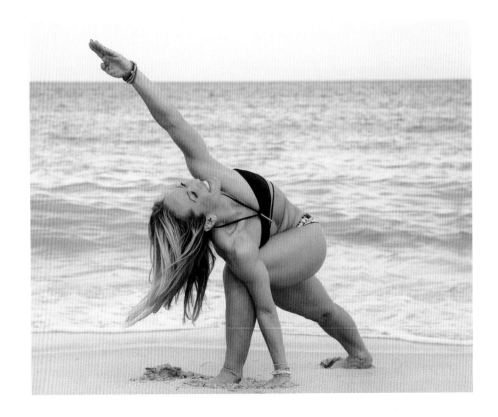

2. 푸르보따나아사나 — 위로 향한 널빤지 자세

푸르보따나아사나를 영어로 직역하면 '동쪽을 강하게 늘임'이 됩니다. 이 자세는 '서쪽을 강하게 늘임'으로 직역되는 파스치마따나아사나와 짝을 이룹니다(동쪽에서 떠오르는 태양을 바라보며 수행하는 전통에 따라 몸의 앞쪽을 '동쪽', 몸의 뒤쪽을 '서쪽'이라고 한다—옮긴이).

단다아사나(막대기 자세)에서 시작합니다. 숨을 내쉬며, 아랫배를 안으로 당기고, 꼬리뼈를 안으로 말아 넣고, 등 아랫부분을 활처럼 둥글게 만들어 줍니다. 발등을 곧게 펴고, 넓적다리 앞쪽 근육(넙다리 네 갈래근)을 수축하고, 엉덩관절(고관절)을 안쪽으로 회전합니다. 양손을 움직여 엉덩이 뒤쪽으로 15센티미터 정도 걸어갑니다. 손가락은 발가락 쪽을 향하게 하고, 어깨를 안쪽으로 회전합니다. 이제 가슴을 들어 올리고 턱을 가슴 중앙의 복장뼈(흉골) 쪽으로 밀어 넣습니다. 숨을 들이쉬며, 골반 바닥을 조이고 엉덩관절(고관절)을 강하게 위로, 앞으로 보냅니다. 넓적다리 앞쪽 근육(넙다리 네 갈래근)에 계속 적당한 힘을 써 줍니다. 엉덩이를 들어 올릴 때는 발바닥이 자연히 바닥으로 내려옵니다. 하지만 억지로 발바닥을 바닥에 닿게 하려 하지는 마세요. 종아리나 발가락에 경련이 일어날 수도 있기 때문입니다. 턱을 가슴으로 당긴 상태를 잠시 유지하면서 배꼽 아래 부위를 확인합니다. 아랫배를 부풀리는 것은 푸르보따나아사나에서 흔히 일어나는 잘못된 정렬입니다. 그 부위를 계속 주의 깊게 알아차리면 이 문제를 쉽게 바로잡을 수 있습니다. 아랫배가 골반의 내부 공간으로 계속 당겨지고 있다는 확신이 서면, 머리를 뒤로 떨어뜨리고 코를 응시하세요. 어깨를 안쪽으로 회전한 상태를 유지하면, 등세모근(승모근)이 들려서 목을 자연스럽게 지지해 줍니다. 몸 전체를 계속 주의 깊게 알아차리면서 주요 정렬 지점들을 기억합니다. 비록 몸을 볼 수는 없지만, 몸을 마음속에 확실히 기억해 둡니다. 이 자세로 다섯 번 호흡한 뒤, 단다아사나로 돌아갑니다.

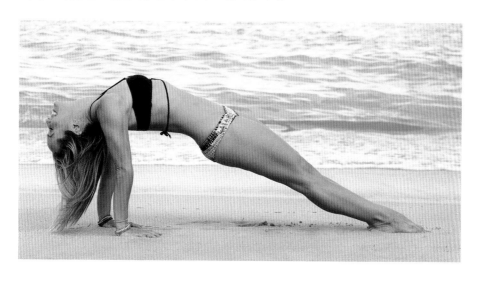

3. 밧다 파드마아사나 — 묶은 연꽃 자세

밧다(baddha)는 '묶다'는 뜻이며, 기억을 떠올리는 또 하나의 방법은 이미지나 생각을 마음속에 묶어 두는 것입니다. 밧다 파드마아사나는 아쉬탕가 요가 전통에서 '마치는 자세'의 일부로 이용됩니다. 흔히 이 자세는 수련의 깊은 내적 작업을 묶거나 가두어 놓는 것을 나타냅니다. 연꽃(파드마)은 영적 성장과 깨어남의 상징입니다. 요가의 길을 걷는 동안 가장 공통적으로 경험하는 장애물 중 하나는 과거의 안 좋은 상태로 자꾸 되돌아가는 것입니다. 그러므로 수련의 마지막에 연꽃을 묶는 것은 내면의 길을 걷는 중에 얻게 된 토대들을 유지하려는 노력입니다.

단다아사나(막대기 자세)에서 시작합니다. 두 다리를 접어 편안하게 앉은 자세로 들어갑니다. 만일 다리를 교차하여 편하게 앉을 수 없다면, 완전한 자세로 진행하지 않습니다. 그 대신 양팔을 등 뒤에 둘러 양손으로 반대편 팔꿈치를 잡습니다. 만일 다리를 교차한 자세로 편안하게 앉을 수 있다면, 두 다리를 접어 파드마아사나(연꽃 자세)로 들어갈 수 있을 것입니다. 먼저 오른 다리를 접어 반연꽃 자세로 들어갑니다. 오른 발등을 왼쪽 서혜부 주름 쪽으로 가져갑니다. 동작을 진행하기 전에 오른 무릎이 괜찮은지 확인합니다. 무릎에 문제가 느껴지면 오른발을 바닥에 내립니다. 동작을 계속 진행할 준비가 되면, 왼발을

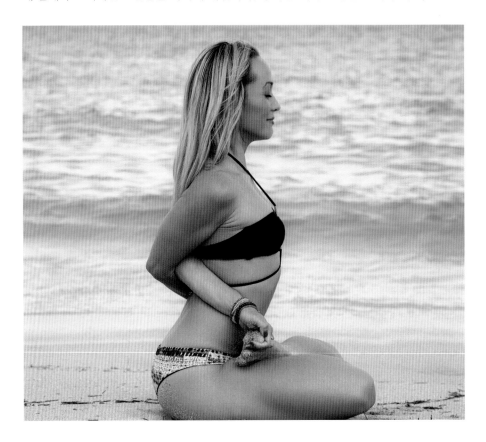

접어 오른 다리 위로 올리고, 왼 발등을 오른쪽 서혜부 주름 쪽으로 가져가서 파드마아사나(연꽃 자세)로 들어갑니다. 파드마아사나로 들어갈 때, 왼발은 오른 정강이 위를 지나지만 왼 무릎관절은 고정된 상태를 유지합니다. 양쪽 발꿈치는 엉덩뼈능선(장골능선)의 안쪽에 놓이게 합니다. 발등이 낫 모양으로 굽거나 발이 바닥으로 미끄러져 내려오지 않게 합니다. 양발을 살짝 활성화하지만, 발등을 굽히지는 않습니다. 편안하게 파드마아사나를 취할 수 있다면, 동작을 진행해 연꽃을 묶어 줍니다. 왼팔을 등 뒤로 돌리며 뻗어서 왼손으로 왼 발등을 잡습니다. 발을 잡을 수 없다면, 손을 최대한 발 가까이 뻗은 뒤 허공에 그대로 둡니다. 오른팔을 왼팔 위에서 등 뒤로 돌리며 뻗어서 오른손으로 오른 발등을 잡습니다. 양발을 다 묶으면, 완전한 밧다 파드마아사나로 들어간 것입니다.

자세로 더 깊게 들어가려면 양쪽 팔꿈치를 서로 포갠 상태로 잠그면 더 단단히 묶을 수 있습니다. 하지만 이 자세는 매우 유연한 수련생들이나 아쉬탕가 요가 인터미디어트 시리즈를 수련하는 사람들에게만 권장됩니다. 이 자세로 열 번 호흡한 뒤, 숨을 들이쉬며 자세를 풀어 주거나, 곧바로 전통적인 마치는 자세(《아쉬탕가 요가의 힘》 1, 2권 참조)로 들어갑니다.

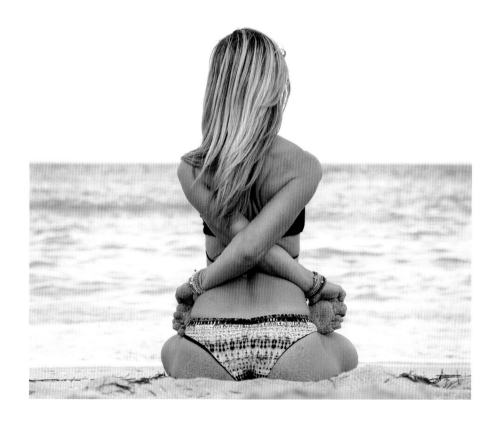

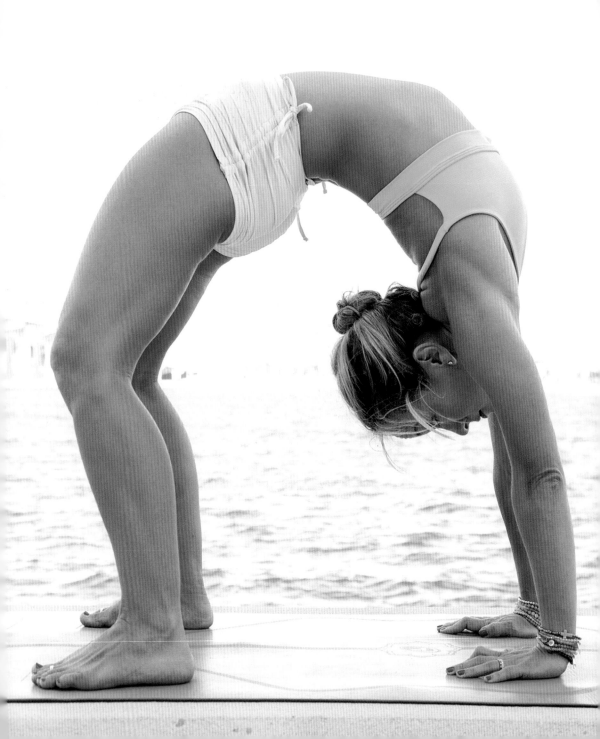

고통의 수용
타파스 Tapas

새벽 5시에 자명종이 울리면 통증이 느껴집니다. 통증을 받아들입니다. 차투랑가 단다아사나(사지 막대 자세)를 평소보다 더 길게 유지할 때는 배근육(복근)에 타는 듯한 통증이 느껴집니다. 통증을 받아들입니다. 부상 때문에 수련을 완화하고 속도를 늦추어야할 때는 통증이 느껴집니다. 통증을 받아들입니다. 나는 이런 종류의 통증을 피해 달아나려 하지 않습니다.

사람들은 내가 어떻게 그리 유연하고 강해졌는지 늘 물어봅니다. 쉽고 간단한 대답은 20년 가까이 매일 수련을 해 왔다는 것입니다. 내가 원래부터 요가를 잘한 것은 아닙니다. 처음에는 손이 발가락에 닿지도 않았고, 등을 뒤로 잘 구부리지도 못했고, 머리서기도 하지 못했습니다. 하지만 헌신과 전념, 결의를 통해 불가능한 것을 가능한 것으로서서히, 꾸준히 바꾸어 갔습니다. 전통적인 요가 철학에서는 이를 타파스(tapas)라고 하는데, 원래 '열기'를 뜻하는 이 말은 요가의 길을 걷다가 맞닥뜨리는 불가피한 고통을 받아들이는 수련을 의미합니다. 요가를 수련하는 것은 정화의 불길에 자기를 내맡기는 것과 같습니다.

오늘의 요가 수업은 타파스입니다. 때로는 고행이나 훈련을 뜻하기도 하는 타파스의 다른 의미는 정화로 이어지는 고통의 수용입니다. 신체적, 정신적, 영적 타파스는 삶의 목표를 이룰 수 있는 힘을 주는 강인함과 굳센 의지를 쌓아 갑니다. 성공은 재능이나행운뿐 아니라 힘든 노력의 결과물입니다. 요가와 인생에서 성공하기 위해 필요한 모든것은 이미 우리의 가슴속에 있습니다. 타파스의 힘을 통해 우리는 본연의 힘과 연결되어 진정으로 강해지는 법을 배웁니다. 수련에서 어려웠던 부분, 예를 들어 계속 회피했던 자세를 해내거나 아침에 일찍 일어나려 노력하는 것도 타파스일 수 있습니다. 수련에 방해가 되는 오래된 습관을 버리는 것도 타파스일 수 있습니다. 또는 수련 일수를 늘리거나 (오늘 아침에 내가 그랬듯이) 수련을 위해 아침 일찍 일어나겠다는 결심도 타파스일 수 있습니다. 달리 말해, 타파스는 신체적 통증에 불과한 것이 아니라 그 훨씬 이상의 것입니다.

요가의 전통 철학에 따르면, 타파스에는 몇 가지 유형이 있습니다. 먼저, 모든 활동은 세 가지 구나(guna)에 따라 분류될 수 있습니다. 사트바(sattva), 라자스(rajas), 타마스

(tamas)라는 이 세 가지 구나는 세상에 언제나 존재했고 앞으로도 변함없이 존재할 자연의 근본 성질입니다. 그러므로 요가 수행자도 사트바적 타파스, 라자스적 타파스, 또는 타마스적 타파스를 행할 수 있습니다. 사트바적 타파스는 요가의 참된 정화 상태이며, 집착하지 않는 태도와 고요하고 평온한 마음으로 행해집니다. 라자스적 타파스는 강렬한 강도로 행해지고, 종종 에고의 성취와 관련되며, 때로는 불필요한 고통을 초래할 수 있고, 내적인 정화 상태에 복합적인 영향을 미칠 수 있습니다. 마지막으로, 타마스적 타파스는 타파스의 본래 취지를 오해하여 정화라는 미명 아래 자신을 극심한 고통의 상태로, 심지어 자학이나 자해에 가까운 상태로 밀어 넣는 행위입니다. 불행히도 이런 타파스는 요가의 길에 도움이 되지 않으며, 오직 자신을 부정적으로 대하면서 괴롭히는 악순환 속에 갇히게 할 뿐입니다. 자신의 타파스가 어떤 구나를 바탕으로 행해지는지 분별하는 좋은 방법은 자신의 의도를 점검해 보는 것입니다.

사트바적 타파스에는 전통적인 유형의 타파스가 세 가지 더 있는데, 그것은 몸, 말, 마음의 정화입니다. 몸의 타파스는 매일 신체 훈련을 하여 몸을 최대한 신체적으로 순수하고 활력 있게 유지하는 것입니다. 여기에는 요가적인 식습관을 따르고, 날마다 수련하며, 몸을 돌보고 청결하게 하는 것이 포함됩니다. 말의 타파스는 자신이 하는 말과 언어를 정화하는 것을 의미합니다. 요가 수행자는 악의 없이 다정한 태도로 진실만을 얘기합니다. 적어도 현대의 요가 수행자들은 불필요하고 쓸데없는 비속한 말을 하지 않으며, 고의로 무례하거나 상처 주는 말을 하여 다른 사람에게 해를 끼치는 행위를 삼갈 수 있습니다. 마지막으로, 마음의 타파스는 대개 가장 많은 노력이 필요한 타파스이며, 내적인 몸에 있는 하나의 지점에 계속 주의를 기울이면서 고요하고 평온한 마음을 유지하려는 노력으로서 요가의 본질에 가장 가까운 타파스입니다.

세 가지 타파스의 수련을 돕기 위해 샤랏 조이스는 올바른 요가 수련에 필요한 '네 가지 D', 즉 헌신(devotion), 전념(dedication), 훈련(discipline), 결의(determination)에 대해 자주 얘기합니다. 이것은 타파스의 실천을 설명하는 그분의 방식입니다. 요가 수행자는 마음이 내면을 향할 수 있도록 훈련된 삶을 살아야 합니다. 꾸준히 계속 노력을 해야만 요가의 진정한 효과가 발휘되어, 오래된 부정적인 생각들이 긍정적인 생각들로 대체됩니다. 샤랏은 말합니다. "만일 이런 것들에 대해 생각해 보지 않고 그저 아사나만 계속 수련한다면, 수련은 아무 자각 없이 행해지는 신체 활동에 불과하며 영적 혜택을 보지 못합니다. 선한 마음이나 좋은 생각이 없다면, 아름다운 신체가 무슨 소용이 있겠습니까?" 만일 진정한 영적 수련에 헌신하고 요가 수행자의 용감한 심장을 갖게 된다면, 더는 삶의 잡다한 것들에 방해받지 않을 것입니다. 전념과 결의로 오래 수련을 하면 이런 변화가 일어납니다. 수련자는 오직 신뢰와 헌신으로 사다카(sadhaka) 즉 요가 수행자가 되며, 그는 요가의 길에서 만나는 통증을 이 길에 필요한 일부로 여기며 받아들입니다.

우리가 저마다 통증을 어떻게 정의하는지는 의미에 관한 이야기인 동시에 개인적인 경험입니다. 우리 모두는 어떤 감각을 통증으로 인식하는 기준도 다르고 몸에 대한 민감도도 다릅니다. 그리고 수련할 때 통증을 느끼지 말아야 한다고 단순히 말하는 것은 자신의 몸을 알아 가는 대단히 개인적인 여정을 무시하는 것입니다. 수련하는 동안 참고할 만한 일반적인 규칙이 있는데, 관절 주변의 통증은 피해야 하지만, 일부 수련생이 통증이나 타는 듯한 느낌이라고 표현하는, 근육이 강화되거나 늘어날 때 느껴지는 어떤 근육 감각은 신체적으로 안전한 경우가 많다는 것입니다. 하지만 이런 지침조차 보편적으로 적용될 수는 없습니다. 모든 사람이 수련할 때 자기의 근육이나 관절을 실제로 느낄 수 있는 것은 아니기 때문입니다. 타파스에 대해 생각해 보는 한 가지 방법은, 불편하긴 하지만 문제되는 수준은 벗어나지 않는 경계, 지나치게 조심하는 것과 몸에 해로운 과도한 동작 사이의 중도(中道)를 찾는 것입니다.

요가는 신체적인 몸, 감정적인 몸, 정신적인 몸의 내부 공간 깊숙이 빛을 비추며 치유의 길을 열어 줍니다. 우리 모두는 요가의 영적 여정을 통해 변화를 직접 경험했습니다. 난이도 높은 자세라고 해서 늘 우리를 치유해 주거나 가장 강력한 타파스가 되는 것은 아닙니다. 자세들은 단지 참된 자기 자신으로 들어가는 창문일 뿐이며, 그 신성한 불꽃의 현존 안에서 치유가 일어납니다. 참된 은총의 무한한 지혜는 우리를 고양시키고 겸손하게 하며, 우리를 안내하는 빛으로서 신뢰하고 내맡기게 하며, 모든 타파스를 온전히 가치 있게 만들어 줍니다.

실천하기   **1. 오래된 습관을 깨 보세요.** 수련을 방해하는 습관이 있나요? 예를 들어 흡연이나 음주, 마약을 하나요? 음식을 너무 많이 먹거나 너무 적게 먹나요? 온라인 세계에 빠져 있나요? 아니면, 스스로 너무 많은 자책을 하나요? 이런 습관을 바꾸기 위해서는 굳센 의지와 강한 힘, 그리고 아픔을 받아들이는 태도가 필요합니다. 오늘 그런 습관을 바꾸겠다는 결심을 하고, 정화의 불길에 기꺼이 자신을 내맡겨 보세요. 만일 어떤 약물에 중독되어 있다면, 12단계 회복 프로그램에 참여하고, 자격 있는 전문가의 안내를 구하고, 도움을 요청하는 것을 고려해 보세요.

2. 말의 타파스를 실천해 보세요. 하루 동안 헐뜯는 말을 하거나, 욕설을 내뱉거나, 거짓말을 할 때마다 기록해 보세요. 그런 말을 하지 않고는 자신이 하고 싶은 얘기를 할 수 없었는지 자문해 보세요. 뒷담화를 하거나, 욕설을 사용하거나, 그저 남에게 상처를 주기 위해 과거의 일을 끄집어내거나, 거짓말을 하거나, 부정적인 태도를 퍼뜨리는 등 요가의 가치에 부합하지 않는 방식으로 말을 할 때마다 기록해 보세요. 그런 방식의 대화를 하고 싶은 충동을 느끼는 이유가 무엇인지 자문해 보세요. 이런 식으로 대화하도록 자극하는 내면의 근본적인 상처가 무엇인지 살펴보세요.

3. 새로운 습관을 길러 보세요. 요가적인 생활 방식의 어떤 요소들은 타파스의 요소가 필요합니다. 하나의 새로운 습관을 택한 뒤 세 달 동안 실천해 보세요. 날마다 아사나를 수련하거나, 채식 또는 순수 채식을 하거나, 일찍 잠자리에 들거나, 아침 일찍 일어나는 것을 실천할 수도 있습니다.

수련하기   1. 차투랑가 단다아사나 — 사지 막대 자세

이 자세는 아쉬탕가 요가 시리즈에서 바른 정렬 상태로 수련하기에 가장 어려운 자세 중하나입니다. 이 자세를 수련에서 전환 동작으로 이용할 때는 보통 한 번의 호흡 동안만 유지합니다. 자세를 좀 더 오래 유지하려 하면, 곧 이 자세의 타파스의 힘이 명백히 드러나기 때문입니다. 구루지와 샤랏은 아쉬탕가 요가 수련을 인도하는 동안 한 번씩 수련생들에게 차투랑가 단다아사나를 오랫동안 유지하라고 요구하는데, 수련생의 근력과 결의를 갑자기 시험해 보기 위한 의도였습니다. 그럴 때 한 가지는 분명합니다. 온몸이 정화의 불

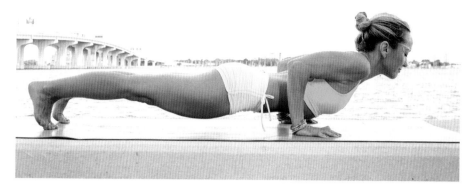

길 속에 한동안 잠길 거라는 것!

웃티타 차투랑가 단다아사나(널빤지 자세)에서 시작합니다. 양발을 살짝 벌리고, 양쪽 발바닥 앞쪽의 불룩한 부분에 몸무게를 싣고, 골반 바닥과 아랫배근육을 수축하고, 갈비 뼈를 안으로 당기고, 양 어깨를 넓게 폅니다. 천천히 숨을 내쉬면서, 팔꿈치를 굽혀 몸을 바닥 쪽으로 내립니다. 몸의 중심선을 따라 힘을 유지하면서, 몸을 양팔 사이 공간으로 천 천히 내립니다. 양팔로 계속 바닥을 누릅니다. 가슴이 팔꿈치 바로 밑까지 가라앉게 하고, 팔꿈치가 90도를 이루면 내려가는 동작을 멈춥니다. 코를 응시합니다. 이 자세를 유지하 며 한 번 호흡합니다. 그 뒤 우르드바 무카 슈바나아사나(업독)로 들어가거나 널빤지 자세 로 돌아옵니다. 이 순서를 세 번 반복합니다.

차투랑가 단다아사나에서는 어느 정도 근육의 활성화가 필요하지만, 어느 관절에서도 통증은 없어야 합니다. 어깨의 끝자락은 앞을 향하고 아래로 처지지 않게 해야 합니다. 그 렇지 않으면 어깨뼈 봉우리 돌기(견봉돌기)에 과도한 압력이 가해져서 어깨 부상으로 이 어질 수 있습니다. 대신에 좀 더 깊은 곳, 즉 어깨의 돌림근띠(회전근개) 근육과 넓은등근 (광배근)의 힘으로 어깨를 지지할 수 있게 하세요. 만일 차투랑가 단다아사나로 안전하게 들어갈 수 없다면, 널빤지 자세가 안전하고 비교적 쉽게 접근할 수 있는 대안 자세입니다.

2. 우르드바 다누라아사나 — 위로 향한 활 자세

그냥 '후굴'이라고도 자주 불리는 우르드바 다누라아사나는 자연히 고통을 경험하게 되는 자세입니다. 이 자세를 수련의 일부로 받아들이는 것 자체가 일종의 타파스입니다.

반듯이 누운 자세에서 시작합니다. 무릎과 팔꿈치를 굽힙니다. 양발을 엉덩이 너비보 다 조금 넓게 벌리고, 최대한 골반 가까이 가져갑니다. 양손을 어깨 아래에 짚되, 손가락 은 발가락을 향하게 합니다. 마음을 편안하게 합니다. 완전한 후굴을 해야 한다는 생각 때 문에 스트레스를 받지는 마세요. 수련할 시간을 내는 것만으로 충분합니다. 숨을 들이쉬 며, 엉덩이를 위로, 앞으로 보내면서, 정수리를 바닥에 대고 굴립니다. 여기에서 잠시 멈춘 뒤 정렬을 확인합니다. 무릎을 앞으로 보내 발등 바로 위쪽에 오게 하며, 무릎이 엉덩이와 정렬되게 합니다. 팔꿈치를 안으로 당겨 손목, 어깨와 정렬되게 합니다. 몸을 들어 올려 완전한 우르드바 다누라아사나로 들어가기 전에 잠시 멈추고, 호흡하고, 몸통의 정렬을 점검합니다. 갈비뼈를 머리 위로 들어 올리고, 갈비뼈와 골반 사이의 공간을 최대한 넓히고, 배꼽 아래 부위가 골반의 지지를 받으며 올라가게 하고, 골반 바닥을 조입니다. 숨을 들이쉬며 몸을 들어 올려 우르드바 다누라아사나로 들어갑니다. 몸무게가 양쪽 엉덩이, 다리, 가슴, 팔 사이에 고르게 분배되게 합니다. 다리로 바닥에 뿌리 내리면서, 양 어깨로 고르게 바닥을 눌러 줍니다. 이 자세로 다섯 번 호흡합니다. 몸을 내린 뒤, 세 번 반복합니다.

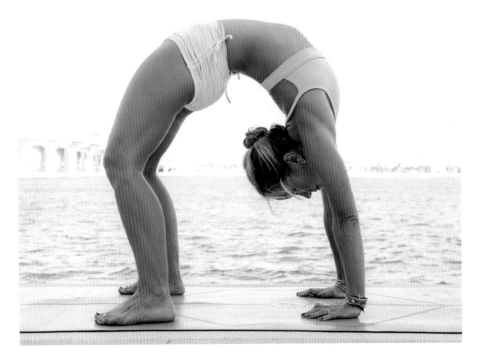

3. 핀차마유라아사나 — 꼬리 펼친 공작 자세

핀차마유라아사나는 종종 '아래팔 균형 자세'라고도 불립니다. 이 자세는 내게 진정한 타파스를 경험하게 해 주었습니다. 넘어지지 않고 균형을 잡기까지 2년 가까이 걸렸죠. 사람들은 내가 이 자세를 이미 예전에 해냈어야 한다고 생각했지만, 나는 그럴 수 없었습니다. 그 때문에 너무 좌절한 나머지 요가를 아예 관둘까도 생각했습니다. 넘을 수 없는 장벽에 부닥친 것 같았기 때문입니다. 하지만 매일 꾸준히 수련을 하자 그 장벽이 조금씩 허

물어지기 시작했습니다. 내가 어느 날 갑자기 마법처럼 균형을 잡은 것처럼 보일지 모르지만, 사실은 2년 동안 수도 없이 넘어진 뒤에야 균형 잡는 법을 배울 수 있었습니다.

아도 무카 슈바나아사나(다운독)에서 시작합니다. 숨을 내쉬며 양쪽 팔꿈치를 내려 바닥에 댑니다. 손목과 팔꿈치를 일직선으로 정렬하여, 양쪽 아래팔이 브이(V)자 모양을 이루지 않게 합니다. 양쪽 팔꿈치를 안으로 당겨, 밖으로 벌어지지 않게 합니다. 만일 팔에 몸무게를 싣는 동안 세세한 부분까지 주의를 기울이기 어렵다면, 무릎을 바닥으로 내리고, 손목과 팔꿈치를 먼저 조정한 뒤, 다시 엉덩이를 들어 올립니다. 하지만 아도 무카 슈바나아사나(다운독)에서 바로 들어간다면, 엉덩이는 이미 제자리에 있을 것입니다. 준비 자세에서 양발로 앞으로 걸어가고, 엉덩이를 어깨 위로 보내, 엉덩이와 어깨가 최대한 가까이 정렬되게 합니다. 어깨를 넓게 펴고 뻗어서, 어깨세모근(삼각근)과 넓은등근(광배근)을 활성화하여, 팔이음뼈(어깨뼈와 빗장뼈)를 조입니다.

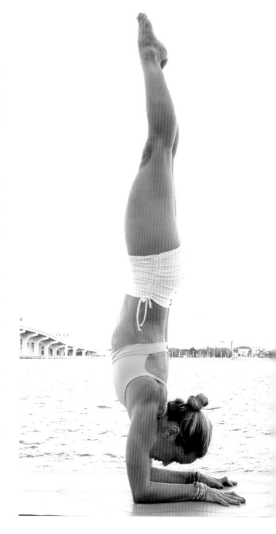

이 자세로 들어가는 가장 전통적인 방법은, 숨을 들이쉬며 팔꿈치로 바닥을 누르면서 엉치뼈(천골)를 앞으로 보내고, 엉덩관절(고관절)을 중심축으로 회전하여 두 다리를 들어 올려 핀차마유라아사나로 들어가는 것입니다. 이렇게 할 수 없다면, 팔이음뼈(어깨뼈와 빗장뼈)를 통해 힘을 유지하면서 한쪽 다리만 들어 올립니다. 등이 지나치게 휘지 않도록 주의합니다. 숨을 들이쉬며, 남은 다리도 가볍게 뛰어 엉덩이가 양팔의 토대 위쪽으로 오게 합니다. 균형을 잡으면, 두 다리를 모두 들어 올려 완전한 자세로 들어갑니다. 양쪽 엄지손가락 사이의 한 점을 정해 응시합니다. 이 자세로 5~10번 호흡합니다.

이 자세에서 나가는 방법은 여러 가지가 있지만, 오늘은 올라간 것과 같은 방법으로 내려옵니다. 동작을 최대한 제어하면서 부드럽게 내려옵니다. 숨을 내쉬면서 다리를 뒤로 내디뎌 차투랑가 단다아사나로 돌아옵니다. 숨을 들이쉬고, 몸을 앞으로 밀어 올리면서 우르드바 무카 슈바나아사나(업독)로 들어갑니다. 숨을 내쉬고, 몸을 뒤로 밀면서 아도 무카 슈바나아사나(다운독)로 들어갑니다.

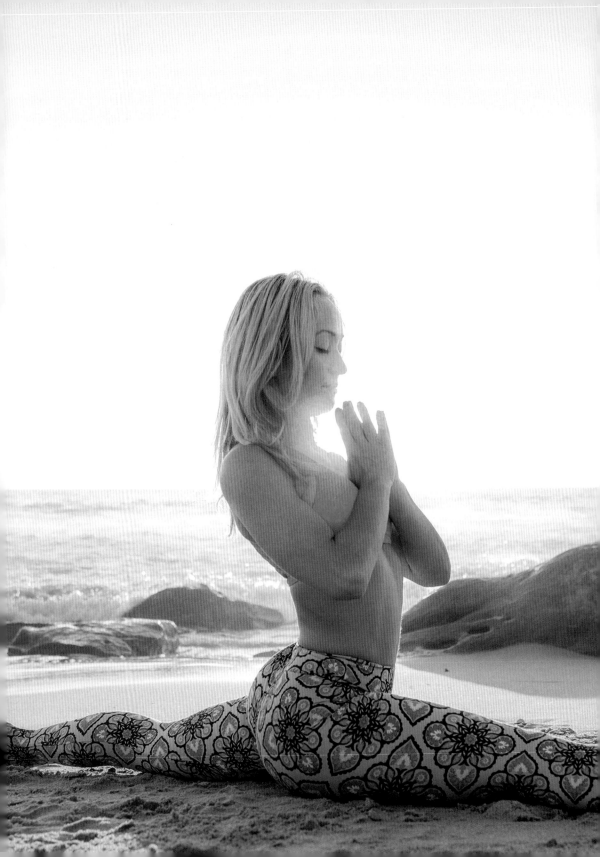

사랑의 왕관 보석
라트나 Ratna

하누만을 숭배하면 세상의 모든 재물을 받을 수 있다는 말이 있습니다. 하누만은 인도의 대서사시인 《라마야나》의 주인공 중 한 명이자 《마하바라타》에도 등장하는 전설적인 인물이며, 인도인들에게 가장 사랑받는 신 가운데 하나입니다. 그는 힘과 헌신, 그리고 이 둘의 상호 관계를 상징합니다. 하누만의 헌신이 더 완벽할수록 그의 힘은 더욱 커집니다. 그는 모든 힌두 신에게 축복을 받았으며, 신들은 저마다 자기 능력의 일부를 주거나 자기의 능력으로 그를 보호해 줍니다. 태양의 신 수리야의 제자이자 바람의 신 파완의 아들인 하누만은 불가능한 일을 수없이 해낸 뛰어난 영웅으로 묘사됩니다. 그는 히말라야로 가서 중요한 약초가 자라고 있는 산 전체를 뽑아 들고 돌아오기도 했고, 나중에는 라마와 시타를 재결합시켜 주기 위해 한 번의 도약으로 바다를 뛰어넘어 스리랑카로 건너가기도 했습니다.

신체적 차원과 물질적 차원에 양다리를 걸치고 요가 수행자로 성공하려면 하누만처럼 아주 강한 힘과 유연성이 필요합니다. 팀 밀러는 캘리포니아의 아쉬탕가 요가 센터 원장이자 세계에서 가장 사랑받고 존경받는 아쉬탕가 지도자 중 한 명입니다. 그는 요가 지도만으로는 생계를 유지할 수 없었는데, 구루지의 권유로 자신의 요가 샬라(요가원)에 하누만의 상을 안치한 뒤로 이 문제가 해결되었다고 내게 얘기해 주었습니다. 나는 신상 하나가 재물과 번영을 가져다줄 수 있다고 믿지는 않지만, 우리가 이루는 모든 것은 한편으로는 개인이 열심히 노력했기 때문이고, 다른 한편으로는 신의 은총을 받았기 때문이라고 믿습니다. 오랫동안 열심히 노력을 한 뒤에는 자신에게 번영이라는 은총의 선물을 받을 자격이 있음을 한 번씩 확신해 볼 필요가 있습니다.

오늘의 요가 수업은 라트나(ratna), 즉 보석입니다. 파탄잘리의 《요가 수트라》에는 우리가 탐욕을 놓아 버릴 때 모든 보석이 우리에게 흘러들어 온다고 쓰여 있습니다. 탐욕이 없는 상태 즉 아파리그라하(aparigraha)는 무집착의 상태와 비슷하지만, 탐욕을 부리지 않음, 비축해 두지 않음과 더 관련이 있습니다. 더 단순하게 말하자면, 아파리그라하는 재물을 쌓아 두어 자존감을 키우려는 욕구를 기꺼이 놓아 버리려 할 때 자신이 추구하는 모든 풍요를 이미 가지게 될 것이라는 의미입니다.

그런 길을 걷는 것이 쉽지는 않겠지만, 세상에서 요가 수행자로 살아가는 비결은 세상 속에 있되 세상에 속하지 않는 것입니다. 자기 자신이 진정 누구인지를 영혼의 눈으로 바라보고, 자기의 정체성을 거기에 뿌리내려 보세요. 물질세계의 그 어떤 것도 자존감의 근거로 삼지 마세요. 당신의 자동차나 직업, 은행 계좌의 숫자는 당신 자신이 아닙니다. 힘든 하루를 보내고 있을 때 당신은 어떤 사람인가요? 당신은 세상에서 얼마나 많은 사랑을 나누고 있나요? 현재 당신의 모습이 어떠한지를 보여 주는 것은 이런 질문들에 대한 답입니다. 마음을 세상의 재물에 둔다면 결코 행복해지지 않겠지만, 마음을 신에 대한 봉사에 둔다면 모든 풍요가 당신에게 흘러들 것입니다.

요가를 시작했을 때 내가 처음 한 일은 옷과 장신구를 남들에게 나누어 주는 것이었습니다. 나는 미국의 중상류층 가정에서 태어나 물질적인 것들을 충분히 누리며 자랐습니다. 그렇지만 요가의 사두(sadhu, 출가 수행자)들에 관한 책을 읽은 뒤에는 내가 소유하고 있던 수많은 물건에 대해 죄책감을 느꼈습니다. 그래서 값비싼 옷과 구두, 디자이너 가구를 모두 사람들에게 나누어 주고, 고가의 자동차도 팔고, 머리를 삭발하고, 장신구를 말라(mala, 염주)로 바꾸었으며, 도덕성에 비하면 돈의 가치는 별게 아니라고 여겼습니다. 그 시기는 자신을 성찰하고 내면을 탐구하는 데는 유익했지만, 한참 지난 뒤 내가 요가 수행자라면 으레 그래야 한다고 믿었던 겉모습만을 취하고 있었음을 깨달았습니다. 그것은 진정한 내가 아니었습니다. 그래서 나 자신을 찾아야 했습니다. 내 마음속을 들여다보니, 나는 사업 계획과 재정 지원이 필요한 커다란 꿈을 꾸고 있었습니다. 나의 꿈을 이루고 싶다면, 자본주의 체제를 피해 완전히 히피처럼 살 수는 없었습니다.

나는 요가의 전통적인 가르침을 많은 사람에게 알리고 싶었습니다. 수백만 명의 사람들이 요가를 수련하고 싶은 마음을 내도록 돕고 싶었습니다. 요가의 영적인 길을 전 세계에 알리는 대사(大使)가 되고 싶었습니다. 그런 소망의 일환으로 요가원을 열고, 요가 의류를 만들고, 요가 비디오를 위한 온라인 포털 사이트를 개설하고 싶었습니다. 그래요, 그런 일을 하면서 금전적으로도 성공하고 싶었습니다. 사람들은 내가 요가 세계에서 너무 물질적이고 상업적이라며 비판했습니다. 사람들은 내가 외모에 너무 신경을 쓰고, 쇼핑과 머리 손질에 너무 관심을 기울인다고 말합니다. 한때 그와는 정반대의 삶을 살아 보았던 나는 이제 내가 그 어느 때보다 더 나답게 살고 있다고 분명히 말할 수 있습니다. 나는 나의 다양한 모습을 신뢰하며 그런 모습들이 편안하게 느껴집니다. 나는 수련을 사랑하고, 20년 이상 신체 수련과 영적 훈련에 헌신했습니다. 하지만 패션과 손톱, 머리, 화장, 예쁜 신발을 사랑하는 나의 여자다운 면도 껴안습니다. 예전과 다른 점은, 요가 수행자로서 내가 하는 선택에 책임을 진다는 것입니다. 그리고 항상 성공하는 건 아니지만, 비건 패션과 화장품, 윤리적으로 생산된 음식, 지속 가능한 형태의 에너지를 선택하기 위해 최선을 다합니다.

　　나는 당신이, 요가 수행자라면 어떻게 살아야 한다는 다른 사람들의 시각을 무조건 받아들이기보다는 자신이 선택하고 있는 생활 방식을 스스로 돌아보기를 권합니다. 순수한 가슴으로 하는 일이라면 무엇이든 성공하겠지만, 오로지 금전적인 이득에만 초점을 맞추는 일이라면 시작하기도 전에 좋지 않은 결말이 예정될 수밖에 없습니다. 어떤 진지한 요가 수행자들은 세상의 재물을 멀리합니다. 사람을 타락시키는 돈의 위력을 두려워하거나, 수도승처럼 청빈하게 살고 싶기 때문입니다. 아마도 가장 중요한 것은 어떤 물질적 쾌락에도 너무 집착하지 않는 태도일 것입니다. 동시에, 우리는 영적이든 물질적이든 성공은 괜찮다는 것을 알 필요가 있습니다. 다만, 자신이 무엇을 중심에 두고 무엇을 주변에 두는지는 분명히 알고 있어야 합니다.

실천하기

1. 풍요에 대해 스스로 정의해 보세요. 부유한 사람이 된다는 것은 당신에게 어떤 의미인가요? 돈을 많이 버는 것인가요, 아니면 참된 사랑을 나누는 삶인가요? 더욱 평화로운 삶을 살기 위해 물질적인 기준을 기꺼이 낮출 용의가 있나요?

2. 아파리그라하를 행동으로 옮겨 보세요. 옷이나 음식을 쌓아 두고 사나요? 돈이 은행 계좌 속에서 사용되지 않은 채 잠자고 있게 하나요? 물건들을 모아 두고 방치하는 곳을 찾아보세요. 그런 물건을 사용하거나 정리해 보세요. 입지 않던 옷들을 입거나 나누어 주세요. 오래 보관해 두었던 식재료를 요리해 먹거나 나누어 주세요. 돈을 투자하거나 일부를 자선 단체에 기부해 보세요.

3. 사랑의 가치를 발견해 보세요. 당신에게 사랑이란 어떤 의미인가요? 무한한 사랑의 가치를 어찌 헤아릴 수 있을까요? 한계가 없고 끝이 없는 것을 어찌 규정할 수 있을까요? 그동안 가족, 친구들과 나누었던 사랑에 대해 생각해 보고, 그 사랑을 돈으로 환산해 보려 해 보세요. 그럴 수는 없습니다. 사랑이 없다면 세상의 모든 재물은 재미없고 공허하며 무의미할 뿐입니다.

수련하기   1. 하누만아사나 — 하누만에게 헌정하는 자세

앞뒤로 다리 벌려 앉는 자세는 하누만의 믿음에 따른 용감한 도약을 이미지로 나타낸 것입니다. 하누만의 한쪽 다리는 인도 남부에서 히말라야로, 다른 다리는 인도 최남단에서 스리랑카로 똑바로 뻗습니다. 하누만아사나 수련은 그저 다리를 일자로 벌려 앉는 것만이 아니라 그 훨씬 이상입니다. 그것은 봉사의 행위이며 영적인 힘입니다. 이 자세는 유연성만으로는 충분하지 않습니다. 요가 수행자는 헌신적인 영적 가슴도 함께 키워야 합니다.

아도 무카 슈바나아사나(다운독)에서 시작합니다. 숨을 들이쉬며 오른발을 앞으로 내디딥니다. 오른 다리를 앞으로 미끄러지듯 계속 가져와서 양팔 사이로 통과시키며, 엉덩이를 바닥으로 내립니다. 만일 엉덩이가 바닥에 닿지 않으면, 엉덩이 밑에 담요나 볼스터를 받치거나, 오른 다리를 안자네야아사나(로우 런지 자세)처럼 구부리고 그 자세를 유지합니다. 양쪽 엉덩이가 나란히 정면을 향하게 하고, 자세의 겉모습에 치중한 나머지 골반을 비틀거나 열어서 정렬이 무너지지 않도록 주의합니다. 골반 바닥을 단단히 조인 상태를 유지하면서, 두 다리에 적절히 힘을 주어, 발가락을 통해 적극적으로 뻗어 줍니다. 이런 근육의 사용(활성화)은 선천적으로 유연한 수련생들에게 특히 중요합니다. 배꼽 아래 부위를 척추 쪽으로 끌어당기고, 갈비뼈를 들어 올려 골반과 멀어지게 합니다. 등이 뒤로 너무 휘지 않도록 주의하고, 몸통이 엉덩이 위쪽으로 정렬된 상태를 유지합니다. 자세로 더 깊이 들어가고 싶다면, 손바닥을 모아 합장한 채로 양팔을 들어 올려 몸통과 일직선으로 정렬되게 합니다. 이 자세로 다섯 번 호흡합니다.

양손을 기도하듯이 가슴 중앙의 복장뼈(흉골) 앞으로 내립니다. 이 자세로 다섯 번 호

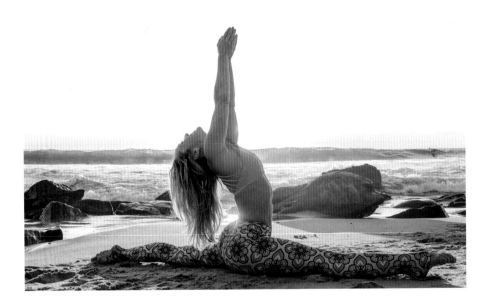

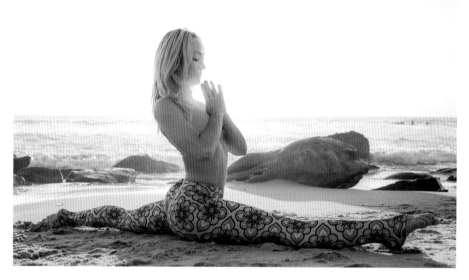

흡합니다. 숨을 내쉬며 양손으로 바닥을 짚고, 발을 뒤로 내디뎌 차투랑가 단다아사나(사지 막대 자세)로 들어갑니다. 숨을 들이쉬고, 몸을 앞으로 밀어 올리면서 우르드바 무카 슈바나아사나(업독)로 들어갑니다. 숨을 내쉬고, 몸을 뒤로 밀면서 아도 무카 슈바나아사나(다운독)로 들어갑니다. 왼쪽으로 자세를 반복합니다.

2. 트리비크라마아사나 ― 서서 일자로 다리 벌리기

트리비크라마(Trivikrama)의 이름을 따서 지어진 이 자세는 흔히 '서서 일자로 다리 벌리기'라고도 불립니다. 결코 쉽지 않은 이 자세의 이름 트리비크라마는 원래 '세(트리)' '걸음(크라마)'이라는 의미입니다. 드디어 완전한 자세로 들어가게 될 때면 마치 트리비크라마와 발리(Bali) 사이의 전투만큼이나 영웅적인 전투를 치른 듯한 기분이 들 것입니다. 이 자세는 힘과 유연성, 평정심이 필요합니다. 트리비크라마가 세상의 지배권을 둘러싼 전쟁의 결정적인 순간에 발리 앞에 나타나기까지는 오랜 세월이 걸렸습니다. 그러니 좋은 결과를 보려면 적어도 일생을 바치기 바랍니다.

사마스티티에서 시작합니다. 숨을 들이쉬며, 오른 다리를 올리고, 양손으로 오른발을 감싸 쥡니다. 만일 다리를 편안히 곧게 뻗을 수 없거나 균형을 유지할 수 없다면, 아직은 완전한 트리비크라마아사나를 시도하지 마세요. 그 대신, 자신이 할 수 있는 한계 안에 머무르며 다섯 번 호흡합니다. 만일 이 자세도 불편하게 느껴지면, 웃티타 하스타 파당구쉬타아사나(뻗은 손으로 엄지발가락 잡는 자세)로 들어갑니다.

자세를 진행할 준비가 되었다면, 숨을 들이쉬며 오른 다리를 가슴의 바깥 가장자리 쪽으로 끌어당겨, 무릎이 오른쪽 겨드랑이와 정렬되게 합니다. 오른 엉덩관절(고관절)을 아래로 떨어뜨리고, 다리를 들어 올리기 위해 엉덩관절(고관절)이 너무 높이 들리지는 않게 합니다. 오른쪽 넙다리뼈의 머리 부분을 끌어내려 골반(볼기뼈)의 절구 속으로 끼워 넣어 안정된 토대를 만듭니다. 왼 다리로 바닥을 단단히 누르면서 왼 무릎을 곧게 폅니다. 가능하면, 오른 다리를 끝까지 죽 들어 올려 온몸이 수직축을 따라 정렬되게 합니다. 트리비크라마아사나를 좀 더 깊게 하려면, 오른 어깨를 더 말아 넣어 오른 넓적다리 앞으로 빼내고, 어깨 뒤쪽으로 오른 다리를 더 밀어낸 뒤, 오른팔을 곧게 펴 줍니다. 위쪽을 응시합니다. 이 자세로 다섯 번 호흡한 뒤, 사마스티티로 돌아갑니다. 왼쪽으로 반복합니다.

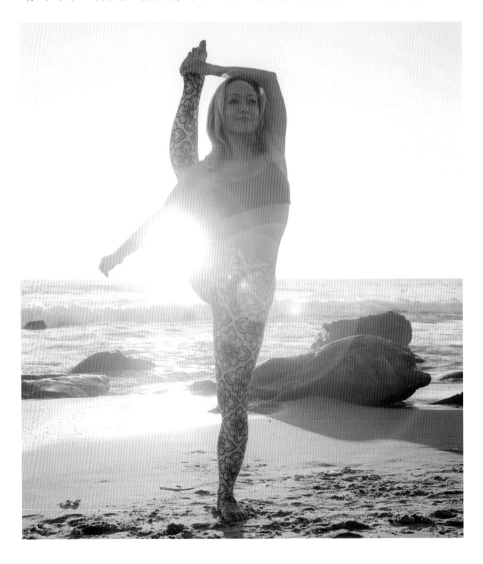

3. 숩타 트리비크라마아사나 — 누워서 일자로 다리 벌리기

이 누운 자세는 같은 이름이 포함된 '서서 일자로 다리 벌리기' 자세와 연관됩니다. 똑바로 누운 자세에서 시작합니다. 아랫배를 안으로 당기고, 엉덩이를 바닥에 붙이고, 양발 뒤꿈치로 바닥을 누릅니다. 숨을 들이쉬며, 오른 다리를 들어 올리고 양손으로 발을 감싸 줍니다. 다리를 편안히 곧게 펼 수 없다면, 완전한 자세를 시도하지 않습니다. 그 대신, 자신이 할 수 있는 한계 안에 머무르며 다섯 번 호흡하거나, 숩타 파당구쉬타아사나(누워서 엄지 발가락 잡는 자세)를 반복합니다. 이 자세에서는 스트랩(띠)을 사용하지 말고, 그저 자신이 할 수 있는 자세로 머물면서 헌신적인 태도와 인내심을 길러 보세요.

자세로 더 깊이 들어갈 준비가 되었다면, 숨을 들이쉬면서 오른 다리를 가슴 가까이 끌어당겨, 오른 넓적다리가 오른쪽 겨드랑이와 정렬되게 합니다. 왼발 뒤꿈치로 바닥을 눌러 왼 다리를 바닥에 붙입니다. 양발의 발등을 곧게 펴 줍니다. 오른 넙다리뼈(대퇴골)의 머리 부분을 골반(볼기뼈)의 절구 속으로 깊이 끼워 넣고, 오른발이 바닥에 닿을 때까지 당겨 내립니다. 자세를 더 깊게 하려면, 오른 어깨를 오른 허벅지 앞으로 빼내고, 오른 다리를 어깨 뒤로 밀고, 오른팔을 옆으로 뻗어 줍니다. 왼손으로는 계속 오른발을 잡아 줍니다. 코를 향해 응시합니다. 이 자세로 다섯 번 호흡합니다. 숨을 내쉬며 오른발을 내려서 시작 자세로 돌아옵니다. 왼쪽으로 반복합니다.

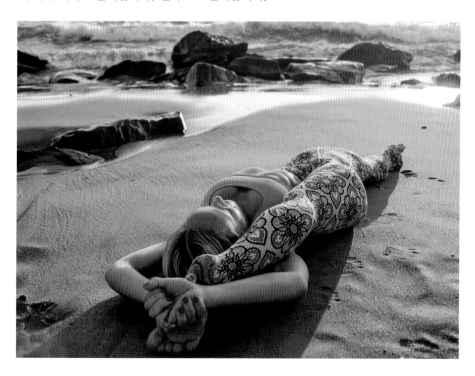

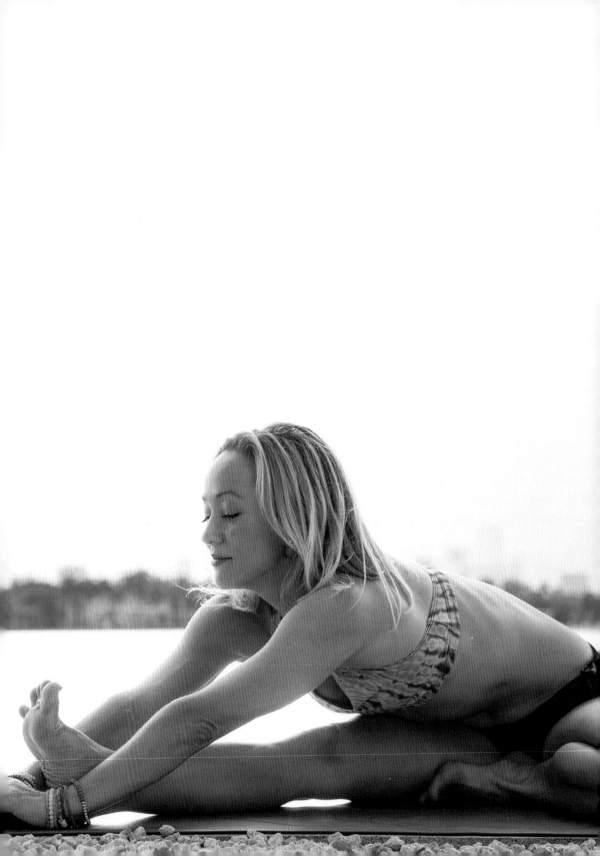

24일 | 성스러운 공간
만디르 Mandir

인도의 아쉬람에 있든, 동네 요가원에서 수업을 받든, 아니면 집에서 혼자 수련을 하든, 수련을 하는 것은 성스러운 공간—실제 장소라는 면에서도, 영적 의도라는 면에서도—으로 들어가는 것입니다. 만디르(mandir)라는 단어는 집이나 사원, 예배 장소를 가리킵니다. 이 단어는 내면의 자기를 뜻하는 '만(man)'이라는 말과, 거주 장소를 뜻하는 '디르(dir)'라는 말이 합해진 것입니다. 모든 요가 수련은 우리를 내면의 성스러운 공간으로 데려갑니다. 감정적인 방어와 산만하게 하는 것들을 제단에 바치면 겸허한 마음으로 그곳에 들어갈 수 있습니다. 만일 문자 메시지나 전화 통화, 소셜 미디어(SNS)를 비롯해 산만하게 하는 것들이 많은 공간에 수련 장소를 마련한다면, 물질세계를 벗어나는 여행에 진정으로 성공하지는 못할 것입니다. 또는 자만심이나 에고, 원망, 질투, 화, 우울, 자기를 향한 부정적인 태도를 요가 매트 위나 요가 공동체로 가져온다면, 이는 성스러운 곳을 세속적인 곳으로 만들어 버리는 셈입니다. 요가는 진실을 느껴 보도록 요청하며, 만일 우리가 혼자만의 고요한 공간으로 들어갈 수 있다면, 그곳에서 내면의 빛이 밝아 오며 참된 자기를 경험하게 됩니다. 이렇게 해방되는 경험을 하고 나면, 우리가 가치 있게 여기는 것들이 근본적으로 바뀌게 됩니다.

요가는 수행자에게 내면 깊은 곳에서 드러나는 진실을 바라보도록 요청합니다. 깊은 요가 수련은 때로 지고의 종교적 체험과 비슷한, 삶을 변화시키는 통찰을 경험하게 합니다. 요가 샬라(shala)로 들어가는 것은 전통적으로 예배의 공간에 발을 들여놓는 것과 같습니다. 그 안에는 의미 없이 임의로 배치된 것은 아무것도 없습니다. 요가의 공간으로 들어가는 한 걸음 한 걸음은 세속을 떠나 영성 속으로 들어가는 내면의 발걸음을 나타냅니다.

인도의 아쉬탕가 요가 연구소에는 내부의 수련 공간에 이르기까지 통과해야 하는 여러 수준의 입구가 있습니다. 수련 공간은 성스러운 장소의 중심이며, 세속적인 삶의 소음을 벗어나 있습니다. 담으로 둘러싸인 정문은 계단을 거리와 분리시킵니다. 계단을 올라가면 나무로 조각된 큰 이중문이 있습니다. 그 문을 열고 들어가면 대리석이 깔린 로비가 있고, 그곳에서 주변이 장식된 나무 문들을 통해 그 안을 들여다볼 수 있습니다. 그 내부 공간에는 밝고 다채로운 양탄자들이 바닥에 줄지어 깔려 있고, 아쉬탕가 계보를 이루는 주요 인물들의 사진이 벽을 장식하고 있으며, 제단에는 싱싱한 꽃들이 드리워져 있고, 황금빛 램프의 꼭대기에는 불이 타오르고 있습니다. 가장 중요한 점은, 그곳에서 오십 명이 넘는 사람들이 내면의 진실을 경험하기 위해 열정적으로 수련에 몰두하고 있다는 것입니다. 마이소르의 요가 샬라에서는 에너지가 분명히 느껴지는 것 같다는 말도 절제된 표현일 것입니다. 어떤 사람들은 그것을 '마이소르의 마법'이라고 부릅니다. 요가 샬라에 발을 들여 놓으면 모든 아픔과 걱정이 마법처럼 사라져 버리기 때문입니다.

모든 요가 수련생이 인도로 여행을 떠나지는 않겠지만, 어느 수련생이든 수련을 할 때마다 내면으로 같은 여행을 떠납니다. 오늘의 요가 수업은 성스러운 공간입니다. 성스러움을 어떻게 정의할지 자문해 보고, 이 가장 높은 진실을 위해 헌신의 의식을 행해 보세요. 원한다면 영적 추구를 위한 명상 공간이나 제단을 집에 마련해 보세요. 그곳은 자신의 취향에 따라 단순하게 꾸며도 좋고 공들여 꾸며도 좋습니다. 또는 수련이라는 수단을 통해 신체라는 공간을 거룩한 봉헌물로 이용할 수도 있습니다. 아쉬탕가 요가의 빈야사 체계에서는 수련을 하는 동안 각각의 호흡을 의식처럼 행하여 몸을 예배 장소로 봉헌합니다. 몸 자체가 성스러운 공간이 되는 것입니다. 혹은 외딴 해변이나 깊은 산속 같은 자연의 어떤 곳을 예배의 장소로 활용할 수도 있습니다. 혹은 가장 높은 진실을 향해 나아가도록 당신을 인도하는 어떤 사람과의 관계가 당신에게는 성스러운 것일 수 있습니다.

아쉬탕가 전통의 '시작하는 기도문'을 들을 때면 나는 분위기가 실제로 바뀌는 것을 느낍니다. 마치 기도문에 담긴 영적 의도가 그런 현상을 불러일으키듯……. 구루지의 사진을 바라보기만 해도 수련의 성스러운 공간을 생각하게 됩니다.

어디를 여행하든지 나는 늘 명상과 요가 수련을 할 수 있는 장소를 선택하며, 그곳을 나의 성스러운 공간으로 여깁니다. 해돋이와 해넘이, 바다에서 물결치는 소리는 언제나 나를 영혼의 고향으로 데려옵니다. 나는 지상에서 가장 아름다운 곳들을 여행하는 큰 축복을 누리고 있습니다. 유럽의 오래된 교회들에서도, 동남아시아의 해변에서도, 그리고 세계 곳곳의 요가원에서도 요가를 가르쳤습니다. 하지만 모든 요가 수업에서 공통적으로 경험하는 한 가지는 성스러운 느낌입니다. 어떤 행위를 문화적인 것만이 아니라 영적인 것으로 만드는 것은 그 행위를 할 때 느껴지는 가슴속의 느낌입니다. 요가는 수련이라는 의식을 통해 성스러운 공간을 창조합니다. 가장 높은 진실의 직접 체험으로 길러진 공경과 헌신으로, 당신은 모든 호흡 안에서 성스러운 경배의 공간을 창조하며 존중합니다.

1. 집에 제단을 만들어 보세요. 성스러운 느낌을 불러일으키는 공간을 집에 마련해 보세요. 초 한 자루나 요가 매트를 놓아두는 단순한 공간이어도 좋고, 스승의 사진, 영감을 주는 성스러운 글을 담은 액자를 제단 탁자에 올려놓는 등 정성 들여 꾸며도 좋습니다. 이렇게 성스러운 공간을 마련하는 목적을 가족이나 동거인에게 얘기해 주고, 그들도 그 과정에 참여하게 하여 제단을 만들겠다는 당신의 결정을 그들이 존중하고 이해할 수 있게 해 보세요.

2. 성스러운 공간을 방문해 보세요. 요가원이나 교회, 사원, 또는 다른 예배 장소를 방문해 보세요. 그곳의 건축 양식이나 기하학적 구조, 기도나 명상, 수련을 위한 장소 등 구석구석 주의 깊게 살펴보세요. 그곳의 공간 구조가 어떻게 성스러운 느낌을 자아내는지 곰곰이 생각해 보세요.

3. 자기의 몸이라는 성스러운 공간을 봉헌해 보세요. 호흡과 동작이 결합되는 빈야사 체계를 통해, 요가 수련자는 몸의 내적 공간을 봉헌하도록 초대됩니다. 내부를 주의 깊게 알아차리면서 요가 동작을 수행해 보세요. 마음을 내적인 몸속으로 깊이 가라앉히고, 모든 근육과 세포를 알아차리면서 몸 전체를 샅샅이 훑어보세요. 내적인 앎의 빛으로 몸을 비추며, 내적인 몸의 성스러운 공간이 드러나게 해 보세요.

---

1. 아도 무카 슈바나아사나 — 아래를 바라보는 개 자세

모든 요가 방식의 기본 자세 중 하나인 아도 무카 슈바나아사나(다운독)는 보기와는 달리 쉽지만은 않습니다. 이 자세로 들어가는 전통적인 방법은 우르드바 무카 슈바나아사나(업독)에서 단순히 몸을 뒤로 밀어내는 것입니다. 그러나 초보 수련자라면 양손과 양 무릎을 바닥에 댄 상태로 시작합니다. 양손을 어깨 너비로 벌리고, 양발을 엉덩이 너비로 벌립니다. 발가락을 굽혀 바닥을 누르고, 배꼽 아래 부위를 척추 쪽으로 당기며, 엉덩이를 뒤로, 위로 보내면서 아도 무카 슈바나아사나로 들어갑니다. 어깨관절을 바깥으로 회전하여 어깨뼈를 넓게 펴 줍니다. 어깨가 너무 내리 눌리지 않게

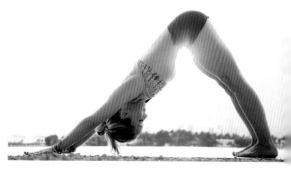

주의하고, 손가락 끝을 적극적으로 밖으로 뻗어 줍니다. 엉덩관절(고관절)에서부터 회전이 이루어지게 하여 엉덩관절(고관절)이 깊이 구부러지게 합니다. 다리를 최대한 쭉 뻗어 줍니다. 넓적다리 앞쪽 근육(넙다리 네 갈래근)을 수축하고, 양쪽 엄지발가락의 밑부분을 통해 바닥에 뿌리내립니다. 턱은 빗장뼈(쇄골) 사이 오목한 부분으로 당기고, 배꼽을 응시합니다. 이 자세로 다섯 번 호흡합니다. 그 뒤 숨을 내쉬고 발라아사나(아기 자세)로 내려가서 휴식합니다.

아도 무카 슈바나아사나는 집과 같습니다. 수련하는 중에 휴식하는 곳으로 자주 이용되기 때문입니다. 마음을 내면으로 돌려 내적인 몸의 성스러운 공간을 느끼게 되면, 더 깊은 곳으로 관심이 향하게 되며 더 명상적인 상태로 수련에 임하게 됩니다.

2. 자누 쉬르샤아사나 A — 머리를 무릎으로 향하는 자세

단다아사나(막대기 자세)에서 시작합니다. 숨을 내쉬며, 왼 무릎을 가슴 쪽으로 끌어당겨 무릎관절을 접어 줍니다. 왼쪽 엉덩관절(고관절)을 바깥으로 회전하여 왼 무릎을 옆으로 낮춥니다. 왼발 뒤꿈치는 서혜부 가까이에 붙입니다. 양손으로 오른발을 두릅니다. 숨을 들이쉬며, 두덩뼈(치골) 뒤쪽에 공간을 만들면서 가슴 중앙의 복장뼈(흉골)를 오른 무

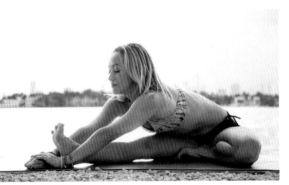

릎을 향해 앞으로 가져갑니다. 숨을 내쉬며, 몸을 앞으로 접어 몸의 내부 공간으로 들어갑니다. 머리를 무릎으로 가져가거나 턱을 정강이로 가져갑니다. 이 자세로 다섯 번 호흡합니다. 숨을 들이쉬고 양팔을 곧게 펴되, 양손은 계속 발 주위를 두르고 있거나, 가장 깊게 잡은 상태를 유지합니다. 숨을 내쉬고 골반 바닥을 조인 뒤, 자세에서 완전히 빠져나옵니다. 양손으로 바닥을 짚고 양발을 교차한 뒤, 숨을 들이쉬고 몸을 들어 올립니다. 숨을 내쉬고, 뒤로 점프하여 차투랑가 단다아사나(사지 막대 자세)로 들어갑니다. 숨을 들이쉬고, 몸을 앞으로 밀어 올리면서 우르드바 무카 슈바나아사나(업독)로 들어갑니다. 숨을 내쉬고, 몸을 뒤로 밀면서 아도 무카 슈바나아사나(다운독)로 들어갑니다.

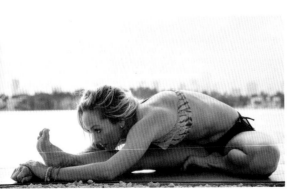

명상 상태로 고요히 균형을 이루면, 코어 근육들을 이용할 수 있고, 골반을 비워 내며, 두덩뼈 뒤쪽에 공간을 만들 수 있습니다. 무척이나 단순한

자세인 자누 쉬르샤아사나 A는 내적인 몸의 성스러운 공간으로 들어갈 수 있게 합니다.

3. 브릭샤아사나 — 나무 자세

쉽고 단순해 보이는 이 선 자세는 수련에 대해, 궁극적으로는 자기 자신에 대해 더 깊이 자각할 수 있는 토대를 마련해 줍니다. 요가 샬라의 성스러운 공간으로 들어가기 위해 넘는 문턱처럼, 브릭샤아사나는 영적 수련의 뿌리를 내리도록 도와줍니다. 사마스티티에서 시작합니다. 숨을 들이쉬며, 오른 엉덩관절(고관절)을 바깥으로 돌리고, 오른 무릎을 굽혀, 오른발을 왼 다리의 안쪽 가장자리를 따라 위로 끌어당깁니다. 균형을 잡기가 어려우면, 오른발을 아랫다리에 얹어 둡니다. 가능하면 오른발을 서혜부 가까이 끌어올립니다. 오른발로 왼 넓적다리 안쪽을 단단히 누르고, 마치 둘이 묶인 것처럼 느껴지게 합니다. 배꼽 아래 부위를 척추 쪽으로 당기고, 갈비뼈 아랫부분은 안으로 당기면서 갈비뼈를 골반에서 멀어지도록 들어 올립니다. 양손을 합장하여 기도 자세를 취하고, 코를 응시합니다. 이 자세로 다섯 번 호흡합니다. 숨을 내쉬고 다리를 내립니다. 왼쪽으로 반복합니다.

브릭샤아사나는 처음에는 쉽고 단순해 보이지만, 여기에는 대단한 깊이가 있습니다. 이 균형 잡는 자세는 몸과 마음이 단단한 중심선을 유지하도록 훈련시킵니다. 가장 깊은 요가 상태 중 하나는 몸과 마음이 내적인 몸 안에 있는 이 평정의 공간으로 끌어당겨질 때 일어납니다. 브릭샤아사나는 겉보기에는 단순해 보이지만 많은 수련생이 달성하기 힘든 내면의 평정 상태를 경험할 수 있게 해 줍니다.

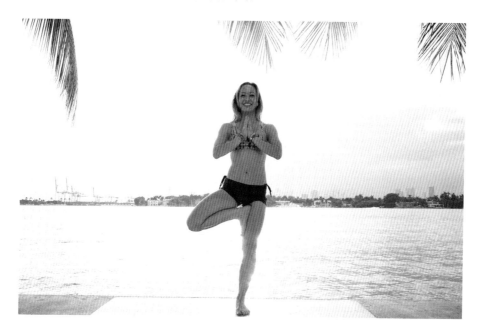

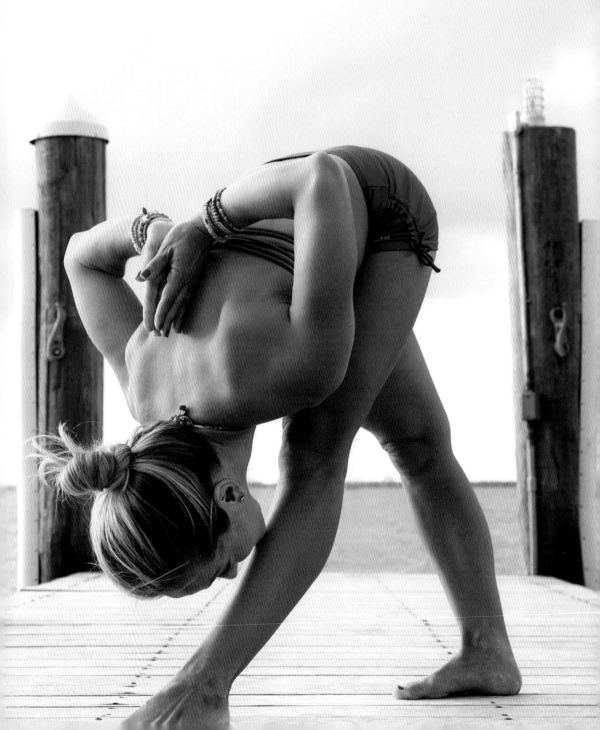

25일 당신은 소중한 존재입니다
푸 루 샤 Purusa

깊은 슬픔으로 아파하던 시기들을 겪으며 의심과 우울증으로 무력했습니다. 희망을 잃은 채 슬픔을 피해 도망쳤고 내 의식의 바다 밑바닥까지 추락했습니다. 그렇지만 슬픔 속에는 지혜가 있고, 고통 속에는 진실이 있습니다. 해맑음은 봄에 피어나는 꽃처럼 사랑스럽습니다. 그러나 겨울도 그만의 지혜를 전해 줍니다. 내가 요가 수련에서 배운 것을 하나만 꼽자면, 아픔을 피해 달아나지 않는 것입니다. 아픔은 가장 큰 스승입니다. 삶을 해맑게 바라보는 안경에 여기저기 생겨난 균열들은 사실 우리의 가장 큰 자산입니다. 고통은 진지함과 갈망, 공정한 마음가짐, 연민을 가져옵니다. 의구심은 겸손과 진정한 자신감으로 인도하고, 나아가 천진함으로 돌아가게 할 수도 있습니다. 슬픔 속에는 아름다움과 은총이 있습니다. 겨울이 그렇듯이, 고통처럼 보이는 시간들은 성장에 중요한 때인 경우가 많고, 내면의 시계를 영적 고향에 더 가까운 시간대로 맞추어 줍니다.

지금 고통을 겪고 있다면, 도망치지 말고 포기하지도 마세요. 그 대신 고통 속으로 들어가 깊이 잠기고, 가만히 고통을 경험해 보고, 고통을 편안히 받아들여 보세요. 눈물과 친구가 되고, 눈물이 스승이 되게 하세요. 의미를 찾는 행위에서 새로운 영적 교훈을 얻고, 시련과 고난을 통해 드러나는 진실을 똑바로 바라보세요. 진실은 거기에, 빗방울의 여림과 눈송이의 완벽함 속에 숨어 있습니다. 그 모든 것의 숨겨진 의미는 더없이 단순하지만 완전히 복잡하며, 지극히 온전하지만 무수히 많은 사랑의 작은 조각들 안에서 반짝이고 있습니다.

요가는 때로는 어렵고 힘든 것들을 감내해야 할 수 있습니다. 수련은 통증을 직면하기를, 강하지 않을 때는 강한 척하지 않기를 요구합니다. 편집되지 않은 자기의 진실을 있는 그대로 드러내 보세요. 아무것도 숨기지 말고, 마음의 어두컴컴한 구석에 아무것도 처박아 두지 마세요. 삶이라는 거울에 비춰지는 자신의 행동과 생각, 행위를 분명히 바라보세요. 진지하게 요가를 수련하는 사람들은 감지하기 어렵고 말로 표현하기도 어려운 영적 세계를 경험합니다. 우리를 치유하는 것은 자세들이 아니며, 해방시키는 것은 기법이 아닙니다. 요가는 영적 세계의 경험으로 이어 주는 다리입니다. 영혼의 미묘함은 머리로는 알 수 없지만, 가슴을 통해 느낄 수 있습니다. 자아의 표면에 균열을 일으켜 영혼의 빛이 안에서 비쳐 나오게 하는 것은 대개 아픔과 고통입니다.

오늘의 수업은 푸루샤(purusha), 즉 영혼(spirit)입니다. 요가의 모든 여정은 자기의 본성, 즉 푸루샤를 체험하기 위한 수단과 같습니다. 푸루샤(모든 지각 있는 존재 안에 있는 영원하고 온전하며 완전한 영적 존재)와 프라크리티(물질적 실재)로 분리된 양 측면은 요가 수행자의 전투에서 근본적인 힘겨루기를 이루는 것들입니다. 요가 수행자는 영원한 것과 일시적인 것, 하나인 것과 다양한 것, 변함없는 것과 변하는 것, 실체와 현상 사이에서 선택을 하게 됩니다. 전통적으로 푸루샤와 프라크리티는 둘 다 신에 의해 창조되었으며 영원하다고 여겨집니다. 언제부터인지 우리는 자기 자신이 모습과 기능의 세계에 속해 있다고 착각하게 되었고, 자기의 본질이 순수한 영혼임을 잊어버렸습니다. 우리는 자신이 진정 누구인지를 잊어버렸습니다. 요가 수련은 수련 중의 모든 호흡이, 궁극적으로는 삶 속의 모든 선택이 푸루샤라는 우리 자신의 정체성을 향하게 하는 법을 가르쳐 줍니다. 여러모로 요가는 내면의 참된 빛을 일깨우는 여정으로 볼 수 있습니다. 영혼의 영원한 현존인 그 참된 빛을…….

프라크리티의 세계에서 영원한 것을 추구한다면, 감정적으로나 영적으로나 바닥을 치게 될 것입니다. 물질세계에서는 영원한 행복을 발견할 수 없음을 깨달을 때, 요가 매트 위에서든 밖에서든 자신은 소유물이나 성취로 규정되지 않음도 알게 될 것입니다. 세상의 괴로움, 자신의 괴로움과 아픔이 우리에게 주는 가장 좋은 선물은 영원한 자기 자신을, 결코 사라지지 않는 행복을 갈망하게 된다는 것입니다. 요가는 고통을 받아들이는 법을 가르쳐 줍니다. 그러면 가슴이 부드러워지고 열려서 푸루샤의 세계를 경험하기 쉬워지기 때문입니다. 참된 자기 자신은 내면의 존재 안에 쉬고 있는 영원한 신의 불꽃임을 알게 될 때, 그 진실은 참으로 당신을 자유롭게 합니다. 반면에 세속적인 것들이나 세속적인 성취, 업적으로 자기의 정체성을 삼는다면, 언제나 굶주리고 절망하며 길을 잃고 헤맬 것입니다.

푸루샤를 직접 경험해 보지 않으면, 자기의 본질적인 가치를 의심하고 언제나 무언가가 부족하다고 느끼게 될 것입니다. 아이러니하게도 자기 자신을 가장 가혹하게 대하는 사람들이 가장 훌륭한 사람으로 여겨지는 경우가 많은데, 그들은 다른 모든 사람의 눈에 보이는 명백한 진실을 보지 못합니다. 요가는 신뢰의 씨앗을 심어서 그런 부정적인 감정들에 대처하도록 돕습니다. 당신은 사랑받을 만한 자격과 가치를 따로 얻을 필요가 없습니다. 그런 가치는 말 그대로 당신이 본래 물려받은 영적 유산이기 때문입니다. 다시 말해, 당신의 기본적인 자격과 가치는 영혼의 본질에서 나오는 것입니다. 당신은 원래 그런 가치를 가지고 태어났습니다. 그러니 그것을 얻기 위해 아무것도 할 필요가 없습니다. 그저 자신이 진정 누구인지를 깨닫고, 모든 사랑을 받아들이기만 하면 됩니다. 만일 자신은 충분히 괜찮지 않다는 느낌을 가슴속에 무거운 짐처럼 짊어지고 있다면, 자신이 가치 없다는 느낌을 내면화하여 결국 우울해지거나 불안해져서 자기를 비난하게 될 것입니다. 아니면, 그런 느낌을 외면화하여 결국 세속적인 성공을 맹렬히 추구하고 세상을 비난하게 될 것입니다. 어느 쪽이든 자신을 오직 프라크리티와만 동일시한다면, 그런 정체성은 허술하게 지어진 유리 집처럼 머지않아 무너지고 말 것입니다. 오직 참된 신뢰를 통해서만 자신의 가치를 깨닫고 그런 어둠에서 해방될 수 있습니다. 아픔과 괴로움이 즐거운 것은 아니지만, 그런 힘든 경험들이 '받아들이는 가슴'이라는 비옥한 땅을 일구어 자기 안에 신뢰의 씨앗을 심게 합니다. 당신이 가치 있는 까닭은 무슨 일을 했기 때문이 아니라, 당신의 참된 본성이 영혼 안에 있기 때문입니다.

그런데 마음이 물질세계와의 얽힘에서 해방되고 자신의 정체성을 영혼에 두게 두면 어떤 느낌을 경험하게 될까요? 아마 우리가 푸루샤를 말로 설명할 수는 없을 것입니다. 왜냐하면 푸루샤는 궁극적으로 마음과 물질의 세계에 속하지 않으며, 언어와 논리에 갇히지도 않고 갇힐 수도 없기 때문입니다. 위대한 현인 파탄잘리조차 그런 질문에는 대답하지 않았습니다. 파탄잘리에 따르면 최종적인 해방의 상태는 푸루샤가 자기의 참된 본성을 인식하고 그 상태에서 결코 흔들리지 않을 때 일어나지만, 그런 경험이 실제로 어떤 느낌인지 묻는 질문에는 답을 하지 않은 것입니다. 《요가 수트라》에는 신성한 계시를 드러내는 장엄하고 아름다운 시도 없고, 영혼의 영원한 세계를 정의하려는 시도도 없습니다. 저마다 직접 경험하도록 인도하는 방법이 있을 뿐입니다. 요가는 철학이기도 하지만 그보다는 수련입니다. 요가는 직접 경험을 위한 도구이며, 그 효능은 우리 안에 있는 영혼의 가장 심원한 상태를 직접 인식하는 수행자의 능력에 달려 있습니다. 요가의 길을 걷는 한 걸음 한 걸음은 푸루샤에 대한 깨달음으로 더 깊이 들어가는 움직임입니다.

이 책을 읽고 있는 것을 보면 당신도 영원한 존재의 신성한 묘약을 이미 경험했을지 모릅니다. 요가를 수련하는 까닭은 그 때문입니다. 어쩌면 당신은 자기를 영원히 바꾸어 놓은 섬광 같은 통찰을 경험하거나 경이로운 체험을 했을지 모릅니다. 어쩌면 수련하는 동안에 자신의 본성을 언뜻 보았을지 모르고, 마음을 변화시키는 그 심오한 경험으로 당신의 세계가 이전과 꽤 많이 달라졌을지도 모릅니다. 어쩌면 흔들림 없는 평화나 한없는 연민, 깊은 목적의식을 느꼈을지도 모릅니다. 아니면, 그저 시간 없는 영원의 눈부신 텅 빔으로 가득했을지 모르며, 너무나 순수해서 환히 빛나는 그 존재가 번개처럼 당신을 덮쳐 정신을 잃게 만들면, 마침내 당신은 참된 자기 자신의 진실에 눈을 뜨고 영혼의 눈으로 자기 자신을 보게 될 것입니다.

1. 돌아보세요. 괴로운 감정과 싸우지 말고 받아들여 보세요. 가만히 지켜보세요. 감정과 화해해 보세요. 힘들었던 시기를 돌아보세요. 자신이 배운 교훈이 무엇인지 돌아보고, 그런 배움이 자기의 현재 모습과 가치관에 어떤 영향을 미쳤는지 살펴보세요. 고통을 통해 배운 교훈이 무엇인지, 겸허하고 열린 가슴으로 자문해 보세요. 귀 기울여 답을 들어 보세요. 고통스러웠던 시간이 지난 뒤 당신은 주어진 통찰을 통해 어떻게 변화되었나요?

2. 영혼의 존재에 대해 생각해 보세요. 영혼의 존재를 느낀 순간을 떠올려 보세요. 좋아하는 음악이나 예술 작품, 연극을 감상할 때였을지 모릅니다. 아니면, 최근에 요가 수련을 하면서 내면의 영혼을 느끼고 깊은 감동을 받았던 때였을 수도 있습니다. 아마 쉽진 않겠지만, 말로 표현할 수 없는 영혼과 접촉하게 된 이런 순간들을 어떻게 표현할 수 있을지 한번 생각해 보세요.

3. 영적인 동기를 찾아보세요. 당신의 모든 행위를 이끄는 영적인 동기는 무엇인가요? 자기 바깥에서 성취를 추구하지 말고, 자기의 정체성을 내면의 영혼에 두어 보세요. 그런 다음, 모든 행동이 이 무궁무진한 근원에서 흘러나오게 해 보세요.

1. 파르쉬보따나아사나 — 강하게 측면 늘이는 자세

사마스티티에서 시작합니다. 등 뒤에서 양손으로 서로 반대쪽 팔꿈치를 잡습니다. 이 자세가 편하면, 손가락 끝을 마주 대고 누르면서 등 뒤로 밀어 올려 기도 자세를 취합니다. 양손을 등 뒤에서 합장하는 자세는 대개 눈에 보이지는 않지만 분명히 느껴지는 영적 세계에 대한 경배의 상징으로 여겨질 수 있습니다.

숨을 들이쉬며, 왼발을 축으로 회전하여 몸을 오른쪽으로 180도 돌리면서 오른발을 앞으로 내디딥니다. 양발 사이 간격은 다리 하나 길이보다 약간 짧게 합니다. 이 거리는 자신의 키와 다리 길이, 유연성의 수준에 맞추어 조절합니다. 양쪽 엉덩이가 매트의 뒤쪽과 직각을 이루게 합니다. 왼 엉덩관절(고관절)을 바깥으로 부드럽게 회전하여, 왼발을 바깥으로 45도 돌립니다. 왼발 뒤꿈치가 오른발바닥의 오목한 부분(장심)과 정렬되게 합니다. 배꼽 아래 부위를 안으로 당겨 공간을 만들어 줍니다. 숨을 내쉬며 윗몸을 앞으로 접습니다. 가슴 중앙의 복장뼈(흉골)를 왼 무릎의 안쪽 가장자리를 향해 가져갑니다. 복장뼈

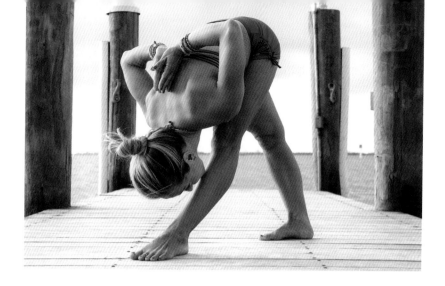

와 왼 무릎, 두덩뼈(치골)가 몸의 중심축을 따라 정렬되게 합니다. 양쪽 엉덩관절(고관절)에서부터 회전하면서 윗몸을 앞으로 접고 몸무게를 두 다리에 고르게 분배합니다. 등이 너무 굽지 않게 해야 하지만, 척추가 뒤로 너무 젖혀지지도, 뻣뻣하지도 않아야 합니다. 머리를 낮추어 코나 정수리를 왼 무릎 쪽으로 가져가서, 결국에는 턱을 정강이에 갖다 댑니다. 코나 왼발을 응시합니다. 골반 바닥을 조입니다. 배꼽 아래 부위를 안으로 당겨 두덩뼈(치골) 뒤쪽에 공간을 만들어 주고, 동등한 힘으로 오금줄(햄스트링)과 등 아랫부분을 길게 늘이면서 윗몸을 앞으로 접어 줍니다. 이 자세로 다섯 번 호흡합니다.

숨을 들이쉬며, 두덩뼈(치골)를 위로, 앞으로 보내면서 양쪽 엉덩관절(고관절)을 축으로 회전하면서 몸통을 들어 올립니다. 양손은 합장한 상태로, 양발바닥 앞쪽의 불룩한 부분을 축으로 몸을 돌린 뒤, 오른쪽으로 반복합니다. 오른쪽에서 다섯 번 호흡한 뒤, 숨을 들이쉬며 윗몸을 일으켜 사마스티티로 돌아옵니다.

2. 묵타 하스타 쉬르샤아사나 A — 삼각대 머리서기 자세

모든 거꾸로 서는 자세(역자세)는 우리를 몸의 중심선에 강하게 연결해 주며, 묵타 하스타 쉬르샤아사나 A는 정신적 힘과 신체적 힘을 모두 시험합니다. 지지가 적은 머리서기 자세 중 첫 번째인 이 자세는 어깨와 코어를 강화해 줍니다. 더 일반적인 자세인 밧다 하스타 쉬르샤아사나 시리즈와 달리, 양쪽 팔꿈치를 바닥에 받쳐 지지하지 않는 묵타 하스타 쉬르샤아사나 A는 목으로 안정을 유지해야 하기 때문에 두려움을 불러일으키기 쉽습니다. 하지만 약간의 기법을 이용하면 누구나 할 수 있는 자세입니다. 단지 신뢰가 조금 필요할 뿐입니다.

양손과 무릎을 바닥에 대고 시작합니다. 숨을 내쉬면서 정수리를 손끝 앞쪽 바닥에 대고, 머리와 양쪽 손바닥이 삼각형 토대를 이루게 합니다. 머리 꼭대기의 가장 평평한 지점

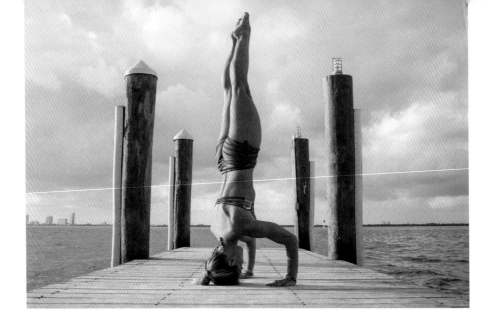

이 바닥에 놓이게 합니다. 이마를 대고 앞으로 머리를 굴리거나, 몸무게가 뒤통수 쪽으로
실리지 않도록 주의합니다. 팔이음뼈(어깨뼈와 빗장뼈)를 조이고 양팔을 안정시킵니다.
팔꿈치가 손목 바로 위쪽으로 오도록 정렬하고, 팔꿈치를 90도로 굽힙니다. 숨을 들이쉬
며, 다리를 펴고 양팔을 향해 앞으로 걸어갑니다. 만일 균형을 잡기 어렵거나 힘이 부족하
다고 느껴지면, 이 준비 자세로 다섯 번 호흡한 뒤 내려옵니다.

　동작을 진행할 준비가 되었다면, 숨을 들이쉬며 양팔로 단단히 받치면서 양쪽 엉덩관
절(고관절)을 축으로 회전하며 두 다리를 들어 올립니다. 뛰어오르거나 한쪽 다리를 차올
려 묵타 하스타 쉬르샤아사나 A로 들어가려 하지 마세요. 만일 다이빙 선수의 허리 접기
자세처럼 두 다리를 들어 올릴 수 없다면, 무릎을 굽힌 채로 걸어가서 무릎을 들어 올려
겨드랑이에 붙입니다. 만일 무릎을 굽힌 상태로 균형을 잘 유지할 수 있다면, 숨을 들이쉬
면서 거기에서부터 다리를 곧게 펴서 들어 올립니다. 갈비뼈 아랫부분을 안으로 당기고,
팔이음뼈(어깨뼈와 빗장뼈)를 안정시키고, 꼬리뼈를 살짝 안으로 말아 넣고, 넓적다리 앞
쪽 근육(넙다리 네 갈래근)을 수축하고, 발등을 곧게 펴고 발가락을 모아 위로 뻗어 줍니
다. 코끝을 응시합니다. 이 자세로 다섯 번 호흡합니다. 올라갈 때와 같은 방법으로 내려
옵니다. 발라아사나(아기 자세)로 들어가 휴식하면서 다섯 번 호흡합니다.

　묵타 하스타 쉬르샤아사나 A는 지지를 별로 받지 못하는 자세의 특성상 너무 오래 유
지하는 것은 권장되지 않는다는 점을 명심하세요. 힘이 강해짐에 따라 이 자세를 여러 가
지 도전적인 팔 균형 자세를 위한 기본 자세로 이용할 수 있습니다. 묵타 하스타 쉬르샤아
사나 A에서 길러진 힘과 안정감을 삶의 모든 활동을 위한 영적 토대의 상징으로 여겨 보
세요.

3. 마츠야아사나 — 물고기 자세

물고기의 모습으로 나타나는 비슈누 신의 화신인 마츠야의 이름에서 따온 마츠야아사나는 아쉬탕가 요가의 '마치는 자세'에 포함되어, 후굴에서 배우는 깊은 교훈들을 통합하고 척추를 강화하게 해 줍니다. 마츠야는 노아의 방주 이야기와 비슷한 대홍수로부터 첫 번째 사람인 마누(Manu)를 구해 줍니다. 구원의 상징인 마츠야는 신의 화신으로 수많은 이야기에 등장하며, 인간 마누를 안전하게 지켜 주거나 올바른 행동으로 인도합니다. 내맡김은 모든 후굴에서 핵심 요소이지만, 마츠야아사나에서는 내면의 힘과 균형을 이룹니다.

파드마아사나(연꽃 자세)에서 시작합니다. 만일 이 자세를 취할 수 없다면, 두 다리를 곧게 뻗고 발끝을 곧게 펴 줍니다. 바닥에 누운 뒤, 양쪽 팔꿈치를 바닥에 짚고 팔꿈치를 이용해 몸통을 들어 올리며, 척추를 활처럼 뒤로 젖혀 줍니다. 목을 뒤로 젖히고 목뼈를 늘여 머리를 바닥으로 내립니다. 배꼽 아래 부위를 안으로 당기면서, 엉치뼈를 앞으로 회전하여 숙이되, 앞으로 끌어당기면서 살짝 올리며 골반 속으로 넣는 듯이 합니다. 파드마아사나를 취하고 있다면, 양손으로 각각 발 안쪽을 잡고 팔꿈치를 곧게 펴 줍니다. 무릎에 이상이 느껴지지 않으면, 무릎을 바닥으로 내립니다. 하지만 무릎관절에는 불필요한 압력이 가해지지 않게 합니다. 두 다리를 곧게 펴고 있다면, 양손은 엉덩이 옆에 놓아두고 팔꿈치는 바닥에 놓여 있게 합니다. 아갸(ajna) 차크라, 즉 제3의 눈이라고 불리는 두 눈썹 사이 공간을 응시합니다. 이 자세를 유지하며 8~10번 호흡합니다. 그런 다음 천천히 자세를 풀어 누운 자세로 들어갑니다. 파드마아사나를 취하고 있다면, 두 다리를 곧게 폅니다.

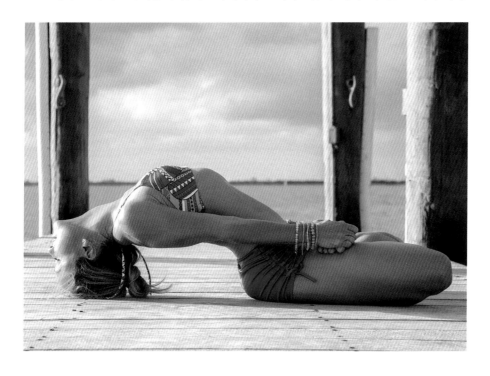

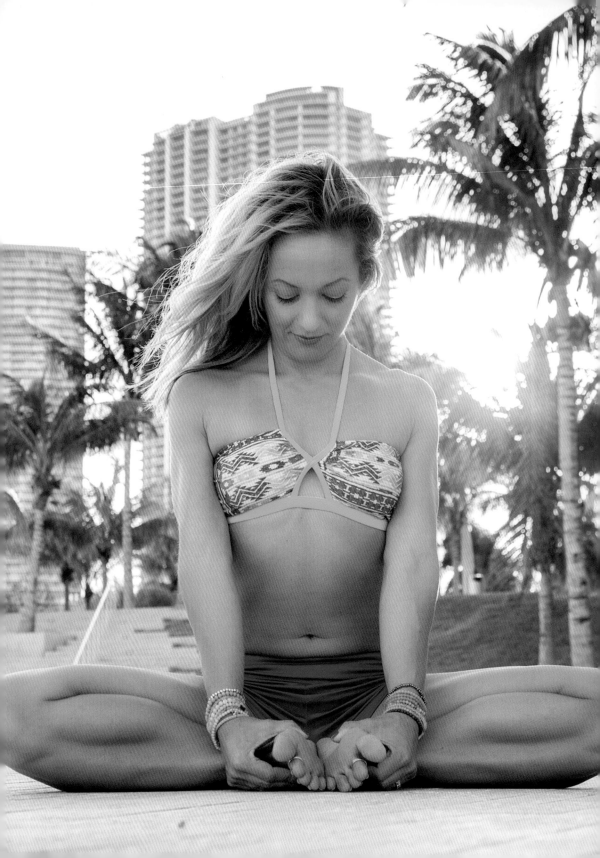

요가, 개인적인 수련
아비야사 Abhyasa

수련의 습관을 굳히는 가장 결정적인 요인은 매일 요가 매트를 펼치겠다는 결심입니다. 지도자의 감독 아래 수련을 하든 혼자 수련을 하든, 수련을 삶의 일부로 만드는 것은 자기 자신의 결심입니다. 요가는 혼자만의 고독한 여정일 때가 아주 많습니다. 어두컴컴한 새벽에 무거운 몸을 이끌고 매트 위에 올라야 하는 외로운 아침들이 있습니다. 아무 새로울 것 없고 너무나 지루하고 단조롭기만 해서 지치는 날들도 있고, 사소한 일들에도 계속 마음의 상처를 받아 힘겨운 날들도 있습니다. 하지만 여전히 당신은 수련을 합니다. 그리고 구름 위에 떠 있는 듯한, 원하는 대로 동작이 수월하게 이루어지고 햇살이 환히 비치는 듯한 날들도 분명히 있습니다. 그런 아름다운 날들에는 기분 좋게 수련을 합니다. 하지만 그렇지 않을 때도 매일 수련을 합니다.

수련은 날마다 행하는 헌신적인 의식이며, 일상의 일부가 된 수련은 곧 자기 자신의 일부가 됩니다. 어떤 활동이든 매일 치르는 의식처럼 계속 행해지면, 그 뒤로는 별다른 노력을 기울이지 않아도 매일 비슷한 시간에 이루어지게 됩니다. 그렇다고 해서 수련이 쉬울 것이라는 말은 아니지만, 개인 수련이 한번 자리를 잡으면 실제로 매트 위에 오르는 일이 그리 힘들게 느껴지지는 않을 것입니다. 피곤하고 쑤시고 졸리거나 여행을 하는 도중에도 우리는 매일 이를 닦습니다. 그처럼 어디에 있든 기분이 어떻든 그저 수련을 해 보세요. 그러면 수련이 삶의 일부가 됩니다.

오늘의 요가 수업은 아비야사(abhyasa), 즉 수련입니다. 요가는 영적 깨달음에 진지하게 집중하는 개인 수련입니다. 수련은 수많은 겉모습을 취하면서 이루어지지만, 수련의 더 깊은 목적은 한결같습니다. 요가는 올림픽 수준의 신체적 기량을 뽐내려는 것이 아닙니다. 물론 그럴 수는 있겠지만……. 앉아서 하는 명상도, 치유와 회복을 위한 수련도 요가의 일부입니다. 파탄잘리는《요가 수트라》1장 14절에서 수련의 세 가지 기본 요소를 제시합니다. 즉, 수련은 헌신하고 존중하며 성실하게(삿카라) 중단 없이(나이란타리야) 평생처럼 오랫동안(디르가 칼라) 행할 때 확고한 기반(드리다 부미)을 얻게 된다고 합니다. 길게 이어지는 요가의 길을 걸으면서 평생 수련하여 내면의 평화를 얻으려면 강한 힘과 인내심이 필요합니다. 중단 없이 수련에 전념한다는 것은 매일 수련을 하고, 요가의 도덕적, 윤리적 원칙들을 가슴속에 늘 간직한다는 것을 의미합니다. 마지막으로, 수련의 궁극적인 성공을 좌우하는 가장 중요한 요소는 아마도 수련의 목적일 것입니다. 그래서 요가의 더 깊은 영적 목적에 마음을 쏟으면, 아사나 수련에 들이는 노력이 훨씬 큰 보상을 거두어들일 것입니다. 확고한 기반을 다지고 수련의 이 세 가지 요소를 수련에 충실히 적용하는 일은 결연한 노력이 필요한 힘든 과제입니다.

이상적으로는, 매일 같은 시간과 같은 요일에 수련을 하는 것이 가장 좋습니다. 몸은 정해진 일과에 잘 반응하기 때문에 매일 같은 시간에 수련하면 가장 효과적인 수련을 할 수 있습니다. 내적인 리듬을 설정하도록 돕는 생체시계처럼, 매일 같은 시간에 수련을 하면 소화력이 향상되며 숙면을 취하는 데 도움이 됩니다. 아사나 수련은 지도자의 안내를 받으며 행하는 것이 가장 좋습니다. 그러면 수련자는 정해진 프로그램을 따르기만 하면 되고, 매트 위에 서서 무엇을 해야 할지 고민할 필요가 없기 때문입니다. 너무 많은 요가 수련생이 수련 프로그램에서 중도에 떨어져 나갑니다. 왜냐하면 일정한 수련 습관을 만들어야 할 때 혼자 독학을 하면서 길을 잃거나 부상을 당하거나 산만해지기 때문입니다. 모든 일류 운동선수에게 코치와 트레이너가 있듯이, 모든 요가 수련생에게는 자기의 수련 프로그램을 짜도록 도와주는 지도자가 있는 편이 더 좋습니다. 하지만 그렇더라도 수련을 스스로 책임지고 실천해야 하는 사람은 당신 자신입니다. 지도자나 트레이너의 역할에는 한계가 있기 때문입니다. 어떤 수련생들은 지도자가 지켜보거나 수업에 참여하지 않으면 스스로 수련을 하지 않습니다. 진정한 변화를 원한다면, 수련은 결국 자신의 것이 되어야 합니다. 나는 스승과 함께 수련하기 위해 해마다 한 번씩 인도를 가지만, 매트 위에서 보내는 나머지 시간에는 거의 항상 혼자 수련합니다.

《요가 수트라》1장 22절에 따르면, 요가 수행자가 수련에 임하는 열정의 수준에는 세 가지가 있습니다―약한(므리두), 보통(마디야), 열정적인(아디마트라). 이처럼 수련의 열정에 차이는 있더라도 모든 수행자가 결국에는 요가의 여정에서 성공할 것입니다. 우리 모두는 삶의 길을 걷는 동안 이 세 가지 범주 사이에서 왔다 갔다 할 것입니다. 언제나 열정적일 필요는 없으며, 영원을 향해 돌진하도록 스스로를 몰아붙일 필요도 없습니다. 결국은 영원만이 존재하며, 그러므로 설령 당신이 그 영원을 오늘이나 내일, 내년, 또는 만 년 뒤에 경험한다 해도 영원은 언제나 정확히 똑같을 것입니다. 구루지의 이 간단한 말은 틀림없는 진실입니다. "수련하라, 수련하라, 수련하라. 그러면 모든 것이 주어질 것이다."

어느 시점에는 어느 정도 수준에 도달해야 한다는 생각을 완전히 놓아 버려야만 수련의 힘이 진정으로 효과를 발휘하기 시작합니다. 오랫동안 매트 위에 올라 목표에 집착하지 않으면서 수련을 해야만 길러질 수 있는 겸손함이 있습니다. 우리는 "아무리 오래 걸려도 나는 신뢰하면서 이 길을 계속 걸어가고 말 거야."라고 말하는 가슴속 조용한 목소리를 듣는 법을 배워야 합니다. 요가는 개인적인 수련입니다. 오직 당신 자신만이 마음을 내면으로 돌려 가장 깊은 진실을 경험하겠다는 선택을 할 수 있습니다. 그 누구도 당신을 위해 당신의 길을 대신 걸어 줄 수는 없습니다. 진실한 가슴과 불굴의 정신으로 매트를 펼치고 오래오래 수련하세요.

어떤 날에는 매트 위에 오르는 것만으로도 나 자신이 영웅처럼 느껴집니다. 때로는 매트까지 엉금엉금 기어가서 잠이 덜 깬 상태로 나른하게 프라이머리 시리즈를 합니다. 어떨 때는 매트 위에서 수련하는 시간이 너무나 기다려집니다. 어쩌다 한 번씩 공중을 나는 듯한 날들도 있지만, 대개는 그저 묵묵히 노력을 이어 갈 뿐입니다. 수련이 완벽할 필요는 없습니다. 그저 수련을 하기만 하면 됩니다. 수련에서 가장 중요한 것은 날마다 하는 것입니다. 매트 위에 오르세요. 왜냐하면 단 5분의 수련이라도 당신의 하루를 바꾸고, 괴로운 감정들이 사라지게 하며, 더욱 평화로운 삶을 살겠다는 목표를 정하게 할 힘이 있기 때문입니다.

실천하기

1. 약한 수준의 수련을 하고 있다면. 매트 위에 오르는 것 말고는 다른 방법이 없습니다. 다음 달에는 적어도 5분씩 매일 수련을 해 보세요. 일주일에 6일은 아사나 수련을 하고, 하루는 명상을 하면 좋을 것입니다. 자세에 관한 목표에는 집착하지 말고, 30일 동안 연속으로 개인 수련이라는 영적 훈련을 꾸준히 하는 데 집중해 보세요. 수련 일지에 수련 시간과 진행 상황을 계속 기록해 보세요.

2. 보통 수준의 수련을 하고 있다면. 개인 수련(아비야사) 시간을 늘려서 수련의 강도를 높여 보세요. 한 달간 적어도 20분 동안 매일 수련을 해 보세요. 일주일에 하루는 명상을 하는 날로 정해, 몸이 휴식을 취하면서 강도 높아진 신체 훈련의 피로에서 회복되게 하세요. 명상하는 방법에 대한 설명과 지침에 대해서는 이 책의 '9일'을 참고하세요.

3. 열정적인 수준의 수련을 하고 있다면. 일주일에 6일은 적어도 한 시간씩 꽉 채워 수련을 해 보세요. 일주일 중 하루는 모든 신체 활동을 쉬고 명상에 집중해 보세요. 이 지점에 이르면 요가는 당신의 삶을 변화시킬 것입니다. 하루에 적어도 60분간 수련을 하게 되면, 당신의 하루 일정에 상당한 영향을 미치게 되므로 요가 수행자의 삶에 알맞은 생활 방식으로 바꿀 필요가 있을 것입니다. 하루에 적어도 한 시간씩 신체 훈련을 하는 습관이 생활의 일부로 자리를 잡으면, 요가는 가장 좋은 방식으로 당신의 삶을 떠맡기 시작합니다. 수련을 하지 않는 날에는 허전한 느낌이 들기 때문에 하루라도 수련을 거르기가 어려울 것

입니다. 하지만 이 아비야사(개인 수련) 상태에서는 일주일에 하루는 신체 수련을 쉬는 것이 중요합니다. 하루씩 몸이 휴식하게 해 주는 것은 무집착의 또 다른 형태이며, 집중적인 아사나 수련에 해로울 정도로 집착하는 것을 방지해 줍니다. 쉬는 날에 명상을 수련하면 나이란타리야(중단 없는 수련)를 유지할 수 있습니다.

수련하기　1. 밧다 코나아사나 ― 묶은 각 자세

고요하고 평온한 마음으로 밧다 코나아사나―구두 수선공 자세라고도 합니다―에 성공하려면, 균형 잡힌 수련과 집착하지 않는 마음이 필요합니다. 만일 '무릎을 바닥에 닿게 하기'라는 신체적 목표에 너무 집중한다면, 본질에서 벗어난 목표를 위해 신체 건강과 영적 여정을 희생시킬 수 있습니다. 그러므로 신체적 모습에 대한 모든 집착을 내려놓고 신체 내부에 집중해 보세요. 다른 자세들을 아무리 잘하더라도 이 자세를 취하면서 편안한 기분을 느끼기까지는 여러 해가 걸릴 수도 있습니다. 그러니 그렇더라도 놀라지는 마세요.

　　단다아사나(막대기 자세)에서 시작합니다. 골반 바닥을 조이면서 양쪽 엉덩관절(고관

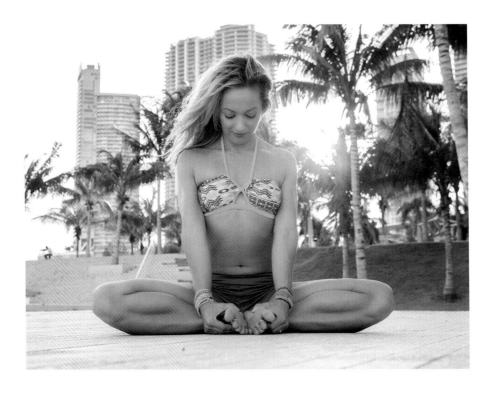

절)에 주의를 기울입니다. 양 무릎을 가슴 쪽으로 당겨서 무릎관절을 접어 줍니다. 숨을 내쉬면서, 양쪽 엉덩관절(고관절)을 바깥으로 회전하며 무릎을 바닥으로 내립니다. 양발 뒤꿈치를 최대한 서혜부 가까이 당깁니다. 양쪽 엄지발가락의 밑부분을 잡고, 발바닥이 위를 향하도록 열어 줍니다. 턱을 아래로 당기거나, 발을 응시합니다(사진 참조).

숨을 내쉬며, 두덩뼈(치골)를 축으로 회전하고 궁둥뼈를 뒤로 보내면서 엉덩관절(고관절)에서부터 윗몸을 앞으로 접어 줍니다. 척추를 최대한 곧게 편 상태를 유지하면서, 배꼽 아래 부위를 척추 쪽으로 당깁니다. 일단 윗몸을 최대한 앞으로 구부렸다면, 자기의 유연성 수준에 맞추어 정수리나 코, 또는 턱을 바닥으로 가져갑니다. 양손으로는 계속 양발을 잡아 줍니다. 양 무릎을 억지로 내리누르지 말고, 그저 자신의 상태를 있는 그대로 받아들이세요. 이 자세로 5~10번 호흡합니다. 숨을 들이쉬며 윗몸을 세우고 두 다리를 곧게 펴서 단다아사나로 돌아옵니다.

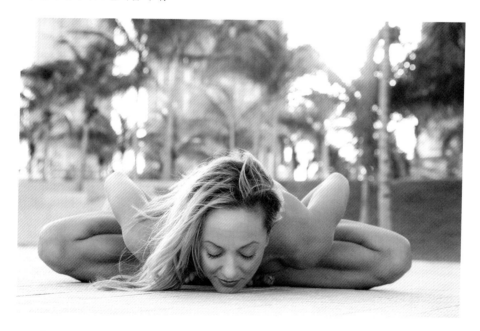

2. 나바아사나 — 보트 자세

아마 나바아사나만큼 수련의 필요성을 분명히 보여 주는 자세도 없을 것입니다. 이 자세는 강하고 꾸준한 마음과 수련에 대한 헌신이 필요합니다. 아쉬탕가 요가 체계에서는 유일하게 연이어 다섯 번 반복해야 하는 자세입니다. 반복 그 자체는 참된 수련에 필요한 거듭되는 노력을 상징합니다.

단다아사나(막대기 자세)에서 시작합니다. 숨을 들이쉬며, 양쪽 엉덩관절(고관절)을 뒤로 살짝 기울이면서 골반을 아래쪽으로 굴려 양쪽 궁둥뼈와 꼬리뼈 사이가 바닥에 닿게 합니다. 두 다리를 들어 올리면서 몸통을 살짝 뒤로 보내 균형을 잡아 줍니다. 아랫배를 안으로 당기고, 하복부 근육과 골반 바닥, 코어 근육을 수축합니다. 발등을 곧게 펴고 두 다리를 모아 줍니다. 양팔을 어깨 높이에서 앞으로 곧게 뻗습니다. 다리를 최대한 쭉 뻗어 주되, 이를 위해 등이 굽거나 바닥 쪽으로 너무 가라앉지는 않게 합니다. 몸은 어느 정도 똑바로 세운 상태를 유지하되, 몸통과 허벅지는 약 80도를 이루어야 합니다. 발가락을 응시합니다. 이 자세로 다섯 번 호흡합니다. 다섯 번 반복합니다.

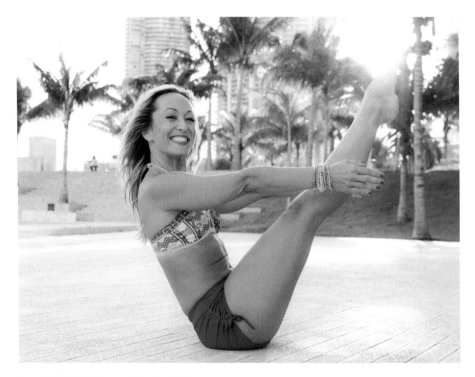

3. 샬라바아사나 ― 메뚜기 자세

이 간단해 보이는 후굴 자세는 수련 그 자체와 같아서, 꾸준히 오래 지속하는 것이 이 자세의 기초입니다. 메뚜기 자세(Grasshopper Pose)라고 불리는 현대의 요가 자세와 혼동하지 마세요.[2] 샬라바아사나는 가장 깊은 후굴을 하려는 데 목적이 있는 것이 아니라, 오랫동안 자세를 유지할 수 있는 인내와 힘을 기르기 위한 것입니다. 이 후굴 자세는 추간판(디스크) 탈출증과 다른 등 관련 문제들을 치료하기 위해 이용되기도 합니다. 샬라바아사나

---

2 샬라바아사나와 여기에서 말하는 자세는 우리말로는 둘 다 '메뚜기 자세'라고 하지만, 전자는 locust이고 후자는 grasshopper로서 종류가 다른 메뚜기이며 요가 자세도 다르다. ―옮긴이

는 신체적, 영적인 면에서 다른 후굴 자세들을 위한 수련의 기초를 마련해 줍니다.

배를 바닥에 대고 엎드린 자세로 시작합니다. 양팔을 곧게 뻗고 양손은 엉덩이 옆 바닥에 내리되, 손바닥은 위로 향하게 합니다. 숨을 들이쉬며, 배꼽 아래 부위를 안으로 당기고, 엉치뼈(천골)는 살짝 위로 들어 골반 속으로 넣고, 넓적다리 앞쪽 근육(넙다리 네 갈래근)을 수축하여 다리를 들어 올립니다. 동시에, 가슴 중앙의 복장뼈(흉골)를 앞으로 보내면서 가슴을 들어 올리되, 갈비뼈 아랫부분은 바닥에 닿은 채로 있게 합니다. 복장뼈(흉골)를 앞으로, 약간 위로 보내면서 다리는 뒤로, 약간 위로 뻗어 줍니다. 무릎이 굽지 않게 하면서 발을 더 높이 들어 올립니다. 동시에 몸을 길게 늘이고, 척추뼈 마디마디 사이의 공간을 최대한 벌려 줍니다. 코를 응시합니다. 이 자세로 다섯 번 호흡합니다.

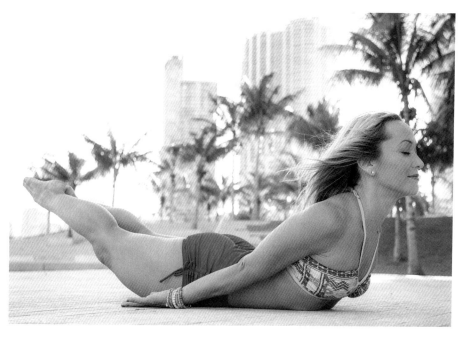

피로감이 느껴지면, 숨을 내쉬고 내려오고, 무릎을 가슴으로 끌어당겨 발라아사나(아기 자세)로 들어가 휴식을 취합니다. 반면에 활력이 느껴지면, 숨을 들이쉬며 곧바로 우르드바 무카 슈바나아사나(업독)로 들어갑니다. 숨을 내쉬고 몸을 뒤로 밀면서 아도 무카 슈바나아사나(다운독)로 들어갑니다.

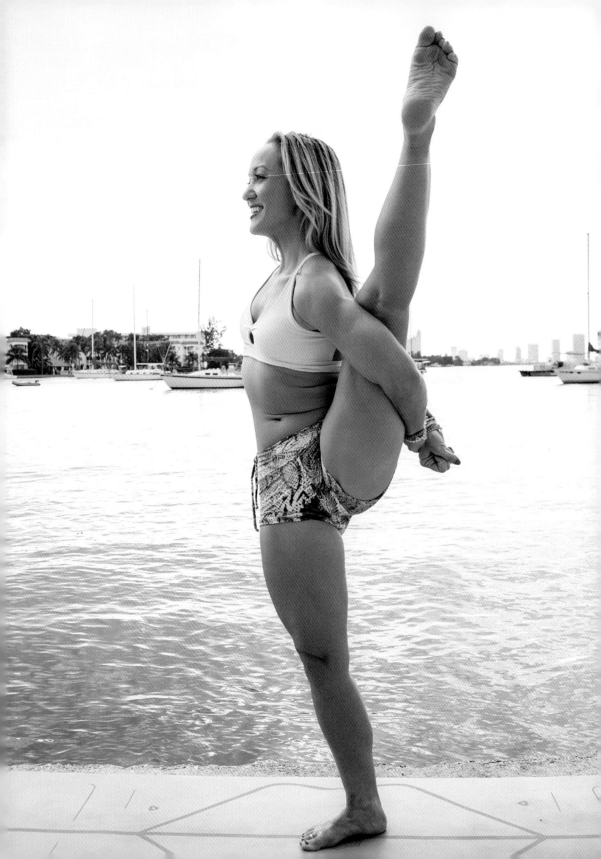

27일 놓아 버리고 신에게 내맡기기
바이라기야 Vairagya

나는 문제점을 끈질기게 물고 늘어지는 투사입니다. 쉽게 물러나거나 포기하거나 그만 두지 않습니다. 나는 반항적이고 고집이 세고 완고할 수도 있습니다. 그렇지만 때로는 물러나는 것이 가장 강하고 용감한 일임을 요가는 내게 가르쳐 주었습니다. 언젠가 내 몸에게 어떤 '팔 균형 자세'를 해내기를 요구하면서 그 자세를 열다섯 번 연속으로 시도 한 적이 있습니다. 사람들은 그만 하라고 말렸지만 나는 듣지 않았습니다. 나는 내 몸에 게 어떤 기분인지, 어떻게 하고 싶은지 단 한 번도 묻지 않았습니다. 악착같이 계속 시 도할 뿐이었죠. 하지만 그런 방식은 별 도움이 되지 않았고, 자세가 잘 취해지지도 않았 습니다. 나는 피곤해지고 녹초가 되었으며 패배감만 느꼈습니다.

그러던 어느 날 다른 길이 내게 열렸습니다. 그때 나는 자세를 위해 싸우는 대신 편 안하게 자세로 들어갈 수 있었습니다. 이를 위해 필요한 것은 오직 내맡김뿐이었습니 다. 어떤 자세를 그날이나 다른 어떤 날에 해내야 한다는 생각에 대한 집착을 놓아 버리 자, 갑자기 내 몸의 소리를 들을 수 있는 여유가 생겼습니다. 무턱대고 밀어붙이는 대 신, 내면의 안내를 기다리며 주어지는 길을 따를 수 있었습니다. 나지막이 안내하는 내 면의 목소리를 들었지만 자신이 원하는 대로 하기 위해 외면한 적이 얼마나 많았나요? 부드럽게 대해 달라는 몸의 소리를 들었지만 계속 밀어붙여서 결국 통증에 시달린 적이 얼마나 많았나요? 지혜로운 내면의 목소리를 들으면, 자신에게 주어지는 그 길을 따를 책임이 있습니다.

오늘의 요가 수업은 바이라기야(vairagya), 즉 무집착입니다. 파탄잘리는 《요가 수트 라》 1장 12절에서 말하기를, 수련의 목표인 평화로운 마음(니로다)에 이르려면 수련이 무집착(바이라기야)이라는 요소와 균형을 이루어야 한다고 합니다. 수련과 무집착 사이 에 균형이 이루어지지 않으면, 마음은 몸이 얼마나 아름다운 모습을 만들어 내는지에 과도한 관심을 기울이며 몸에 지나치게 집착하기 쉽습니다. 그러면 결국 어떤 요가 자 세를 얼마나 완벽한 모습으로 해낼 수 있는지 여부로 자신의 성공을 판단하게 되고, 그 자세를 해내기 위해 몸을 혹사할 것입니다. 그러나 요가가 추구하는 것은 마음이 신체 의 모습에 대한 집착에서 자유로워지고, 내면의 영적 수준에 우리의 정체성을 뿌리내리 는 것입니다. 오직 수련과 무집착을 통해서만 우리는 요가의 정수인 평정심에 이를 것 입니다. 개인의 의지를 진정으로 놓아 버릴 수 있는 유일한 길은 자신을 가장 이롭게 하는 더 큰 신의 의지가 있음을 신뢰하는 것입니다. 다시 말해, 놓아 버리고 신에게 맡기려면 신뢰가 필요합니다.

구루지는 항상 수련생들에게 《바가바드 기타》를 읽어 보라고 권했습니다. 이 서사시의 이야기에서 전사이자 왕자인 아르주나는 두 집단 간의 결정적인 전투를 앞두고 크리슈나에게서 요가의 가르침을 받습니다. 바이라기야는 본래 '감정이나 관심이 없는 것'을 의미합니다. 하지만 요가의 맥락에서는 흔히 '노력의 결과에 집착하지 않음'을 뜻합니다. 《바가바드 기타》 6장 35절에서 크리슈나는 아비야사와 바이라기야가 함께 해야만 가만히 있지 못하는 마음이 안정되고 고요해질 수 있다고 아르주나에게 설명합니다. 수련과 무집착이 짝을 이루는 것이 내면의 고요로 가는 길이라는 파탄잘리의 말과 같은 얘기를 하면서, 크리슈나는 삶의 목표에 대한 과도한 집착을 놓아 버리는 법을 더 구체적으로 이해하게 해 줍니다. 그리고 자기 자신을 무집착에 이르는 수단으로 제시합니다. 그는 아르주나에게 신의 의지를 신뢰하고, 노력의 결과를 신에게 내맡기라고 조언합니다.

수련과 무집착의 결합을 이해하는 또 하나의 길은, 우리가 자신의 의지로 노력의 결실을 얻으면 에고만 강화하게 된다는 점을 알아차리는 것입니다. 그런 시나리오에서는 우리가 무엇을 이루든 그 모든 것은 오로지 우리를 고통의 악순환 속으로 더 깊이 빠져들게 할 뿐입니다. 그러나 우리가 노력을 하되 그 결과는 신에게 내맡길 때, 우리는 성공을 하더라도 '나'로부터 자유로워집니다. 바꿔 말해, 참된 요가 수행자는 오랫동안 노력하고 또 노력하면서 꾸준히 수련을 하더라도, 우리가 얻는 모든 것은 신의 은총으로부터 온다는 것을 맑고 겸허한 마음으로 인식하는 것입니다. 개인의 의지를 신에게 내맡길 때, 변함없는 평화와 궁극의 자유가 찾아올 것입니다.

우리는 이처럼 신과 깊이 연결된 자리에서 행위를 할 수도 있지만, 이와 달리 순전히 혼자 힘으로만 그 모든 것을 해내려 할 수도 있습니다. 억지로 밀어붙이고, 압력을 가하고, 자기 자신이나 다른 사람들과 경쟁하고, 싸우고 할퀴며 과장하고 반발하고 적대하며, 고함을 칠 수 있습니다. 우리는 걱정을 하고 스트레스를 받으면서 시간을 허비할 수도 있지만, 아무리 걱정을 많이 해도 상황은 나아지지 않고, 아무리 스트레스를 많이 받아도 문제가 해결되지는 않을 것입니다. 만일 우리가 삶이라는 장대한 오케스트라의 모든 세부 사항을 통제할 수 있다고 생각한다면, 그것은 그릇된 자만심이며 결국에는 조화로운 교향곡이 아니라 불협화음만 일으키고 말 것입니다.

통제하려 애쓰지 말고 그냥 내맡겨 보세요. 내일은 내일이 걱정하게 하고, 마음과 가슴은 오늘 여기에 현존하게 하세요. 자신이 삶의 모든 조각을 통제해야 한다는 사고 방식으로 행동하는 한, 은총이라는 가장 큰 선물을 스스로 가로막게 됩니다. 작은 일 때문이든 큰일 때문이든 식은땀을 흘리지는 마세요. 땀은 요가 매트를 위해 남겨 두고, 삶을 즐기세요. 무슨 일이 일어나도 걱정하지는 마세요. 비행기를 놓치든, 시험에 떨어지든, 직장에서 해고되든, 병에 걸리든, 가슴 아픈 일이 생기든, 파산을 하든, 부상을 당하든, 나쁜 소식을 듣든, 어떤 종류의 상실을 겪든, 걱정하지 마세요. 다 괜찮을 거예요. 당신은 괜찮습니다.

우리는 신뢰하고 내맡기면서 행동하기를 선택할 수 있습니다. 그러지 않으면 두려움과 통제라는 올가미에 걸려들게 될 것입니다. 요가는 이론 위에만 세워지는 것이 아닙니다. 그러니 오늘 하루만이라도 신뢰해 보세요. 한번 그렇게 실천해 보세요. 가슴에 상처를 준 과거의 배신들을 치유해 보세요. 원망하는 마음을 던져 버리고, 용감하게 다시 믿어 보세요. 오늘 하루만이라도 내맡겨 보세요. 스트레스와 근심이라는 짐이 가슴에서 내려질 때 찾아오는 편안함과 자연스러운 삶의 흐름을 느껴 보세요. 그것을 기다려 보세요. 상상 이상의 평화와 행복이라는 축복이 찾아올 테니까요. 필요한 것은 오로지 신뢰하고 내맡기는 것뿐입니다.

실천하기

1. 놓아 버리고 신에게 내맡겨 보세요. 삶에서 자신이 가로막혔다고 느껴지는 부분이 있나요? 어떤 상황에서 자신의 뜻을 강요하려 하나요? 어떤 문제로 몹시 스트레스를 받고 있고, 그 일에 대한 걱정을 멈추지 못하고 있나요? 적어도 5분 동안 명상을 해 보세요. 바라는 것들을 종이에 적은 뒤, 노력의 결실—바라는 결과—은 내맡겨 보세요. 결과는 신에게 맡기고, 놓아 버리세요. 이루어질 일이면 이루어진다는 것을 신뢰하세요. 하지만 이루어질 일이 아니라면, 이루어지지 않은 소망에 의해 축복을 받을 것입니다.

2. 진정한 목표를 기억해 보세요. 매일 평범한 것들을 기억하는 시간을 가져 보세요. 중요한 것은 사랑입니다. 해돋이, 해넘이, 바다, 그리고 하늘. 이것은 삶의 호흡입니다. 깊이 숨을 쉬세요. 아무것도 중요하지 않습니다. 당신의 가슴속에 이미 모든 것이 있기 때문입니다. 당신은 온전하고 완전합니다.

3. 실험하고 검증해 보세요. 24시간 동안 아무것도 계획하지 말아 보세요. 잠에서 깨어난 뒤 삶이 어떻게 펼쳐지는지 한번 지켜보세요. 할 일 목록 없이 하루를 꼬박 지내 본 뒤, 이전보다 더 많은 자유와 행복을 느꼈는지 평가해 보세요. 하루를 계획하지 않고 모든 세부

사항을 통제하지 않으면 아무 일도 이루어지지 않을까 봐 겁이 날 수도 있겠지만, 그냥 한 번 그렇게 실험해 보고 무슨 일이 일어나는지 보세요. 당신이 계획하지 않으니까 세상이 돌아가지 않던가요? 혹 편안하고 자연스러운 순간들, 사랑의 순간들이 좀 더 많아지지 않던가요? 행복과 웃음, 기쁨을 계획하기는 어렵습니다. 그러는 대신, 통제하려는 욕구를 놓아 버리고, 모든 것이 삶으로 흘러들게 해 보세요.

수련하기 | 1. 웃탄 프리스타아사나 — 도마뱀 자세

이 자세는 엉덩관절(고관절)의 유연성을 키우기에 아주 좋은 자세입니다. 웃탄(utthan)은 보통 '뻗다'로 번역되지만, 재생이라는 의미도 있습니다. 전통적인 산스크리트 어는 도마뱀의 재생력을 예로 들어 이 자세에 담긴 가르침을 얘기합니다. 엉덩관절(고관절)은 자동차를 오래 타거나 스트레스를 받으면, 또는 몸의 전반적인 뻣뻣함 때문에 굳어 버리는 경우가 많습니다. 도마뱀이 기꺼이 꼬리를 버리고 새로운 꼬리가 자라나게 하듯이, 엉덩관절(고관절)의 모든 뻣뻣함을 버리고 몸과 마음을 열어 새로운 수준의 자유를 맛보세요. 프리스타(pristha)는 책의 페이지를 의미하기도 합니다. 그러니 엉덩관절(고관절)을 열어 주

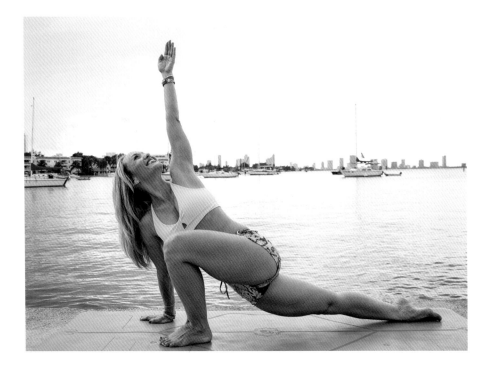

는 것을 골반이라는 책을 활짝 열어 주는 것으로 생각할 수도 있습니다.

옷탄 프리스타아사나에는 다양한 변형 자세가 있습니다. 가장 접근하기 쉬운 자세부터 시작해 보세요. 아도 무카 슈바나아사나(다운독)에서 시작합니다. 숨을 들이쉬며 왼발을 앞으로 한 발 내디딥니다. 숨을 내쉬며 오른 무릎을 바닥에 누릅니다. 오른 엉덩이를 아래로 떨어뜨리고, 왼 넓적다리를 가슴 쪽으로 끌어당깁니다. 숨을 들이쉬며 왼팔을 위로 곧게 뻗고, 오른손으로 바닥을 짚어 추가로 지지해 줍니다. 왼손 끝을 쳐다봅니다. 이 자세로 다섯 번 호흡합니다. 숨을 내쉬며 양손으로 바닥을 짚고, 왼발을 뒤로 보내면서 차투랑가 단다아사나(사지 막대 자세)로 들어갑니다. 숨을 들이쉬고, 몸을 앞으로 밀어 올리면서 우르드바 무카 슈바나아사나(업독)로 들어갑니다. 숨을 내쉬고, 몸을 뒤로 밀면서 아도 무카 슈바나아사나(다운독)로 들어갑니다. 오른쪽으로 반복합니다.

2. 스와르가 드위자아사나 — 극락조 자세

이 우아한 자세를 위해서는 많은 수련을 해야 합니다. 드위자(dvija)는 '두 번 태어난'이라

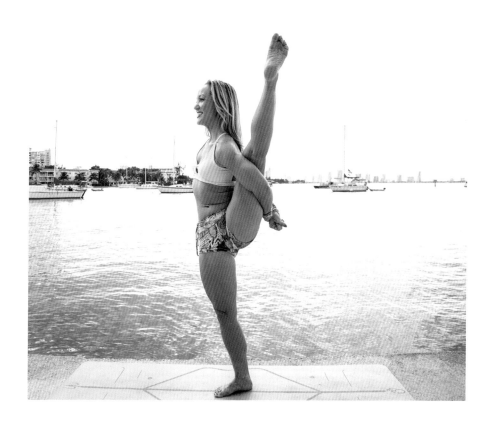

는 뜻이며, 스와르가(svarga)는 '낙원' 또는 '천국'을 의미합니다. 대다수 사람들은 몇 번 이상 시도한 뒤에야 천국으로 올라가는 듯한 느낌을 받을 것입니다. 아니면, 인내하면서 다정하게 보살펴 주어야 활짝 꽃을 피울 수 있는 꽃봉오리와 더 비슷한 것 같다고 느낄지도 모릅니다. 이 자세를 시도할 때는 먼저 준비 운동을 하여 오금줄(햄스트링)과 어깨, 등 아랫부분을 충분히 풀어 주어야 합니다.

사마스티티에서 시작합니다. 숨을 들이쉬면서, 왼 무릎을 굽혀 가슴 쪽으로 당깁니다. 왼 어깨를 앞쪽으로 굴려 왼 팔꿈치를 왼 무릎 아래로 실을 꿰듯이 집어넣습니다. 왼 어깨를 안쪽으로 회전하고, 왼손을 등 뒤로 돌려 엉치뼈(천골) 위로 가져갑니다. 오른 어깨를 안쪽으로 회전하여 아래로 떨어뜨리고, 양손을 등 뒤에서 맞잡습니다. 만일 양손을 잡아 묶을 수 없거나 오금줄(햄스트링)이 너무 당기면, 왼발을 곧게 펴려고 시도하지 마세요. 양손을 단단히 잡아 묶었다면, 왼 다리를 천천히 곧게 펴 줍니다. 왼쪽 넙다리뼈(대퇴골)의 머리 부분을 골반(볼기뼈)의 절구 속으로 깊이 끼워 넣고, 넓적다리 앞쪽 근육(넙다리 네 갈래근)을 수축하고, 발끝을 모아 곧게 뻗어 줍니다. 오른 다리를 안정시키고, 아랫배를 안으로 당기고, 앞쪽의 한 점을 응시합니다. 이 자세로 다섯 번 호흡합니다. 사마스티티로 돌아옵니다. 오른쪽으로 반복합니다.

3. 아쉬타바크라아사나 — 팔각 자세

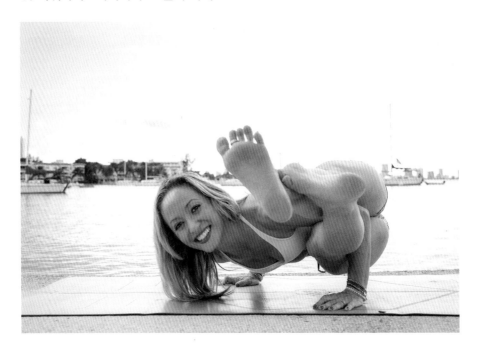

이 비대칭 팔 균형 자세는 균형과 무집착을 시험합니다. 한쪽으로는 쉽게 균형을 잡을 수 있어도, 반대쪽은 균형을 잡기가 좀 더 힘들 수 있습니다. 집착을 버리고 수련의 여정에 자신을 내맡겨 보세요. 완전한 아쉬타바크라아사나로 들어가려면 힘과 유연성을 총동원해야 할 것입니다. 이 자세를 완전히 표현할 수 있게 되면, 이 자세로 들어가고 나오는 방법은 수도 없이 많습니다. 가장 쉽게 들어가는 방법부터 시작해 보죠.

단다아사나(막대기 자세)에서 시작합니다. 숨을 들이쉬며 왼발을 들어 올리고 무릎을 굽힙니다. 왼 무릎을 몸통 뒤로 보내며 왼 종아리를 왼쪽 어깨 위에 올려 걸칩니다. 왼 팔꿈치를 왼 무릎 아래로 구부리고, 팔을 왼쪽 바깥으로 비스듬히 구부려 주어 균형을 잘 유지합니다. 양손은 양쪽 엉덩이 바로 앞쪽 바닥에 나란히 짚어 줍니다. 몸통을 앞으로 기울이면서 엉덩이를 들어 올립니다. 양팔이 안정감 있게 받쳐 주면, 오른 다리를 들어 올리고 양발을 서로 교차해 잠가 줍니다. 숨을 내쉬고, 골반 바닥을 안정시키고, 몸통을 들어 올릴 준비를 합니다. 숨을 들이쉬며 온몸을 바닥에서 들어 올립니다. 숨을 내쉬고, 양쪽 팔꿈치를 구부리면서 가슴이 양쪽 팔꿈치 바로 밑까지 내려가게 하여 완전한 아쉬타바크라아사나로 들어갑니다. 이 자세로 다섯 번 호흡합니다. 숨을 들이쉬며, 가슴을 앞으로 보내면서 엉덩이를 바닥으로 내립니다. 단다아사나로 돌아옵니다. 오른쪽으로 반복합니다.

만일 이 자세로 완전히 들어갈 때 불편함이 느껴지면, 자신이 편하게 느끼는 정도까지만 들어가고 억지로 밀어붙이지 않습니다. 최대 세 번까지 시도해 본 뒤, 다음 자세로 나아갑니다.

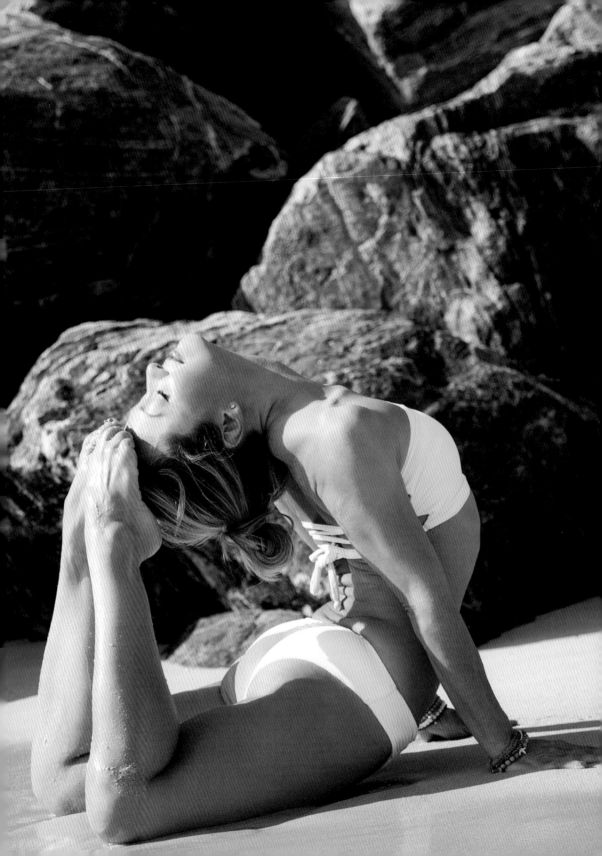

장애물들
아 리 샷 바 르 가 Arishadvarga

요가를 수련하는 사람은 간혹 끝없는 고통의 순환에 갇혀 있다고 느낄지도 모릅니다. 신체적 통증에서부터 감정적 좌절, 그리고 정신적 환멸에 이르기까지, 영적인 길에도 여러 가지 함정이 있으며 잘못된 길로 접어들 수 있습니다. 함정에서 벗어나는 첫째 단계는 함정에 빠졌다는 사실을 알아차리는 것입니다. 마치 위치 찾기(GPS) 앱이 목적지까지 가는 여정 중의 꼬불꼬불한 길과 굽은 길, 둘러 가는 길을 모두 보여 주듯이, 요가 철학은 이 길에 놓인 장애물들을 알려 줍니다. 여정 중에 맞닥뜨릴 유혹들을 잘 알고 있으면 그런 유혹에 걸려들지 않을 것입니다. 오늘의 요가 수업은 장애물입니다. 모든 요가 수련생은 장애물들을 직면할 텐데, 그렇다는 것을 알고 있는 것만으로도 장애물들의 절반은 극복한 셈입니다.

　나는 그 모든 장애물을 겪었습니다. 때로는 아팠고, 부상을 당했고, 게을러지기도 했으며, 재미가 느껴지지 않는 시간들을 견뎌야 했습니다. 그릇된 지도자에게 끌리기도 했고, 잘못된 판단을 하기도 했고, 다섯 걸음 전진했다가 곧 다섯 걸음 퇴보하기도 했습니다. 화가 날 때도 있었고, 우쭐대거나 우울할 때도, 욕심을 부릴 때도 있었고, 아무것도 모르겠다는 느낌이 들 때도 있었습니다. 이뿐만이 아니었습니다. 파탄잘리에 따르면, 이런 장애물로는 아홉 가지 방해물(안타라야, 요가 수트라 1장 30절)과 다섯 가지 고통의 원인(클레샤, 요가 수트라 2장 3절), 다섯 가지 브리띠(요가 수트라 1장 5절), 그리고 수많은 삼스카라와 신체적으로 수반되는 것들이 있다고 합니다.

　구루지는 가슴을 둘러싸고 있는, 영적 수련의 여섯 가지 적(敵)의 위험성에 대해 자주 얘기했습니다. 이 적들은 때로 여섯 가지 강렬한 감정이라고도 불리며, 요가 수행자의 마음이 무집착의 상태에 있지 못하도록 가로막는 대립 요인들이라고 합니다. 이 여섯 가지 적을 아리샷바르가(arishadvarga)라고 하는데, 종종 요가의 길에 놓인 주요 장애물 중 일부로 여겨집니다. 아리샷바르가에는 정욕(카마), 분노(크로다), 탐욕(로바), 집착(모하), 자만심(마다), 질투(맛사리야)가 있습니다. 여기에 더해 파탄잘리는 아홉 가지 안타라야(antarayah)와 다섯 가지 클레샤(klesha) 등 총 열네 가지 장애물을 열거합니다. 아홉 가지 안타라야는 질병(비야디), 무기력(스티야나), 의심(삼샤야), 부주의(프라마다), 게으름(알라시야), 감각의 쾌락(아비라티), 그릇된 인식(브란티 다르샤나), 확고한 기반을 얻지 못함(알랍다 부미카트바), 꾸준하지 못함(아나바스티타트바니)입니다. 다섯 가지 클레샤는 무지(아비디야), 에고(아스미타), 쾌락에 대한 집착(라가), 고통의 회피(드베샤), 죽음에 대한 두려움(아비니베샤)입니다. 이 장애물의 목록은 인간이라는 것이 무엇을 의미하는지를 거의 완벽하게 묘사합니다. 이런 파괴적인 성향들을 직면해야만 요가 수련생은 영적 가슴에 다가갈 수 있을 것입니다. 장애물들에 대해서는 책 한 권을 따로 쓸수도 있겠지만, 여기에서는 영적 수련을 방해하는 가장 보편적인 두 가지 적인 자만과 질투에 대해 살펴보려 합니다.

가끔 우리는 자존심이 너무 센 나머지 미안하다는 말도 못하고, 실수를 인정하지도 못하며, 바보처럼 보이지 않으려 애를 쓰기도 합니다. 나도 그랬습니다. 요가 수련을 위해 인도를 여러 번 여행한 뒤에는 남들이 모르는 특별한 지식과 노하우를 갖고 있다고 생각했고, 그 때문에 스스로 특별한 존재라고 여기던 순간이 있었습니다. 나의 자만심은 점점 자라났고, 물구나무서기를 할 수 있게 되자 갑자기 자신이 대단한 사람이 된 것 같았습니다. 나의 스승들은 그렇지 않음을 보여 주었습니다. 내가 충분히 강하다고 생각했을 때, 그분들은 더 강하기를 요구했습니다. 내가 제일 잘한다고 생각했던 부분에서 내가 제일 못하는 사람처럼 느껴지게 만들었습니다. 그분들은 내가 스스로 만족했던 모든 자리에서 내 에고의 보호막을 찾아내 무너뜨렸으며, 결국 나는 다른 누구보다 더 낫지 않으며, 물구나무서기는 영적 힘의 척도가 아님을 깨닫게 되었습니다.

참된 강함은 신체적으로 무엇을 할 수 있는지 없는지와 상관이 없습니다. 그보다는 얼마나 기꺼이 가슴을 열고자 하는지와 관련이 있습니다. 자만심과 완고함은《마하바라타》에서 온 우주를 한입에 꿀꺽 삼킬 수 있는 힘이 있는, '독에 물들게 하는 자'로 알려진 거인 아수라(asura)의 모습으로 등장합니다. 자만심은 그와 같습니다. 자만심은 모든 행복을 순식간에 파괴하는 힘을 가지고 있습니다. 참된 앎의 길을 가는 첫걸음은 자신에게 모든 답이 있는 것은 아니며, 그러므로 스승이 필요하다는 점을 인정하는 것입니다. 건강한 자존감과 우쭐해진 에고(자아)는 종이 한 장 차이입니다. 자신이 완벽하지 않다는 것, 도움이 필요하다는 것, 혼자서 모든 것을 다 잘 해낼 수는 없다는 것을 인정하는 행위는 때로는 자기의 문제들을 감추려고 애쓰는 것보다 더 큰 용기와 신뢰가 필요합니다. 겸손하고 잘 배우는 태도는 가슴이 열리고, 은총의 힘이 개입하여 삶을 주관하게 하는 길을 닦아 줍니다. 삶에서 중요한 것은 겸손하고 친절하며 더 많은 사랑을 나누는 것입니다. 당신이 좋은 사람이 아니라면, 아무도 당신의 물구나무서기에 관심을 갖지 않을 것입니다.

질투는 낮은 자존감에서 나오는 영혼의 질병입니다. 자신에게 부족한 것들에 고집스레 관심을 기울이는 것은 자존감의 결핍으로 인한, 자기를 향한 부정적인 태도입니다. 나도 그랬기 때문에 잘 압니다. 처음 수련을 시작했을 때, 내게는 모든 요가 자세가 너무 어려웠습니다. 어느 하나 쉬운 게 없어서 온 힘을 쏟아부어야 했죠. 언젠가 드디어 내가 스승에게 다음 자세를 받으면 내가 더 온전해질 거라고 생각했습니다. 나보다 월등히 앞서 있는 사람들을 축하해 주는 것은 쉬운 일이었습니다. 그들은 나와는 완전히 다른 부류에 속해 있었기 때문입니다. 하지만 나와 비슷하거나 조금 나은 수준에 있던 수련생들은 나를 몹시 속상하게 만들었습니다. 공동체 정신을 기르는 대신, 나는 질투심과 경쟁심에 사로잡혀 있었습니다. 겉으로는 거의 드러내지 않았지만 그런 마음은 여전히 나의 가슴을 조금씩 갉아먹었습니다. 그들이 성공할 때면 어쩐지 나의 것을 빼앗기는 것 같았습니다. 그러다 보니 동료 수련생들과 오래가는 우정을 쌓을 기회를 놓쳐버렸습니다. 그때는 나 자신이 충분히 좋고 충분히 강하며 충분히 예쁘다는 것을 결코 믿지 않았습니다. 그래서 내면의 공허감을 채워 줄 무언가를 찾으려 했습니다.

사물에서든 성취에서든 물질세계에서 참된 자기를 찾으려 하면, 늘 스스로를 과소평가하게 되고 자신의 좋은 점을 알아보지 못하게 됩니다. 더 높은 기반을 선택하세요. 즉, 요가 수행자의 길을 따르고, 기쁨(무디타)을 선택하고, 참된 성공으로 가는 비밀을 밝혀내세요. 파탄잘리는 말하기를, 요가 수행자는 행복하고 성공한 사람과 함께 있을 때 기뻐하는 태도를 길러야 한다고 합니다(요가 수트라 1장 33절). 사랑이 그렇듯 기쁨도 한이 없습니다. 세상에 더 많은 기쁨을 줄수록 더 많은 기쁨이 퍼져 나갈 것입니다.

당신이 꼭꼭 숨겨 두고 있는, 가슴과 영혼을 소리 없이 갉아먹고 있는 비밀들은 무엇인가요? 가슴을 활짝 열지 못하게 가로막는 에고의 장애물들은 무엇인가요? 충분히 강해져서, 가슴을 묶고 있는 사슬들을 끊어 버리세요.

---

1. 세상에 기쁨을 가져오세요. 사람들에게 미소를 짓고, 농담을 건네고, 함께 웃고, 간지럼 태우는 장난도 쳐 보고, 우스꽝스러운 행동도 해 보고, 자신을 웃음의 소재로도 사용해 보세요. 무엇이든 자신에게 기쁨을 주는 것을 사람들과 나누어 보세요. 또는 부정적인 생각을 정반대로 뒤집어 긍정적인 쪽으로 생각해 보고, 자신이 조금 질투하는 사람에게 기쁨을 비는 기도를 해 보세요. 질투를 느끼는 사람에게 기쁨을 빌어 주기가 얼마나 어려운 일인지를 아는 것만으로 겸손해지게 됩니다. 사람들에게 기쁨이 가득하기를 소망하는 기도를 하면 세상에 더 많은 기쁨을 가져오게 됩니다. 모든 기쁨을 선물해 보세요. 그러면 몇 배의 기쁨으로 돌아올 것입니다.

2. 자기만의 장애물 목록을 만들어 보세요. 자신이 지금까지 직면했던 장애물의 목록과 함

께, 영적 속박을 완화해 주는 해독제의 목록을 만들어 보세요. 예를 들어 질투의 해독제는 기쁨이고, 비통함의 해독제는 충분히 슬퍼하는 것이며, 두려움의 해독제는 신뢰이고, 미움의 해독제는 사랑이며, 에고의 해독제는 겸손입니다.

3. 겸손함과 유머를 길러 보세요. 유머 없는 심각한 태도는 과대평가되고 있습니다. 자기 자신을 웃음의 소재로 삼을 수 있는 능력은 훨씬 재미있고 또 유용합니다. 당신은 결코 완벽할 수 없습니다. 그러니 그런 족쇄에서 스스로 풀려나서 재미있게 즐기고, 자신의 실수 등을 웃음의 소재로 삼으며, 자유로워지세요. 유머는 영적인 길에서 귀중한 도구입니다. 유머는 겸손과 함께 오며, 자만심에 대한 훌륭한 해독제입니다. 우스꽝스러운 표정을 지어 보고, 바보 같은 농담도 해 보고, 웃어 보세요. 자기의 단점과 부족한 부분을 솔직하게 내보이고 농담의 소재로 쓰이는 위험을 감수할 수 있는 용기는 진정한 자신감의 표현입니다. 예전에 나는 결코 나 자신을 웃음의 소재로 삼을 수 없는 사람이었고, 수련뿐 아니라 모든 것을 아주 심각하게 받아들였습니다. 그렇지만 심각한 상태로 계속 지내는 것은 너무나 피곤한 일이었습니다. 당신이 웃으면 세상도 함께 웃을 것입니다. 미소를 지으면 햇살이 당신을 비출 것입니다.

수련하기   1. 우슈트라아사나 — 낙타 자세

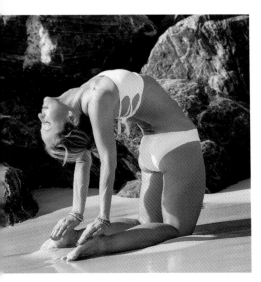

이 후굴 자세는 요가 수련에서 치료 효과가 가장 큰 자세 중 하나입니다. 다양한 수준의 수련생이 쉽게 접근할 수 있으며 변형하기 쉬운 자세이기도 합니다. 우슈트라아사나를 꾸준히 수련하면 건강한 후굴 기법이 자리를 잡으며, 척추가 신장되는 내부 작용을 잘 이해하게 됩니다. 근육과 관절의 약한 부위들을 발견할 수도 있습니다. 아니면, 격한 감정이나 호흡 곤란의 형태로 나타나는 신경 문제를 발견할 수도 있습니다. 이런 일들이 일어나면, 마음을 침착하게 유지하면서, 관절들을 보호하기 위해 몸 상태를 확인하고, 몸에 무리가 가지 않는 자세를 선택하는 것이 중요합니다.

　무릎을 꿇고 선 자세에서 시작합니다. 양 무릎을 엉덩이 너비로 벌려 정렬하고, 발등을 곧게 폅니다. 숨을 들이쉬며 양손을 허리에 얹고, 배꼽 아래 부위를 척추 쪽으로 당깁니다. 등근육을 수축하면서 갈비뼈를 엉덩이와 멀어지게 들어 올려, 척추 마디마디 사이에 공간을 만들어 줍니다. 가슴 중앙의 복장뼈(흉골)를 턱 쪽으로 들어 올립니다. 숨을 내쉬며 골반을 앞으로 보내고, 척추 관절 하나하나를 구부려 주어 척추가 부드럽게 신장되게 합니다. 양손을 양 발바닥 위에 얹되, 손꿈치와 발꿈치가 정렬되게 하고, 손가락은 발가락을 향하게 합니다. 어깨를 앞쪽으로 굴리면서 안으로 회전하여 등세모근(승모근)을 올려 주고 목을 받쳐 줍니다. 넓적다리 안쪽 가장자리를 통해 바닥에 뿌리내리고, 골반 바닥을 조이고, 엉치뼈를 앞으로 보내며 살짝 끌어올리기 위해 숙이고 완전한 우슈트라아사나로 들어갑니다. 갈비뼈를 엉덩이와 멀어지게 계속 들어 올립니다. 유연한 수련생들은 후굴을 지지하는 데 필요한 내부 힘에 특히 중점을 두어야 합니다. 코를 응시합니다. 이 자세로 다섯 번 호흡합니다.

숨을 들이쉬고, 양손을 다시 허리에 얹으며, 엉덩이를 앞으로 보내면서 올라옵니다. 숨을 내쉬고 엉덩이를 내려 발 위에 앉습니다. 발라아사나(아기 자세)로 들어가 휴식합니다. 우슈트라아사나를 한두 번 더 반복한 뒤, 뒤로 점프하여 차투랑가 단다아사나(사지 막대 자세)로 들어갑니다. 숨을 들이쉬고, 몸을 앞으로 밀어 올리면서 우르드바 무카 슈바나아사나(업독)로 들어갑니다. 숨을 내쉬고, 몸을 뒤로 밀면서 아도 무카 슈바나아사나(다운독)로 들어갑니다.

2. 라자 카포타아사나 — 왕 비둘기 자세
라자 카포타아사나는 많은 노력으로 도전해야 하는 후굴 자세입니다. 만일 억지로 이 자세를 만들려 하면서 너무 강하게 밀어붙이면, 오히려 스스로 가로막는 꼴이 될 뿐입니다. 이 자세를 수련한다는 것은 수련하는 도중에 만나게 될 장애물들과 친구가 되는 것을 의미합니다.

배를 바닥에 대고 엎드린 자세로 시작합니다. 숨을 들이쉬며 천천히 가슴을 들어 올리기 시작합니다. 양손으로 어깨 아래 바닥을 짚습니다. 곧바로 윗몸을 뒤로 젖히려 하지 마세요. 그 대신 척추의 마디마디 사이에 공간을 만들어 준다고 생각해 보세요. 어깨와 가슴 중앙의 복장뼈(흉골)를 들어 올리면서, 갈비뼈와 골반 사이의 공간을 최대한 넓혀 줍니다. 숨을 내쉬고, 등근육을 수축하면서 척추 마디마디 사이의 공간을 이용해 등을 뒤로 구부립니다. 어깨를 엉치뼈(천골) 쪽으로 가져갑니다. 양팔로 바닥을 단단히 누르면서 천천히 팔

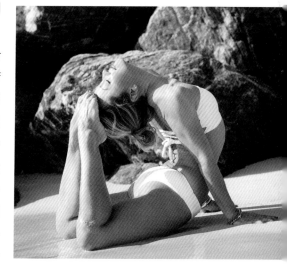

을 곧게 펴 줍니다. 양팔을 쭉 편 뒤에는 손가락 끝으로 살짝 잡아당기듯이 바닥을 밀면서, 유연성의 수준에 맞추어, 어깨를 양손 뒤쪽으로 움직입니다. 엉덩이근육(둔근)을 이완하고, 다리를 부드럽게 구부려 라자 카포타아사나로 들어갑니다. 발등을 펴고 발가락을 모아 줍니다. 발가락을 머리에 갖다 대려고 너무 무리하지는 마세요. 그보다는 등의 힘을 이용해 머리가 발을 향해 움직이게 합니다. 머리를 뒤로 떨어뜨리고, 코를 응시합니다. 자신의 한계에 머무르며 다섯 번 호흡합니다.

발을 억지로 머리 쪽으로 가져가지 마세요. 오늘 현재의 자신을 받아들이세요. 숨을 내쉬고, 다리를 곧게 펴세요. 양팔은 그 자리에 두고 양손으로 바닥으로 누르면서 우르드바 무카 슈바나아사나(업독)로 들어갑니다. 숨을 내쉬고, 몸을 뒤로 밀면서 아도 무카 슈바나아사나(다운독)로 들어갑니다.

3. 숩타 비라아사나 — 누운 영웅 자세
이 자세는 관심을 내면으로 향하는 시간입니다. 깊은 후굴을 준비하는 용도로도, 깊은 후굴 이후 회복을 위한 용도로도 활용되는 숩타 비라아사나는 엉덩관절(고관절)의 안쪽 회전(내회전)과 편안히 휴식하는 마음 상태, 그리고 겸손한 가슴에 초점을 맞춥니다.

무릎을 꿇고 선 자세로 시작합니다. 엉덩이를 내려 양발 위에 올려놓습니다. 양쪽 무

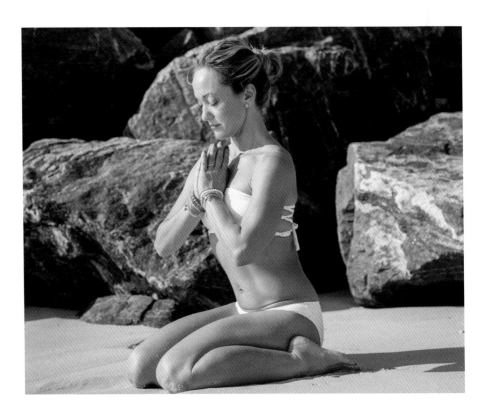

름과 발을 붙입니다. 무릎이 편안하면, 양쪽 엉덩관절(고관절)을 안으로 회전하고 종아리 근육을 양옆으로 빼내어 발을 엉덩이 바로 옆에 붙입니다. 양발 사이에 엉덩이가 오게 하여 골반을 바닥으로 내립니다. 엉덩이가 바닥에 닿지 않으면, 수건이나 블럭을 엉덩이 밑에 깔고 앉습니다. 양손을 합장하여 가슴 중앙으로 가져갑니다. 고개를 부드럽게 앞으로 숙이고, 코를 응시합니다. 만일 무릎 부상으로 무릎관절을 완전히 접을 수 없다면, 엉덩이 밑에 블럭이나 볼스터를 받친 뒤 진행하는 편이 좋을 것입니다. 숨을 내쉬면서 윗몸을 완전히 뒤로 누이되, 양손을 바닥에 받쳐 윗몸을 지지해 가며 누입니다. 어깨가 바닥에 닿으면, 배꼽 아래 부위를 척추 쪽으로 당기면서 엉치뼈(천골)를 바닥으로 가져갑니다. 양 무릎을 서로 당겨서 최대한 가까이 붙여, 엉덩관절(고관절)이 안쪽으로 더 깊이 회전하게 합니다. 양손을 넓적다리 위에 올리고, 코를 응시합니다. 이 자세로 5~10번 호흡합니다.

숨을 들이쉬고, 양손으로 윗몸을 지지하면서 올라옵니다(무릎으로 선 상태). 숨을 내쉬고 들이쉬며 몸을 위로 들어 올립니다. 숨을 내쉬고 뒤로 점프하여 차투랑가 단다아사나(사지 막대 자세)로 들어갑니다. 숨을 들이쉬고, 몸을 앞으로 밀어 올리면서 우르드바 무카 슈바나아사나(업독)로 들어갑니다. 숨을 내쉬고, 몸을 뒤로 밀면서 아도 무카 슈바나아사나(다운독)로 들어갑니다.

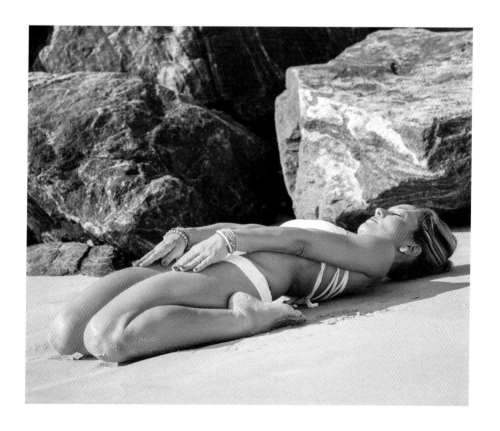

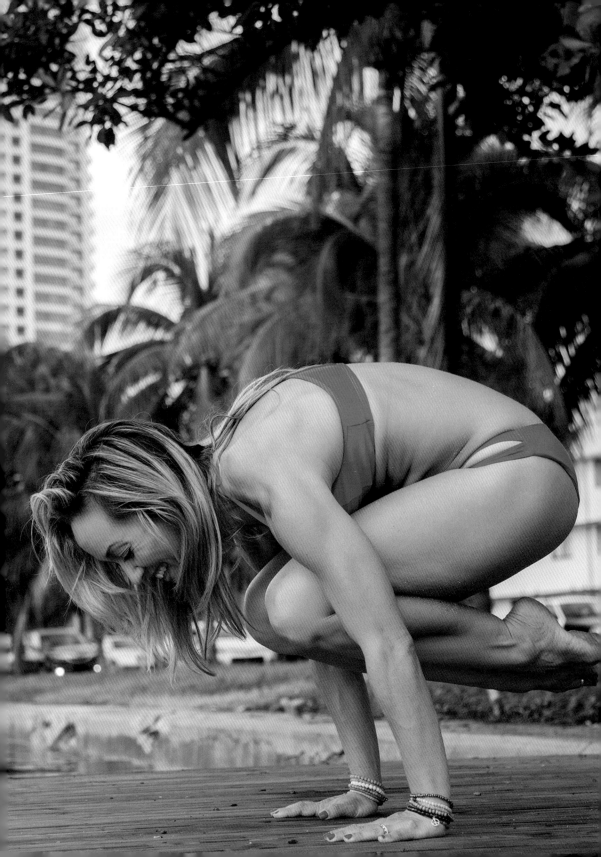

강해지기
스티라 Sthira

참된 힘으로 가는 여정은 나에게 가장 친밀하고 치유 받고 계속 노력하며 도전해야 하는 수업이었습니다. 아쉬탕가 요가의 '팔 균형 자세'들을 처음 보았을 때가 생각납니다. 마법을 보는 것 같았죠. 그런 자세들이 나의 매일 수련의 일부가 되리라고는 상상할 수 없었습니다. 그때만 해도 나 자신을 팔은 부들부들 떨리고 엉덩이 살은 출렁이는 작은 여자아이라고 생각했으니까요. 지금은 어떨까요? 더는 그렇지 않습니다. 나는 강해졌어요. 할 수 있을 거라고 생각했던 것보다 훨씬 더 강해졌습니다. 그리고 그거 아세요? 당신도 그럴 수 있어요!

오늘의 요가 수업은 스티라(sthira), 즉 힘입니다. 참된 힘은 물구나무서기를 해내는 것이 아닙니다(물론 그런 자세를 해내는 건 기분 좋은 일이지만). 참된 힘은 자기의 중심 깊은 곳에 있는 영적 앎(awareness)이라는 바위처럼 단단한 자리를 발견하는 것입니다. 참된 힘은 삶의 불가피한 부침을 직면할 때도 평화롭고 균형 잡힌 태도를 잃지 않는 고요하고 평온한 마음입니다.

나의 스승 스리 파타비 조이스와 샤랏 조이스는 내가 나 자신을 믿기 훨씬 전부터 나를 믿어 주었습니다. 내가 한계에 부닥쳤다고 느끼고 신체적으로나 정신적으로 더는 나아갈 수 없다고 생각했을 때, 그분들은 내게 더 강해지라고 말했습니다. 수련을 한 지 20년이 되어 가는 지금, 나는 마침내 그렇게 되었습니다. 수련을 처음 시작했을 때는 모든 것이 힘겨운 투쟁처럼 느껴졌습니다. 물구나무서기와 점프 스루는 물론이고, 머리서기조차 하지 못했죠. 남들은 나보다 훨씬 빨리 강해지는 것 같았고, 나는 제자리걸음만 하며 앞으로 나아가지 못하는 것 같았습니다. 몸을 들어 올리는 것은 달나라로 날아가는 것만큼이나 불가능하게 느껴졌습니다. 수련에서 나의 성공은 어느 하나도 쉽게 주어지지 않았습니다.

직업에서도 같은 상황이 반복되었습니다. 요가를 가르치는 일을 시작했을 때, 수많은 요가원에 이메일을 백 통쯤 보냈지만 답장을 해 준 곳은 몇 군데뿐이었습니다. 답장을 보내 준 요가원들과 처음부터 나를 지원해 준 사람들에게는 무척 고마웠지만, 그런 부정적인 반응은 견디기 힘들었습니다. 내가 아직 풀지 못한 어떤 마법 같은 성공의 공식이 있는 것은 아닌지 의문이 들 정도였죠. 첫 번째 책을 출간하고 싶었을 때도 수많은 출판 대리인이 내 원고를 거절했는데, 열 곳은 내 원고가 충분하지 않은 이유를 설명해 주었고, 단 한 곳만이 나를 믿고 승낙해 주었습니다. 어차피 내게 필요한 출판 대리인은 한 곳뿐이었으니 고마울 따름이었습니다. 그렇지만 부정적인 답장을 수없이 받다 보니, 이 세상에 나를 위한 공간이 있기나 한 것인지 모르겠다는 의구심이 들었습니다. 수련은 더 강해지는 법을, 그 모든 의심에 굴하지 않고 나 자신을 믿는 법을 가르쳐 주었습니다. 나는 꿈들을 이루기 위해 끈질기게 노력했습니다. 아무도 믿어 주지 않을 때에도 나는 그 꿈들을 믿었기 때문입니다.

강한 힘을 찾으려면 믿음을 찾아야 했습니다. 5년 동안 매일같이 물구나무서기에 실패했지만, 내 스승들이 나에게 보여 준 믿음을 꼭 붙들고 놓지 않았습니다. 그것은 약속과 같았고, 수련을 계속하기 위해서는 커다란 믿음을 끌어모아야 했습니다. 내가 언젠가 성공할 것이라는 증거는 하나도 없었지만, 나는 오직 믿기로 선택했습니다. 계속해서 수많은 실패를 경험하고 있었기 때문에 약속을 믿겠다는 결심은 내 믿음이 얼마나 깊은지를 시험하는 잣대와 같았습니다. 진정한 힘은 영적인 불굴의 정신이며, 나의 믿음은 신과의 매우 개인적이고 깊은 관계와 연관되어 있습니다. 나는 결국 깨달았습니다. 진정으로 강해지려면 믿음의 궁극적인 근원, 즉 신을 찾아야 한다는 것을……

믿음과 힘은 똑같이 중요한 역할을 담당합니다. 운에 의존하지 마세요. 성공은 끈질기게 결연한 사람, 불굴의 정신을 가진 사람, 그리고 겸손하게 노력할 수 있을 만큼 강한 사람들을 위한 것입니다. 만일 자신은 운이 없고 원하는 것을 얻을 수 없을 것 같고 느낀다면, 만일 사람들 가운데에서 선택을 받아 본 적이 없다면, 이제부터라도 자신의 행운을 스스로 만들어 가세요. 자꾸 미루면서 성공이 당신의 문을 두드리기만을 기다리지 마세요. 남들의 성공에 쓸쓸해하면서 시간을 낭비하지 말고, 자신의 부족한 점들에 대해 노래하지 마세요. 두려워하지 말고, 믿음으로 행동하고, 위험을 감수하되 현명하게 판단하세요. 지혜롭고 대담하고 다정하고 용감하세요. 도저히 넘을 수 없을 것 같은 그 산을 한 번에 한 호흡, 한 걸음으로 조금씩 깎아 내 보세요. 자신이 나아가야 하는 방향을 끊임없이 재설정하면서, 자신이 얻는 것들의 가치가 아니라, 주는 것의 가치에 관심을 기울여 보세요. 남들의 호감을 사기 위해서가 아니라, 자기를 위해 가장 좋은 자기 자신이 되어 보세요. 자기만의 가장 높은 기준을 설정하되, 너무 완벽해지려 하지는 마세요. 자기의 실수를 통해 배우고, 자기의 실패를 용서하고, 스스로 일어나 다시 도전해 보세요. 탁월함은 숫자와 표 계산으로 측정되는 최종 단계가 아니라, 훌륭함을 꾸준히 유지하는 태도입니다. 인내와 투지, 불굴의 믿음으로 자신의 목표를 정하세요. 자기 자신을 믿고, 결코 포기하지 마세요.

1. 그만두지 않겠다고 결심해 보세요. 결코 그만두지 않겠다는 결심을 하는 것만으로도 절반은 강해진 셈입니다. 예전에는 조용히 포기했지만 오늘 다시 도전해 보고 싶은 꿈이 있나요? 꿈을 이루기 위해 나아가는 작은 한 걸음으로 오늘 어떤 행동을 할 수 있는지 자문해 보세요.

2. 신체의 힘을 키우는 반복 훈련을 해 보세요. 신체적으로 강해지고 싶다면, 꾸준히 노력해야 합니다. 이 장에서 소개하는 자세들을 1년 동안 매일 반복해서 수련해 보세요. 5분이면 다 할 수 있는 이 자세들이 새로운 수준의 체력을 수련에 더해 줄 것입니다.

3. 감정의 힘을 키워 보세요. 감정적인 한계선을 분명하고 다정하고 침착하게 그어 보세요. 모든 복수심을 포기하고, 모든 쓰라린 감정을 뿌리 뽑고, 모든 분노를 태워 버리세요. 그러나 참된 자기 자신에 대해서는 흔들리지 마세요. 당신을 본래의 참된 가치에 못 미치는 이류 시민으로 만들어 버리는 것은 그 무엇이든 용납하지 마세요. 나중에 당신이 충분히 강해지면 끝내고 싶은 중독적인 상황을 하나 선택해 보세요. 또는, 누가 선을 넘을 때 자신을 분명히 대변하겠다는 선택을 해 보세요. 이런 내용을 일기장에 적어서 구체화하고, 자신이 정확히 누구인지를 아는 데서 나오는 단단한 자신감의 기반 위에 삶을 세우겠다고 결심한 전환점이 된 날로 오늘 날짜를 기록하세요. 당신은 강합니다. 당신은 온전하며 완전합니다. 당신은 환히 빛나는 아름다운 영혼입니다. 당신은 세상에 독특하고 귀중한 기여를 하기 위해 태어났습니다. 그렇다는 것을 절대 잊지 마세요!

1. 웃티타 차투랑가 단다아사나 — 널빤지 자세

웃티타 차투랑가 단다아사나는 힘을 키우는 데 필수적인 자세입니다. 나는 모든 유형의 널빤지 자세를 좋아하며, 힘을 키우는 일과의 일부로 이 자세들을 매일 수련합니다. 웃티타 차투랑가 단다아사나는 거의 모든 사람이 할 수 있는 동작이며, 어깨를 강화하고 회복하기 위해 사용될 수 있습니다. 양손을 바닥에 짚고 무릎을 바닥에 댄 채로 시작합니다. 양손을 어깨 너비로 벌리고, 양 무릎은 붙입니다. 어깨가 손바닥 위로 오도록 정렬하고, 손가락은 중립 위치에 둡니다. 배꼽과 배꼽 아래 부위를 안으로 당기고, 갈비뼈 아랫부분은 몸의 중심선을 향해 끌어당깁니다. 어깨뼈를 넓게 벌리고, 꼬리뼈를 길게 늘입니다. 숨을 들이쉬며 아랫배근육을 수축하고, 코어 근육을 활성화하여 전체 몸통을 단단하게 만들면서 몸을 들어 웃티타 차투랑가 단다아사나로 들어갑니다. 어깨의 힘으로 바닥을 눌러 어깨뼈를 최대한 넓게 벌립니다. 양 발바닥 앞쪽의 불룩한 부분에 몸무게를 실은 상태에서, 양쪽 넓적다리를 모아 붙여 주고, 엉덩이근육을 부드럽게 수축합니다. 양손 사이를 응시합니다. 이 자세로 다섯 번 호흡합니다. 무릎을 다시 바닥에 내리고, 발라아사나(아기 자세)로 들어가 휴식합니다. 세 번 반복합니다.

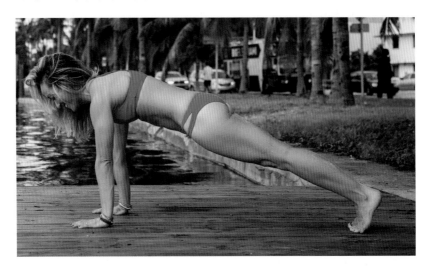

2. 브라마차리야아사나 — 엘 자 앉기

'엘 자 앉기(L-sit)'는 앉아서 하는 모든 점프 스루에 필수적인 부분이며, 힘을 키우는 데 꼭 필요한 자세입니다. 자기 몸을 정자세만큼 들어 올리지는 못할 것이라고 생각할 수 있지만, '엘 자 앉기'는 조금씩만 변형하면 누구나 취할 수 있는 자세입니다.

　　단다아사나(막대기 자세)에서 시작합니다. 숨을 들이쉬고, 윗몸을 살짝 앞으로 굽히

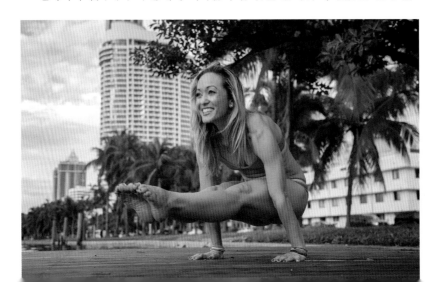

면서 두덩뼈(치골) 뒤에 공간을 만들어 줍니다. 양손을 넓적다리 중간 부분(무릎과 엉덩이 사이)의 바닥에 짚습니다. 숨을 내쉬고, 어깨를 앞으로 보내 손바닥 바로 위쪽에 오게 합니다. 정수리가 발가락을 향하게 합니다. 아랫배근육을 수축하고, 갈비뼈 아랫부분을 몸의 중심선을 향해 안으로 끌어당깁니다. 넓적다리 앞쪽 근육(넙다리 네 갈래근)을 수축하고, 발을 곧게 펴 줍니다. 숨을 들이쉬고, 양팔을 곧게 펴면서 엉덩이를 바닥에서 들어 올립니다. 어깨는 앞으로 보내면서 엉덩이는 뒤로 끌어당깁니다. 갈비뼈와 엉덩이를 최대한 가까이 붙입니다. 결국, 엉덩이를 뒤로 보낼 때 다리가 들리면서 완전한 '엘 자 앉기' 자세로 들어가게 될 것입니다. 코끝을 응시합니다. 양발을 차거나 점프하여 들어 올리지 않도록 하고, 설령 양발이 바닥에서 떨어지지 않더라도 그냥 엉덩이를 들어 올립니다. 이 자세로 다섯 번 호흡합니다. 엉덩이를 내려 단다아사나로 돌아갑니다. 세 번 반복합니다.

3. 롤라아사나 — 펜던트 자세

이 들어 올리기 자세는 간단해 보이지만 실은 물구나무서기보다 더 어렵습니다. 만일 양발을 바닥에서 들어 올린 채로 다섯 번 호흡하는 동안 유지할 수 있는 힘이 있다면, 어떤 요가 수련이든 대부분의 '팔 균형 자세'에 숙달할 수 있는 힘을 가진 셈입니다. 그러나 만일 힘이 부족하면, 내가 처음에 그랬듯이 당신도 엉덩이를 바닥에서 들어 올리는 일은 영영 어려울 것이라고 느낄지 모릅니다. 인내하면서 꾸준히 수련하면 체력이 더욱 좋아질 것입니다.

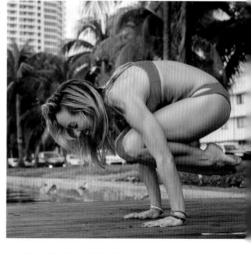

　양손을 바닥에 짚고 무릎을 꿇고 앉은 자세로 시작합니다. 양손을 어깨 너비로 벌립니다. 어깨가 손바닥 바로 위쪽에 오도록 정렬하고, 손가락은 중립 위치에 둡니다. 배꼽과 배꼽 아래 부위를 안으로 끌어당기고, 갈비뼈 아랫부분을 몸의 중심선을 향해 안으로 당깁니다. 어깨뼈를 넓게 펴고, 꼬리뼈를 길게 늘입니다. 양쪽 발과 무릎을 붙인 채로 무릎을 앞으로 당깁니다. 발등을 곧게 펴고 무릎을 양팔 사이로 가져옵니다. 무릎이 손목 앞으로 나와 있게 합니다. 숨을 들이쉬며 골반 바닥을 조이고, 아랫배근육을 조이고, 팔이음뼈(어깨뼈와 빗장뼈)를 단단하게 만든 뒤, 양발을 들어 올려 롤라아사나로 들어갑니다. 손가락 바로 앞의 바닥을 응시합니다. 이 자세로 다섯 번 호흡합니다. 엉덩이를 낮추며 바닥에 내려와 쉽니다. 세 번 반복합니다. 만일 양발을 들어 올릴 수 없다면, 준비 자세로 머무르면서 한 번에 한 발씩 들어 올립니다. 이때 발로 차올리거나 점프하지는 마세요.

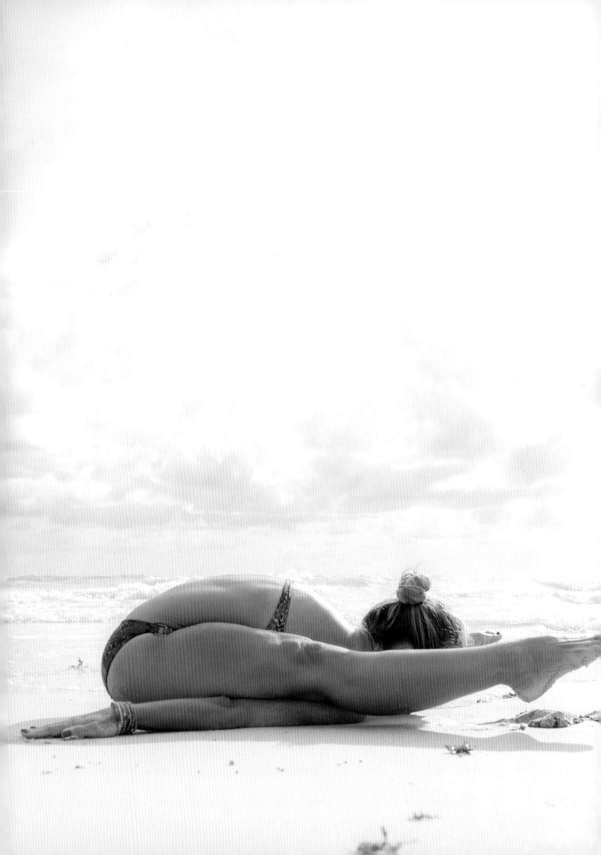

30일   신의 날개 아래에서 안식처 찾기

샤라남 Sharanam

우리 모두는 자기만의 방식으로, 자기만의 속도로 참된 집을 찾으려 하고 있습니다. 우리 모두는 소속감과 오래가는 평화의 느낌이 필요합니다. 우리는 빛과 사랑의 존재들입니다. 그럼에도 우리 모두는 감정에 관한 자기만의 영웅적인 전투를 치르며 상처 입고 다치고 아파하며 괴로움을 겪습니다. 우리의 유일한 안식처는 은총의 날개 안에 있습니다. 물질세계에는 영원한 행복이 없습니다. 모래시계의 모래처럼 빠르게 움직이는 시간의 모래 가운데에는 발을 딛고 서 있을 견고한 기반이 없습니다. 모든 것이 일시적이며, 모든 순간이 쏜살같이 지나갑니다.

오늘의 요가 수업은 샤라남(sharanam), 즉 안식처입니다. 안식처를 찾을 수 있는 단 하나의 진정한 장소는 가슴의 중심 안에 있으며, 우리는 완전한 내맡김을 통해 이곳으로 갈 수 있습니다. 샤(sha)는 도움을 청하는 겸손함, 그리고 인간의 모든 장애물에서 해방시켜 주는 은총을 의미합니다. 라(ra)는 신을 직접 경험하여 해방되는 것을 나타내며, 불의 뿌리 소리가 담겨 있고, 신의 빛과 불을 상징합니다. 남(nam)은 신의 영역인 깊은 평화와 내면의 침묵을 의미합니다. 남(nam)은 또한 신의 말씀과 신의 이름을 나타내며, 이를 통해 우리는 궁극의 진실이 드러나는 것을 직접 경험할 수 있습니다. 샤라남의 개념을 이해하는 또 하나의 방식은, 신의 현존의 비할 데 없는 힘과 위대함, 아름다움에 압도되어 항복하는 것 말고는 다른 선택이 없는 순간으로 생각하는 것입니다.

파탄잘리의 《요가 수트라》는 샤라남의 개념을 일곱 개의 수트라(1장 23-29절)에 걸쳐 이슈와라 프라니다나(Ishvara Pranidhana)로 설명합니다. '신에 대한 헌신'으로 번역되는 이슈와라 프라니다나는 안식처를 찾는 적극적인 상태입니다. 종교 교리나 율법 체계에 불과한 것이 아닌 그 상태는 신의 위대함을 직접 경험할 때 일어납니다. 오직 그때에야 비로소 요가 수행자는 겸손하고 공경하는 마음으로 신에게 진실로 헌신하게 될 것입니다. 헌신은 어느 무엇이나 어느 누구를 사랑할 때 일어납니다. 우리는 헌신하는 대상을 사랑합니다. 하지만 그 대상을 경험하기 전에는 진정으로 사랑할 수 없습니다. 요가는 자기 안에서 신을 직접 경험하고 그로 인해 내맡기는 태도를 기를 수 있는 장(場)을 제공합니다. 스리 파타비 조이스는 늘 말했습니다. "수련하세요. 신에 대해 생각하세요." 이 간단한 말의 힘과 깊이를 내가 제대로 이해하기 시작한 것은 20년 가까이 수련을 한 뒤였습니다.

나는 종교가 있는 집안에서 자라지도 않았고, 오랫동안 신의 존재를 믿지도 않았습니다. 사실은 누가 신을 언급하기만 해도 마음이 불편했고, 신을 가리키면서 남성 대명사인 '그(He)'를 쓰는 용법도 싫어했습니다. 그렇지만 이제는 말할 수 있습니다. 나는 신을 직접 경험했고, 신의 위대함을 통해 상상 이상의 자유를 알게 되었다고…… 이제 신의 존재 여부는 더 이상 내게 문제가 되지 않습니다. 왜냐하면 나는 신을 알고, 신과 관계하며, 신을 사랑하기 때문입니다. 요가는 모든 사람에게 저마다 신을 직접 알 수 있는 기회를 주는 혁명적인 도구입니다. 어떤 시험을 통과해야 하거나, 어떤 경전을 외워야 하거나, 어떤 종교 의식을 치를 필요가 없습니다. 우리에게 필요한 일은 오직 호흡을 하고, 마음을 내면으로 돌리는 것뿐입니다. 그러면 진실이 저절로 드러날 것입니다.

전통적인 요가 철학에 따르면, 신의 위대함을 조금이나마 전달할 수 있는 것은 오직 거룩한 소리인 '옴(OM)'뿐이라고 합니다. 옴은 신의 성스러운 상징이며, 우리에게 주어진 가장 진실한 신의 이름입니다. 당신의 첫 요가 수업을 돌아보고, 그때 생각과 개념을 넘어 가슴에 와 닿았던 옴의 진동을 떠올려 보세요. 그것은 침묵으로부터 울려 퍼지는 고요함의 진동이며, 우주의 깊은 곳으로 메아리치는 소리입니다. 그 진동의 순수함은 신의 위대함을 경험할 수 있게 해 줍니다. 마음은 고요해집니다. 가슴은 열립니다. 영혼은 노래합니다. 그리고 그 울림은 신을 직접 경험할 수 있는 통로를 열어 줍니다.

옴의 성스러운 상징(ॐ)은 기원전 1천 년 이전의 고대 경전인 《리그 베다》로 거슬러 올라갑니다. 옴은 신의 이름을 나타내는 신비한 음절이며, 저변에 있으면서 온 우주를 연결하는 진동입니다. 《우파니샤드》는 만물의 정수가 옴 안에 담겨 있다고 말합니다. 이 신비한 상징은 세 음절로 이루어지는데, 옴을 AUM으로도 표기하는 이유는 그 때문입니다. 산스크리트 어에서 모음 o는 a+u의 이중 모음 합성어인데, '아(A)'와 '우(U)'라는 두 가지 다른 소리가 결합된 것이 아니라, 하나의 긴 '오(O)'와 같은 소리를 냅니다. A는 인간의 가장 흔한 경험인 '깨어 있는 상태(자그랏)'를 상징합니다. 이 상태에서는 의식이 감각 기관이라는 문을 통해 바깥으로 향합니다. U는 '꿈꾸는 상태(스와프나)'를 상징하며, 이 상태에서는 의식이 내면으로 향해 꿈이라는 개인적인 경험의 세계로 들어갑니다. M은 '꿈이 없는 깊은 수면 상태(수슙티)'를 상징합니다. 모든 사람이 이 세 가지 상태를 경험합니다. 옴의 상징에서 맨 위에 찍힌 점은 의식의 네 번째 상태인 '투리야(turiya) 상태'를 상징하는데, 이 상태는 요가 수행자와 영적 구도자들에게만 가능합니다. 이때 마음은 장애물이 없는, 완전히 해방된, 고요하고 평온한 상태에 있습니다.

모든 사람의 가슴속에는 영적 갈망이 있습니다. 그 갈망이 사람마다 다르게 인식될지는 몰라도 우리는 모두 그것을 느낍니다. 어떤 사람들은 이 조용한 갈망을 모험에 대한 추구로, 사랑받고 싶은 마음으로, 성취를 향한 끝없는 욕구로, 또는 가슴이 미어지는 듯한 슬픔으로 경험합니다. 이런 영적 고통은 인간으로 산다는 것이 의미하는 바의 일부입니다. 나는 그것을 우울함과 분리감, 그리고 결코 안식하지 못하는 지속적인 불안감으로 느꼈습니다. 당신의 참된 집은 땅 위의 장소가 아니며, 사람들의 무리도 아닙니다. 당신의 참된 집은 영혼(spirit) 안에 있습니다. 내면의 세계로 가는 길을 발견하고, 가장 높은 진실을 발견하세요. 당신 안에는 환히 빛나기를 갈망하는 밝음이 있습니다. 당신 안의 그 별을 드러내는 열쇠는 가슴입니다. 당신이 사랑으로 행동하고 있다면, 모든 것이 당신에게 이로울 것입니다. 반면에 사랑 없이 행동하고 있다면, 당신은 최고의 힘을 가진 사람일지라도 약한 사람일 뿐입니다. 가슴 센터(heart center)에서는 조용한 지혜의 목소리가 말을 건네고 있습니다. 가슴의 소리를 들어 보세요. 그 목소리는 당신을 영적인 집으로 부를 것입니다. 그 목소리는 말합니다. "나는 여기 있어. 나는 언제나 너와 함께 있었어. 내가 없는 곳은 어디에도 없어. 내가 없는 때는 한순간도 없어." 신뢰하면서 그 미묘한 빛을 따르세요. 그 빛은 새로운 새벽의 씨앗입니다. 내면의 세계에서 참된 집을 찾아보세요. 그 집이 드러날 것입니다.

1. 옴(OM)의 울림을 발견해 보세요. 조용한 장소에서 편안하게 앉은 자세를 취합니다. 눈을 감습니다. 고요하고 평온한 마음으로 시작합니다. 양손을 가슴 중앙에서 기도하듯이 합장합니다. 깊이 숨을 들이쉽니다. 숨을 내쉬면서 옴(OM) 소리를 냅니다. 숨을 다 내쉴 때까지 줄곧 소리가 울려 퍼지게 합니다. 세 번 반복합니다. 그 자세로 머물면서 내적인 몸을 지켜봅니다.

2. 신의 목소리에 귀 기울여 보세요. 조용한 장소에서 편안하게 앉은 자세를 취합니다. 눈을 감습니다. 조용하고 평온한 마음으로 시작합니다. 고요히 앉아서 적어도 다섯 번 호흡합니다. 가슴 중앙의 복장뼈 뒤쪽 공간에 있는 영적 가슴 센터에 관심을 기울입니다. 고요함을 통해 말을 건네는 조용한 지혜의 목소리에 귀 기울여 보세요.

3. 내맡기세요. 조용한 장소에서 편안하게 앉은 자세를 취합니다. 눈을 감습니다. 고요하고 평온한 마음으로 시작합니다. 고요히 앉아서 적어도 다섯 번 호흡합니다. 양손을 가슴 중앙에서 기도하듯이 합장합니다. 당신의 의지를 신의 의지에 내맡기고, 그분이 오늘 당신 삶의 운전석에 앉도록 허용해 보세요.

수련하기 1. 에캄 — 첫 번째 호흡

수련의 첫 호흡은 언제나 수리야 나마스카라(태양경배) A의 첫 번째 자세에서 시작하는데, 아쉬탕가 요가에서는 이를 간단히 에캄(Ekam)이라고 합니다. 양팔을 머리 위로 들어 올리는 이 간단한 자세는 요가 여정의 미묘한 단순함을 상징합니다. 첫 호흡인 에캄은 수련의 영적 중심으로 들어가는 들숨입니다. 어떤 이야기의 첫 단어처럼, 수련의 첫 호흡은 생명의 숨과 같습니다. 1이라는 숫자는 신의 하나임을 상징하기도 합니다.

사마스티티에서 시작합니다. 숨을 들이쉬며, 양손을 머리 위로 치켜들고, 양 손바닥을 맞대 서로 눌러 줍니다. 중심선을 따라 몸을 정렬합니다. 갈비뼈 아랫부분을 살짝 안으로 당기고, 코어 근육을 수축하고, 배꼽을 안으로 당겨 척추를 지지해 줍니다. 어깨를 바깥으로 회전하고, 양팔을 완전히 쭉 뻗어 줍니다. 넓적다리 앞쪽 근육(넙다리 네 갈래근)을 단단히 조이고, 갈비뼈와 골반 사이의 공간을 최대한 넓혀 줍니다. 엄지손가락을 응시합니다. 한 번 깊이 숨을 들이쉰 다음, 수리야 나마스카라 A로 들어갑니다(태양경배 자세에 대한 자세한 설명은 《아쉬탕가 요가의 힘》을 참고하세요).

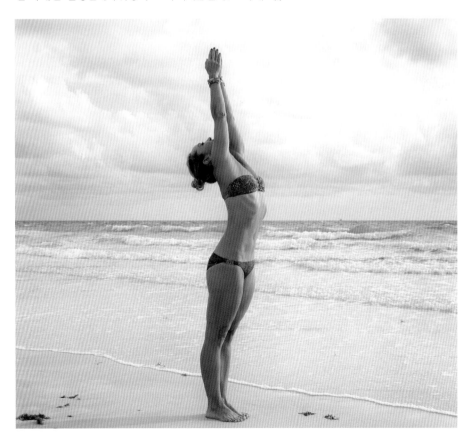

2. 쿠르마아사나 — 거북 자세

이 자세는 신뢰와 내맡김, 헌신이 필요합니다. 아쉬탕가 요가 체계에서는 흔히 쿠르마아사나를 할 때 지도자가 수련생의 자세를 교정해 줍니다. 이 교정을 받는 동안 수련생은 감정적, 신체적 한계에 부닥치는 경우가 많습니다. 오직 지도자를 신뢰하고 내맡길 때에만 쿠르마아사나가 편안하게 느껴지기 시작할 것입니다.

아도 무카 슈바나아사나(다운독)에서 두 다리를 이용해 앞으로 점프하여 양손 옆 바깥에 착지합니다. 양발을 이용해 양손 앞쪽으로 최대한 멀리 걸어갑니다. 엉덩이를 바닥으로 내려 앉습니다. 양쪽 넓적다리를 어깨 위로 걸칩니다. 양손과 양팔을 넓적다리 아래로 뻗으며, 어깨에서 대각선으로 약간 뒤쪽과 옆쪽으로 뻗어 줍니다. 손가락은 어깨와 멀어지는 쪽을 향하게 하고, 양팔은 곧게 펴고, 손바닥은 아래로 향하게 하여 엉덩이 양옆 바닥을 짚습니다. 골반이 바닥에 가라앉게 합니다. 다리를 곧게 펴면서 가슴을 앞으로 가져갑니다. 넓적다리가 어깨와 최대한 가까이 있게 하면서, 다리 사이가 너무 벌어지지 않게 합니다. 가슴과 어깨의 힘을 써서 가슴 중앙의 복장뼈(흉골)를 보호합니다. 팔꿈치를 뒤로 부드럽게 밀어내며 넓적다리를 통과시킵니다. 호흡을 할 때마다 윗몸이 내려가게 하여 이마나 턱, 또는 어깨가 바닥에 닿게 합니다. 다리를 완전히 쭉 뻗어서 결국 양쪽 발꿈치가 바닥에서 들리게 합니다. 이 자세로 다섯 번 호흡합니다. 천천히 몸을 들어 올리고, 뒤로 점프하여 차투랑가 단다아사나로 들어갑니다. 숨을 들이쉬고, 몸을 앞으로 밀어 올리면서 우르드바 무카 슈바나아사나(업독)로 들어갑니다. 숨을 내쉬고, 몸을 뒤로 밀면서 아도 무카 슈바나아사나(다운독)로 들어갑니다. 만일 이 자세를 시도할 준비가 되지 않았다고 판단되면, 부자피다아사나로 대체합니다.

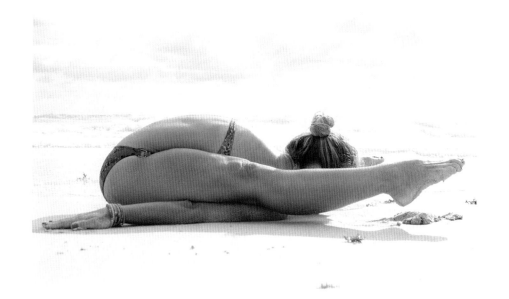

3. 에카 파다 라자 카포타아사나 — 한 발 왕 비둘기 자세

이 자세로 들어가려면 내맡기는 태도가 필요합니다. 이 깊은 비대칭 후굴 자세는 안정된 코어 감각이 없으면 중심을 잃을 수도 있습니다. 에카 파다 라자 카포타아사나로 들어가는 데는 두 가지 방식이 있습니다. 오늘은 더 많은 신뢰가 필요한 방식을 해 보겠습니다.

아도 무카 슈바나아사나(다운독)에서 시작합니다. 숨을 들이쉬며, 오른발을 앞으로 내디디면서 오른 무릎을 안으로 접어 관절을 닫고, 아랫다리를 바닥에 갖다 대고 오른발을 두덩뼈(치골) 옆으로 가져갑니다. 오른발등을 펴 줍니다. 골반을 바닥으로 내리고, 똑바로 정면을 향하게 합니다. 왼 다리를 쭉 펴고, 발가락을 모아 줍니다. 숨을 들이쉬며 양손을 허리에 얹습니다. 갈비뼈를 들어 올려 엉덩관절(고관절)에서 멀어지게 하고, 척추 마디마디 사이의 공간을 최대한 넓혀 줍니다. 숨을 내쉬고, 등근육을 수축하면서 뒤로 젖혀 척추를 늘여 줍니다. 양손을 기도하듯이 합장합니다. 왼 무릎을 부드럽게 위로 구부립니다. 숨을 들이쉬고, 양손을 머리 위로 들어 올려, 왼발을 향해 가져갑니다. 양손으로 왼발을 잡고, 머리를 뒤로 떨어뜨려 완전한 에카 파다 라자 카포타아사나로 들어갑니다. 만일 왼발을 잡을 수 없다면, 양손을 공중에 둔 채로 발을 향해 가져갑니다. 이 자세로 다섯 번 호흡합니다.

양손을 천천히 내려 바닥을 짚고, 오른발을 뒤로 보내면서 차투랑가 단다아사나(사지

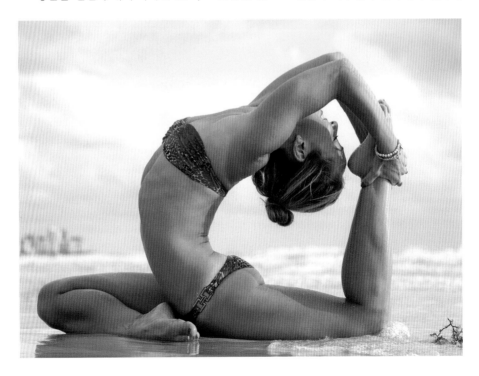

226

막대 자세)로 들어갑니다. 숨을 들이쉬고, 몸을 앞으로 밀어 올리면서 우르드바 무카 슈바나아사나(업독)로 들어갑니다. 숨을 내쉬고, 몸을 뒤로 밀면서 아도 무카 슈바나아사나(다운독)로 들어갑니다. 오른쪽으로 반복합니다.

4. 요가 무드라 – 성스러운 봉인

요가 무드라는 각 수련의 깊은 영적 효과를 간직하는 것을 상징하기 위해 대개 수련의 끝에 배치됩니다.

단다아사나(막대기 자세)에서 시작합니다. 두 다리를 접어 '편안하게 앉은 자세'나 파드마아사나(연꽃 자세)로 들어갑니다. 양팔을 등 뒤로 가져가서 서로 반대편 팔꿈치를 잡습니다. 만일 파드마아사나를 편안히 취할 수 있다면, 왼손으로는 왼발을, 오른손으로는 오른발을 잡아서 밧다 파드마아사나(묶은 연꽃 자세)로 들어갑니다. 오늘 자신이 할 수 있는 방식의 자세를 취한 상태에서, 윗몸을 앞으로 접어 요가 무드라로 들어갑니다. 이마나 턱을 바닥으로 가져갑니다. 이 자세로 다섯 번 호흡합니다. 숨을 들이쉬고 파드마아사나(연꽃 자세)로 올라옵니다.

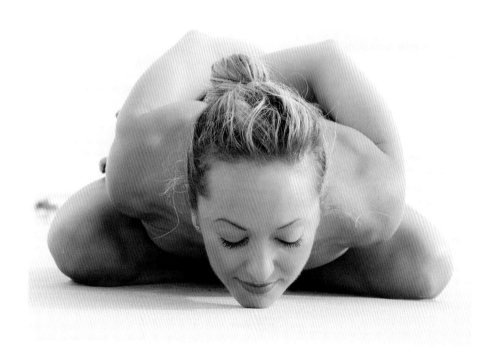

자세 모음

여기에는 이 책에 포함된 모든 자세, 그리고 본문에 언급된 전환 자세 또는 다른 일반적인 자세들이 포함되어 있습니다.

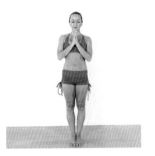

1. 사마스티티 -
바르게 서는 자세

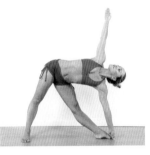

2. 트리코나아사나 A -
삼각 자세

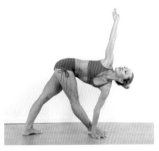

3. 트리코나아사나 B 또는 파리브리따
트리코나아사나 - 회전하는 삼각 자세
또는 비트는 삼각 자세

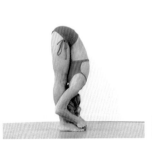

4. 파당구쉬타아사나 -
엄지발가락 잡는 자세

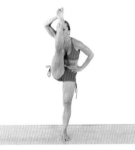

5a. 웃티타 하스타 파당구쉬타아사나
A - 뻗은 손으로 엄지발가락 잡는
자세 A

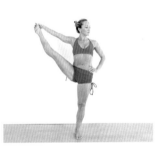

5b. 웃티타 하스타 파당구쉬타아사나
B - 뻗은 손으로 엄지발가락 잡는
자세 B

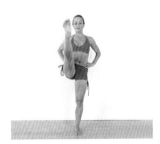

5c. 웃티타 하스타 파당구쉬타아사나
C - 뻗은 손으로 엄지발가락 잡는
자세 C

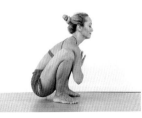

6. 말라아사나 -
화환 자세 또는 말라 자세

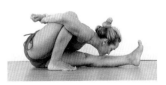

7a. 마리챠아사나 A -
현인 마리치에게 헌정하는 자세 A

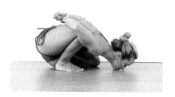
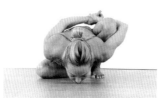
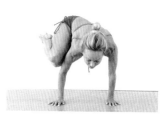

7b. 마리챠아사 나 B –
현인 마리치에게 헌정하는 자세 B

7c. 마리챠아사나 C –
현인 마리치에게 헌정하는 자세 C

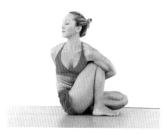
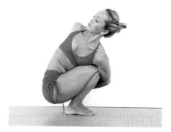
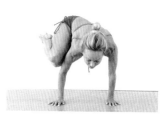

7d. 마리챠아사나 D –
현인 마리치에게 헌정하는 자세 D

8. 파샤아사나 – 올가미 자세

9. 파르쉬바 바카아사나 –
측면 두루미 자세

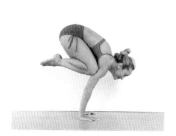
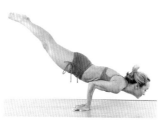
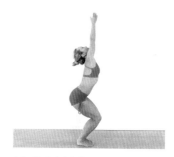

10. 바카아사나 – 두루미 자세

11. 마유라아사나 – 공작 자세

12. 웃카타아사나 – 의자 자세

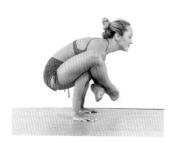
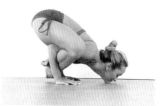
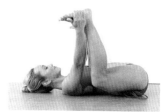

13a. 부자피다아사나 A –
어깨 누르는 자세 A

13b. 부자피다아사나 B –
어깨 누르는 자세 B

14. 아난다 발라아사나 –
행복한 아기 자세

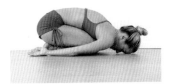

15. 발라아사나 - 아기 자세

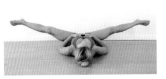

16. 숩타 사마코나아사나 - 누워서 다리 벌리는 자세 또는 누워서 180도 벌리는 자세

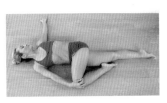

17. 숩타 마첸드라아사나 - 누워서 척추 비틀기 자세 또는 누워서 비틀기 자세

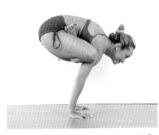

18. 우르드바 쿠쿠타아사나 - 공중을 나는 수탉 자세 또는 위로 향한 수탉 자세

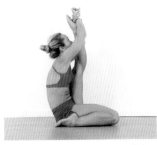

19. 크라운차아사나 - 왜가리 자세

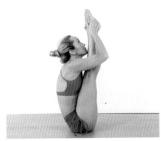

20. 우르드바 무카 파스치마따나아사나 - 위로 얼굴 향한 전굴 자세 또는 위로 얼굴 향해 강하게 늘이는 자세

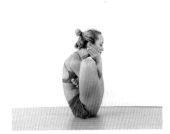

21. 가르바 핀다아사나 - 자궁 속 태아 자세

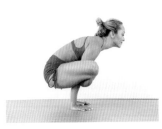

22. 쿠쿠타아사나 - 수탉 자세

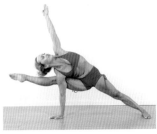

23. 비슈바미트라아사나 - 비슈바미트라 자세

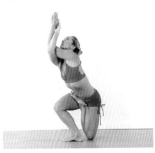

24. 바타야나아사나 - 말 자세

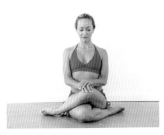

25. 수카 고무카아사나 - 편안한 소머리 자세

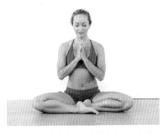

26. 수카아사나 - 편안히 앉은 자세

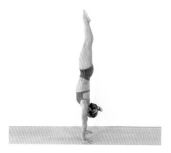

27. 아도 무카 브릭샤아사나 –
직선 물구나무서기 자세

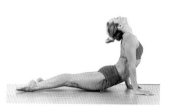

28. 우르드바 무카 슈바나아사나 –
업독, 위를 바라보는 개 자세

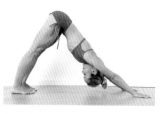

29. 아도 무카 슈바나아사나 –
다운독, 아래를 바라보는 개 자세

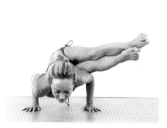

30. 코운디냐아사나 –
현인 코운디냐에게 헌정하는 자세

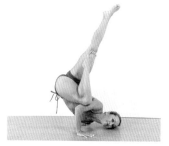

31. 데바두타 판나 아사나 –
타락한 천사 자세

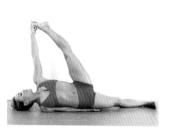

32. 사마나아사나 – 균형 잡는 프라나
자세 또는 옆으로 누운 자세

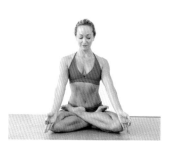

33. 파드마아사나 – 연꽃 자세

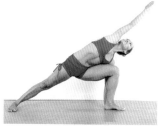

34. 웃티타 파르쉬바코나아사나 A –
뻗은 측면각 자세

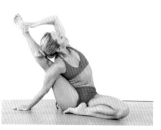

35. 파리브리따 수리야 얀트라아사나
– 나침반 자세

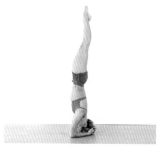

36. 밧다 하스타 쉬르샤아사나 A –
묶은 손 머리서기 A

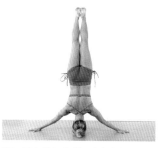

37. 묵타 하스타 쉬르샤아사나 C –
지지받지 않는 머리서기 C

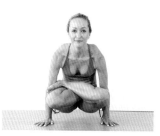

38. 우트플루티히 또는 톨라아사나 –
튀어 오르기 자세 또는 저울 자세

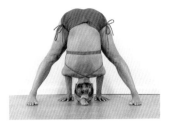

39a. 프라사리타 파도따나아사나 A
– 다리 넓게 벌린 전굴 자세 A

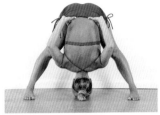

39b. 프라사리타 파도따나아사나 B
– 다리 넓게 벌린 전굴 자세 B

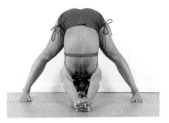

39c. 프라사리타 파도따나아사나 C
– 다리 넓게 벌린 전굴 자세 C

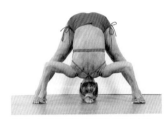

39d. 프라사리타 파도따나아사나 D
– 다리 넓게 벌린 전굴 자세 D

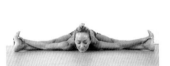

40a. 우파비쉬타 코나아사나 A –
넓은 각 앉은 전굴 자세 A

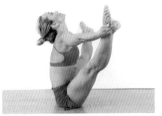

40b. 우파비쉬타 코나아사나 B –
넓은 각 앉은 전굴 자세 B

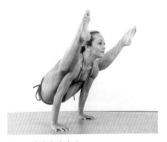

41. 티띠바아사나 A –
반딧불이 자세 A

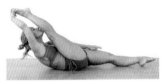

42a. 숩타 파당구쉬타아사나 A –
누워서 엄지발가락 잡는 자세 A

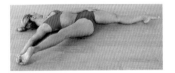

42b. 숩타 파당구쉬타아사나 B –
누워서 엄지발가락 잡는 자세 B

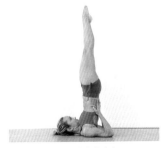

43. 살람바 사르방가아사나 –
어깨서기 또는 전신 자세

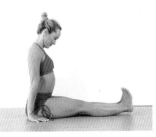

44. 단다아사나 – 막대기 자세

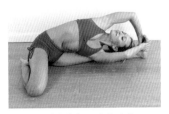

45. 파리가아사나 – 빗장 자세

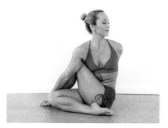

46. 아르다 마첸드라아사나 –
절반 물고기의 신 자세

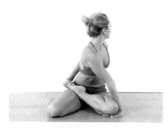

47. 바라드바자아사나 –
현인 바라드바자에게 헌정하는 자세

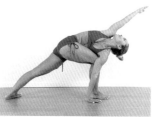

48. 파리브리따 파르쉬바코나아사나
또는 웃티타 파르쉬바코나아사나 B
– 회전하는 측면각 자세 또는 뻗은
측면각 자세

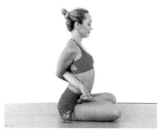

49. 밧다 파드마아사나 –
묶은 연꽃 자세

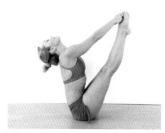

50. 우바야 파당구쉬타아사나 –
양쪽 엄지발가락 잡는 자세

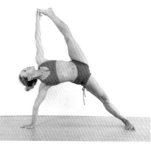

51. 바시슈타아사나 –
측면 널빤지 자세

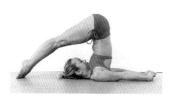

52. 할라아사나 – 쟁기 자세

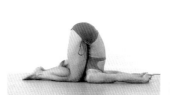

53. 카르나피다아사나 –
귀 누르는 자세

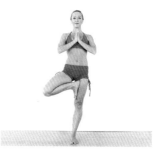

54. 브릭샤아사나 – 나무 자세

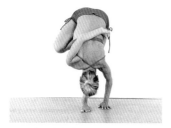

55. 아르다 밧다 파드모따나아사나 –
반 묶은 연꽃 선 전굴 자세

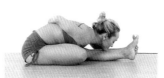

56. 아르다 밧다 파스치마따나아사나
– 반 묶은 연꽃 전굴 자세

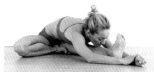

57. 자누 쉬르샤아사나 A –
머리를 무릎으로 향하는 자세

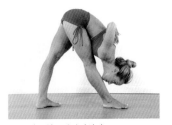

58. 파르쉬보따나아사나 –
강하게 측면 늘이는 자세

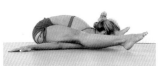

59. 쿠르마아사나 – 거북 자세

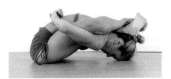

60. 숩타 쿠르마아사나 –
잠자는 거북 자세

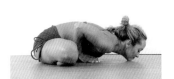

61a. 밧다 코나아사나 A – 접은 각
자세 A 또는 구두 수선공 자세 A

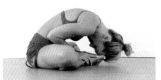

61b. 밧다 코나아사나 B – 접은 각
자세 B 또는 구두 수선공 자세 B

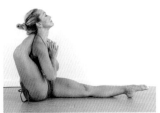

62a. 에카 파다 쉬르샤아사나 A –
한 발 목 뒤로 거는 자세 A

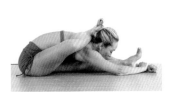

62b. 에카 파다 쉬르샤아사나 B –
한 발 목 뒤로 거는 자세 B

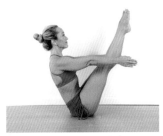

63. 나바아사나 – 보트 자세

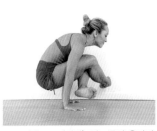

64. 아쉬토 – '여덟' 또는 들어 올리기

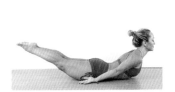

65. 샬라바아사나 – 메뚜기 자세

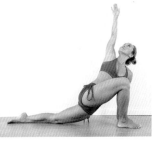

66. 웃탄 프리스타아사나 –
도마뱀 자세

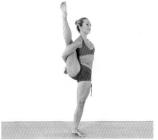

67. 스와르가 드위자아사나 –
극락조 자세

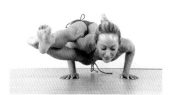

68. 아쉬타바크라아사나 - 팔각 자세

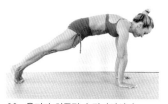

69. 웃티타 차투랑가 단다아사나 -
널빤지 자세 또는 뻗은 사지 막대 자세

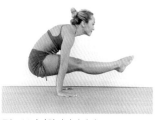

70. 브라마차리야아사나 -
엘 자 앉기 또는 금욕자의 자세

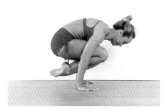

71. 롤라아사나 - 펜던트 자세

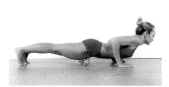

72. 차투랑가 단다아사나 -
사지 막대 자세

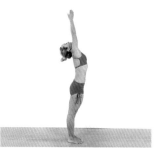

73. 에캄 - 첫 번째 호흡

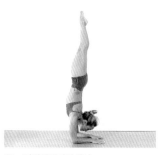

74. 핀차마유라아사나 -
꼬리 펼친 공작 자세

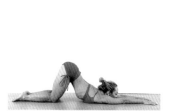

75. 우타나 쉬쇼아사나 -
기지개 켜는 강아지 자세

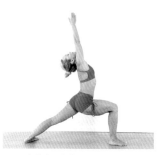

76. 비라바드라아사나 A -
전사 자세 Ⅰ

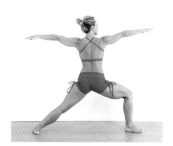

77. 비라바드라아사나 B -
전사 자세 Ⅱ

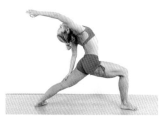

78. 비파리타 비라바드라아사나 -
거꾸로 전사 자세

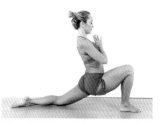

79a. 안자네야아사나 A - 로우 런지
자세 A 또는 안자네야(하누만의 이름)
에게 헌정하는 자세 A

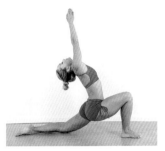

79b. 안자네야아사나 B – 로우 런지
자세 B 또는 안자네야(하누만의 이름)
에게 헌정하는 자세 B

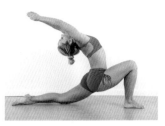

79c. 안자네야아사나 C – 로우 런지
자세 C 또는 안자네야(하누만의 이름)
에게 헌정하는 자세 C

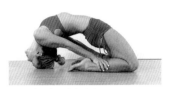

80. 라구바즈라아사나 –
작은 벼락 자세

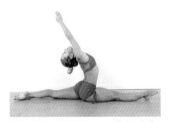

81a. 하누만아사나 A – 하누만에게
헌정하는 자세 A 또는 앞뒤로 다리
벌려 앉기 A

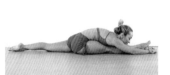

81b. 하누만아사나 B – 하누만에게
헌정하는 자세 B 또는 앞뒤로 다리
벌려 앉기 B

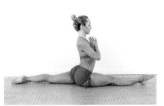

81c. 하누만아사나 C – 하누만에게
헌정하는 자세 C 또는 앞뒤로 다리
벌려 앉기 C

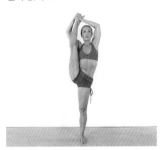

82a. 트리비크라마아사나 A –
서서 일자로 다리 벌리기 A 또는
트리비크라마에게 헌정하는 자세 A

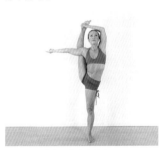

82b. 트리비크라마아사나 B –
서서 일자로 다리 벌리기 B 또는
트리비크라마에게 헌정하는 자세 B

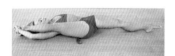

83. 숩타 트리비크라마아사나 –
누워서 일자로 다리 벌리기 또는
트리비크라마에게 헌정하는 누운 자세

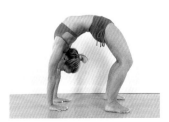

84. 우르드바 다누라아사나 – 위로
향한 활 자세 또는 들어 올린 바퀴 자세

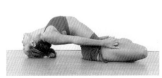

85. 마츠야아사나 – 물고기 자세

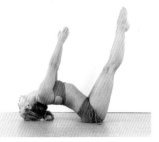

86. 우따나 파다아사나 –
들어 올린 다리 자세

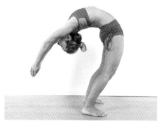

87. 아누비따아사나 – 선 후굴 자세

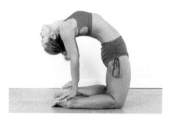

88. 우슈트라아사나 – 낙타 자세

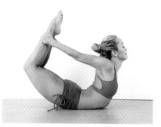

89. 다누라아사나 – 바퀴 자세

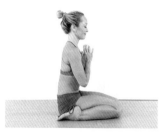

90. 비라아사나 – 영웅 자세

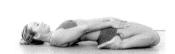

91. 숩타 비라아사나 –
누운 영웅 자세

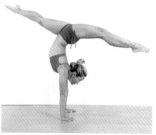

92. 우르드바 하스타 하누만아나사 –
물구나무서서 앞뒤로 다리 벌리기

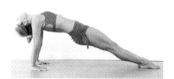

93. 푸르보따나아사나 –
위로 향한 널빤지 자세

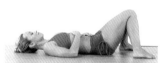

94. 능동적인 휴식 자세

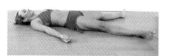

95. 사바아사나 –
송장 자세 또는 '휴식 취하기'

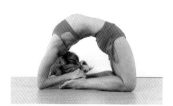

96a. 카포타아사나 A –
비둘기 자세 A

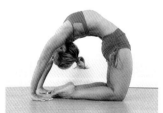

96b. 카포타아사나 B –
비둘기 자세 B

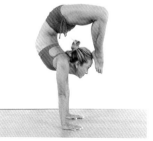

97. 브리쉬치카아사나 –
전갈 물구나무서기 자세

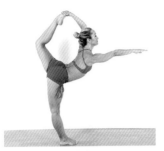

98a. 나타라자아사나 A -
춤의 왕 자세 A

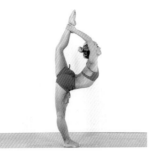

98b. 나타라자아사나 B -
춤의 왕 자세 B

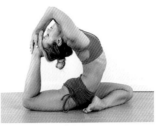

99. 에카 파다 라자 카포타아사나 -
한 발 왕 비둘기 자세

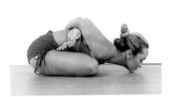

100. 요가 무드라 -
성스러운 봉인 또는 요가 봉인

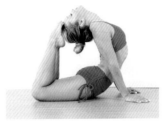

101a. 라자 카포타아사나 A -
왕 비둘기 자세 A

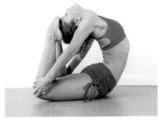

101b. 라자 카포타아사나 B -
왕 비둘기 자세 B

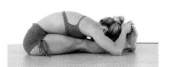

102a. 파스치마따나아사나 A -
등을 강하게 늘인 자세 A 또는
강한 전굴 자세 A

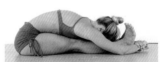

102d. 파스치마따나아사나 D -
등을 강하게 늘인 자세 D 또는
강한 전굴 자세 D

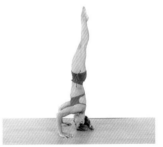

103. 묵타 하스타 쉬르샤아사나 A -
삼각대 머리서기 또는
지지받지 않는 머리서기 A

저자에 대하여

키노 맥그레거는 오랫동안 요가를 수련해 왔으며, 모든 사람이 요가 수련을 통해 가장 높은 잠재력을 끌어낼 수 있다고 믿는다. 깊이 신뢰하며 헌신하는 그녀는 세계 곳곳의 수련생에게 희망과 치유의 메시지를 전한다. 사람들이 보는 그녀는 농담을 잘하고 아름다움을 사랑하며 지칠 줄 모르는 에너지의 소유자다. 그녀는 자기 자신을 물구나무서기를 사랑하고, 해변에서 노는 걸 열광적으로 좋아하며, 은총의 기적으로 평화를 찾은 아주 평범한 여자로 여긴다. 하지만 무엇보다도 키노는 내면의 참된 빛과 함께하는 사다나(sadhana, 수련)의 성스러운 공간 안에서 하루를 시작하는 요가의 학생이다. 그녀가 나누는 이야기들은 가슴속 가장 깊은 신성한 공간에서 흘러나온다.

키노는 국제적인 요가 지도자이며, 네 권의 책을 썼고, 여섯 개의 아쉬탕가 요가 DVD를 제작했다. 옴스타즈(OmStars) 요가 TV, 마이애미 라이프 센터의 공동 설립자이며, 요가 프로 휠(Yoga Pro Wheel)의 공동 개발자다. 그녀는 인도의 전통적인 가르침과 현대의 대중 소셜 미디어(SNS) 채널을 함께 수용하는 요가인이다. 그녀가 참여하는 세계 각지의 요가 수업과 워크숍, 키노 요가 인스타그램, 옴스타즈 채널, 1억 뷰 이상을 기록하고 있는 키노 요가 유튜브 채널에서 그녀를 만날 수 있다. 20년 가까이 아쉬탕가 요가를 수련해 온 그녀는 이 요가의 창립자인 인도 마이소르의 스리 파타비 조이스에게서 아쉬탕가 요가를 가르칠 수 있는 자격을 받았으며, 아쉬탕가 요가의 다섯 번째 시리즈를 수련하고 있는 소수의 지도자 중 한 명이다.

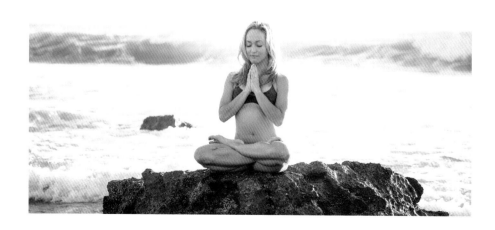

옮긴이 이보미

성균관대학교 대학원 운동처방과 비만클리닉학과를 졸업했다. 이 세상 모든 생명체가 평화롭게 공존하는 날이 오기를 꿈꾸며 영미권 서적을 기획하고 옮기는 일을 하고 있다. 최근에는 엄마와 잠시도 떨어지기 힘들어하는 노견 덕분에 집에서 혼자 아쉬탕가 요가를 수련하는 재미에 푹 빠져 있다. 그동안 옮긴 책으로는 《아쉬탕가 요가: 수련 안내서》《노견 만세》《투데이 다이어트》 등이 있다.

옮긴이 김윤

서울대학교 경영학과를 졸업했다. 지금은 자유롭고 평화로운 삶으로 안내하는 글들을 우리말로 옮기고 소개하는 일을 하고 있다. 그동안 번역한 책으로는 《아쉬탕가 요가의 힘》(공역) 《네 가지 질문》《기쁨의 천 가지 이름》《아잔 차 스님의 오두막》《현존》《마음은 도둑이다》《지금 이 순간》《영원으로 가는 길》《오늘 하루가 선물입니다》 등이 있다.

감수 홍승준

〈구리 아쉬탕가 요가원〉에서 요가를 지도하고 있다.
그동안 번역한 책으로는 《아쉬탕가 요가의 힘》(공역), 리노 밀레의 《아쉬탕가 요가》가 있다.
_블로그: http://blog.naver.com/gmlehd1009
_카페: https://cafe.naver.com/ashtangayogamysore

요가 수업

초판 1쇄 발행   2019년 6월 25일
     2쇄 발행   2023년 2월 15일

지은이 키노 맥그레거
옮긴이 이보미, 김윤
감수 홍승준
펴낸이 김윤
펴낸곳 침묵의 향기
출판등록 2000년 8월 30일. 제1-2836호
주소 10380 경기도 고양시 일산서구 중앙로 1542,
     635호(대화동, 신동아노블타워)
전화 031) 905-9425
팩스 031) 629-5429
전자우편 chimmukbooks@naver.com
블로그 http://blog.naver.com/chimmukbooks
ISBN 978-89-89590-75-0 03510

*책값은 뒤표지에 있습니다.